非精神科常见精神心理问题

识别与处置

组织编写　国家心理健康和精神卫生防治中心

承担单位　中国医学科学院北京协和医院
　　　　　四川大学华西医院
　　　　　中南大学湘雅二医院

U0246064

指导委员会

　　姚宏文　柴建军　黄长群　姜　雯　张　伟　柴湘平

编写委员会

　　主　编　姜　雯　魏　镜

　　副主编　楚小涵　张　岚　周建松

　　编　委　（按姓氏汉语拼音排序）

　　　　　　曹　霞　曹锦亚　陈　慧　楚小涵　董再全　郭伟龙　黄　颖
　　　　　　姜　雯　姜忆南　姜卓君　蒋莉君　廖　梅　林哲涵　刘　阳
　　　　　　刘倩丽　马乐娟　史丽丽　孙巧玲　汤华佳　王　瑜　王纪智
　　　　　　魏　镜　向　慧　张　岚　张　丽　周嘉玮　周建松

人民卫生出版社

·北京·

图书在版编目（CIP）数据

非精神科常见精神心理问题识别与处置 / 国家心理健康和精神卫生防治中心组织编写；姜雯，魏镜主编 . —北京：人民卫生出版社，2023.12
ISBN 978-7-117-35844-6

Ⅰ.①非… Ⅱ.①国… ②姜… ③魏… Ⅲ.①医学心理学 Ⅳ.①R395.1

中国国家版本馆 CIP 数据核字（2023）第 243881 号

人卫智网	www.ipmph.com	医学教育、学术、考试、健康，购书智慧智能综合服务平台
人卫官网	www.pmph.com	人卫官方资讯发布平台

非精神科常见精神心理问题识别与处置
Feijingshenke Changjian Jingshen Xinli Wenti
Shibie yu Chuzhi

组织编写：国家心理健康和精神卫生防治中心
主　编：姜　雯　魏　镜
出版发行：人民卫生出版社（中继线 010-59780011）
地　　址：北京市朝阳区潘家园南里 19 号
邮　　编：100021
E - mail：pmph @ pmph.com
购书热线：010-59787592　010-59787584　010-65264830
印　　刷：鸿博睿特（天津）印刷科技有限公司
经　　销：新华书店
开　　本：787×1092　1/16　　印张：15
字　　数：365 千字
版　　次：2023 年 12 月第 1 版
印　　次：2023 年 12 月第 1 次印刷
标准书号：ISBN 978-7-117-35844-6
定　　价：58.00 元

打击盗版举报电话：010-59787491　E-mail：WQ @ pmph.com
质量问题联系电话：010-59787234　E-mail：zhiliang @ pmph.com
数字融合服务电话：4001118166　E-mail：zengzhi @ pmph.com

前 言

　　党和国家一直高度重视心理健康和精神卫生事业的发展。习近平总书记在 2016 年全国卫生与健康大会上提出"规范发展心理治疗、心理咨询等心理健康服务",同年 12 月国家卫生和计划生育委员会、中宣部等 22 部门联合印发《关于加强心理健康服务的指导意见》,也提出明确目标:到 2030 年,常见精神障碍防治和心理行为问题识别、干预水平显著提高。2022 年 7 月 29 日,国家卫生健康委员会发布了关于设置国家精神疾病医学中心的通知,是国家在资源整合和机构设置方面大力发展精神卫生事业的重要举措,同年 10 月,党的二十大报告中明确提出"重视心理健康和精神卫生"。

　　为响应健康中国战略并落实国家心理健康和精神卫生相关政策要求,加强心理健康和精神卫生人才队伍建设,国家心理健康和精神卫生防治中心联合中国医学科学院北京协和医院、四川大学华西医院、中南大学湘雅二医院相关专家编写本书,希望其可以作为常见精神心理问题识别和初步干预的标准化指导性实用材料,普及常见精神心理问题相关的医学知识,提高非精神科医师对常见精神心理疾病的识别能力和初步干预能力,切实提高精神卫生服务的可及性。

　　本书面向包括基层医疗机构在内的各级各类医疗机构各科室医务人员,重点面向非精神科医生、护士。本书内容聚焦于临床医患沟通理论和技能、精神心理问题识别的基本临床思路和方法,以及常见于临床各科的精神心理问题的基本处置三个方面。本书尽量在内容和形式上兼顾科学性和普及性,以临床各科真实的常见示例导入,使用简明的理论框架对示例进行解释,便于读者理解;书中基本处置和干预部分突出在真实临床示例中应用的实践性和可操作性。本书第一章为"临床实践中与患者沟通的基本心理技能",介绍各种在日常临床医患沟通情景下可以使用的沟通模型。本书第二章主要介绍精神心理相关临床工作的一些基本思路和原则,包括如何对患者进行精神检查,形成精神心理问题的鉴别思路并明确其治疗原则和风险评估等。第三章重点是指导非精神科医生识别在临床工作中常见的精神心理问题,包括抑郁状态、焦虑状态、兴奋状态、激越状态、功能性躯体症状、失眠及相关问题、谵妄状态、认知损害和痴呆、应激反应、患者心理危机和干预10个方面,分别介绍这些精神心理问题是什么,对临床工作有什么影响,如何识别,如何使用评估工具,处置时需要考虑哪些鉴别诊断和干预原则。全书大量穿插与内容相关的临床示例和实际情景,帮助读者对精神心理方面的临床医患沟通和常见精神心理问题有更加直观的认识。

　　本书在编写过程中,有幸得到来自不同级别医疗机构中不同临床专业和科室的专家、医务和教育相关管理者,以及相关传媒界人士的宝贵建议,让我们有机会反复打磨,提高编写质量。但即便如此,疏漏和谬误仍属难免,在此谨代表本书全体作者,衷心希望广大读者对书中的不妥之处给予批评和指正!

编者

2023 年 6 月

目 录

第一章

临床实践中与患者沟通的基本心理技能

　　与患者进行沟通是每一位临床工作者需要具备的基本技能,也是建立和谐医患关系,使用医学技术为患者提供服务的基本前提。沟通本身蕴含着各种心理规律,掌握这些规律可以提高医患沟通效率。本章介绍临床沟通的基本技能、基本访谈模型和常见的临床情境——采集病史、解释医学问题、协商治疗、告知坏消息、与愤怒的患者沟通和帮助患者改变不良健康行为的动机访谈,由浅入深带领大家进入医患沟通的领域。本章由临床情境引入每个话题,介绍简单的心理学原理和沟通技能框架,使用临床的医患对话辅助读者理解,并提供实际示例供初学者模仿使用。值得注意的是,沟通的语言和方法不是唯一的,本章的示例只是给读者一个可供学习的模板,在临床实践中,只要符合沟通基本原则,我们可以创造性地举一反三。

第一节   基本的临床沟通技能

临床情境 1

心内科病房,夜班医生到一位新收入院的心肌梗死患者床旁去查看情况。

医生:您是今天刚入院的,对吧?

患者:是的。医生,我会不会死?

医生:(错愕)嗯,这个不好说……

……

事后,医生反馈:这个问题太难了,我真的不知道该说什么好。

在这一临床情境中,医生对患者的提问感到很困惑:究竟该如何理解患者的意思? 怎么回答才是合适的?

临床情境 2

患者进入诊室。

医生:您是××? (没有看患者,核对着电脑屏幕上的信息)

患者:是的。

医生:有什么问题? (继续看着电脑屏幕)

患者:我的脚扭伤了。

医生:(看了一眼患者的脚)上床,把裤腿卷起来,脚放平。

……

事后,患者抱怨:在医生眼里,我就是一个需要修理的机器。

在这个临床情境中,患者感觉很不好。是什么让他感觉自己被忽视、被冷漠对待了呢?

医生在诊断和治疗过程中,最为重要的一项工作就是医学晤谈。晤谈就是正式的访谈。以一个医生工作 40 年计算,在其职业生涯中,通常会与患者及其家属进行超过 200 000 次的晤谈。在大多数临床专科中,医生 1/3 的时间要用来进行晤谈,70% 的诊断信息来自病史晤谈。

晤谈的好坏直接决定了医学信息采集的效率和质量,同时,晤谈也是建立医患关系的重要途径。沟通中的很多因素会影响医患关系的建立和病情信息的交流,例如患者面对疾病时的强烈情绪反应、患者既往的性格特点、患者与医生之间对疾病认识的差异……如果忽视这些问题,就可能影响医患沟通的效果。患者对治疗的依从性高低以及临床治疗成功与否,也常常取决于医患沟通的质量。因此,每一位医务工作者都应该掌握基本的谈话和沟通技能。

虽然每一位医生的医患沟通经验不同,每位患者也各有特色,但医患沟通是基本技能,包括语言沟通、非语言沟通和组织谈话等,这些技能是各种沟通中的必要元素,具有普适性和规律性。学习这些基本技能,并在临床工作中实际使用,可以提高沟通效率,减少医患之间的误解和矛盾。同时,医患沟通也是灵活的、因人而异的,每一个沟通示例都可以有不同的解决方案,而这些方案虽然操作不同,但都需要使用正确的基本技能、符合沟通的一般规律。

一、语言沟通

(一) 倾听及其质量

去倾听,去理解,带着同情心给予关注,这本身就具有疗愈力。这种有治疗作用的倾听本身就是患者愿意就医的原因之一。患者需要医生的倾听,从某种角度讲,医生的倾听是建立医患关系最简单、最有效的方法。倾听并非消极、被动,而是积极的。积极倾听是以患者为中心的晤谈中最重要的方法。医生扮演听众角色,将关注点集中在与患者相关的内容上,并向患者清楚地表达作为听众的语言反馈(嗯、是的)和非语言反馈(动作、姿势等),表明他正在跟随患者的陈述。在患者处于某种情绪状态或谈论自己心理-社会方面的压力时,倾听是最有效的处理方法之一。好的倾听具有以下特点。

1. 有观察　即所谓“察言观色”,医生通过患者的表情、眼神、姿势、说话的内容和方式、穿着、整体状态和意识等去尝试了解患者。

2. 有思考　即不断体会患者的心理状态、言语中的潜台词,从中发现可能的症状线索,以及可能的心理社会因素。

3. 有反馈　医生在倾听过程中应有敏锐的反应和恰当的言语、动作反馈,比如,变换表情和眼神,点头回应“嗯、嗯”,或简单地插一句“我听清楚了”,等等。当患者犹豫不决时,用点头来直接鼓励他继续说下去。

4. 允许患者充分表达　允许谈话中的伙伴完成发言的重要性是不言而喻的。但是研究显示:在医疗晤谈中,患者平均谈话时间是92秒,78%的患者在2分钟内会自发停止谈话,而医生第一次打断患者的发言通常在谈话开始的15~20秒。在335名受访者中,只有7人的自发谈话时间超过5分钟。患者提供的信息是非常有价值的,因此,对于医生来说,不去打断患者的表达是十分必要的。

倾听有助于收集可能遗失的重要信息,高质量倾听即使次数不多,也能大幅地提升医生与患者的关系质量。那些倾听患者的医务人员使患者感到更舒适、满意度更高,患者倾向于变得开放、诚实,并且也更愿意遵从医嘱。当你花时间倾听患者时,患者会觉得仿佛与你相处了比实际更长的时间。而另一方面,仅限于询问和告知的咨询会让人感觉度过的时间比真实的时间短,患者会倾向于低估你为他们花费的时间。最重要的是,良好的倾听本身就是对沟通非常有帮助的。你可能认为,你除了好好倾听患者之外没有做任何超出常规工作的事情,而这恰恰是治愈中重要的“非特异”部分。

在什么样的情形下,我们需要积极倾听呢? 我们将以下的一些场景提供给大家参考:

当患者看起来陷入某种情绪(可能是焦虑、愤怒、迷茫、不安……)的时候。

当你用一个开放式问题向患者提问之后。

当你步入病房,患者说“我今天早上有一个可怕的经历! ”的时候。

当你必须向患者传递坏消息,等待他听到消息后的反应的时候。

方才垂死的患者刚刚苏醒,你坐在此患者床旁,他/她微笑着向你说“你好”的时候。

在临床工作中,打开倾听之门是需要技巧的。倾听常常以开放式问题的形式传递给患者,并伴随你愿意倾听的非语言信号。例如“你好”是一句常见的礼节性问候,字面含义中并不带有任何对谈话的期许。怎样才能通过一句“你好”表达出你想听对方说话呢? 关键是用非语言信息表达你的关注和态度。

比较以下场景中"你好"的含义有何差别

场景 1：在走廊里某人路过，没有停留和眼神的交流，说了声"你好"。

场景 2：医生翻阅医疗记录，准备给患者量血压时，说了声"你好"。

场景 3：医生步入诊室，保持着和患者的眼神交流，关切且微笑着坐在患者的对面，说了声"你好"。

对上面三个场景进行比较后不难理解，最后一种情境下的"你好"不仅仅是言语的沟通，更是非语言的沟通，你在对患者发出真诚的邀请，并传递了积极倾听的意愿。但是，在打开了倾听之门以后，下一步应该做什么，又不应该做什么呢？

很多人会把倾听和提问搞混。提问是需要患者给出答案的，是将患者置于提问者感兴趣的特定话题或领域中。连续询问两三个问题后，患者的思路经常会被医生的思路带走，难以自发表达内心感受。连续提问时，谈话的主导者是提问者，而非患者。因此，如果你的目的是倾听，就应该避免过度提问。

以下的一些技术有助于促成医患沟通中的倾听。

一是沉默或停顿。沉默和停顿可以让你保持安静，聚焦于理解你所面对的患者。当你全神贯注地倾听时，头脑中的思想杂音会停止，只关注当下所听到的、所理解的。

二是促进性回应。单纯的沉默有时可能会让一些人感到不舒服。即使你已经给予患者适宜的非语言关注，如果你什么也不说，也会令部分患者开始猜测你在想什么或怀疑你是否真的在倾听。促进性回应可以是点头，或简单的语句，如"嗯""我明白""多讲一些"等。

（二）提问及其运用

提问的目的主要是引导谈话和明确症状。在提问时，我们应当注意提问方式，提问的方式主要有封闭式提问和开放式提问。

1. 封闭式提问 绝对的封闭式问题是只需要回答"是"或"否"的问题。相对的封闭式问题还包括那些提问内容被严格限定在特定范围的问题。封闭式问题是收集特定信息的有效方式，其获取的答案通常是简短的。

封闭式提问举例

"你的地址是什么？"

"哪里疼痛？"

"你的女儿发热吗？"

"你头晕多长时间了？"

"戴哪一个镜片更清楚？"

"你是否服用了娱乐性药品？"

"你的饮酒量是多少？"

"你的症状是早上更严重，还是晚上更严重？"

2. 开放式提问　开放式问题是留有更多的空间让人去回答的问题。封闭式问题询问特定的、提问者认为重要的信息，开放式问题则请回应者谈论他们认为重要的问题。开放式问题可以帮助你理解人们的经历和感受。封闭式问题和开放式问题均可引出信息，但与封闭式问题相比，开放式问题更能引出有用的信息并建立关系。

开放式提问举例

"你今天感觉怎样？"

"向我描述一下你的疼痛，好吗？"

"我能为你做点什么？"

"你是如何改变自己的饮酒习惯的？"

"今天就医，你最关注的问题是什么？"

"对于吸烟，你喜欢和不喜欢的地方是什么？"

"当你得知自己患病后，是如何面对的？"

提出一些开放式问题，并对人们的反应予以关注，能提升问诊的质量。患者听到开放式问题时会感到医生对自己这个人感兴趣。当医务人员询问几个开放式问题并予以倾听时，患者会感激医生愿意在他们身上花时间，并会对交流感到满意。有经验的医务人员会询问开放式问题，尽管这看起来会花很多时间，但事实上能收获有效的信息。询问开放式问题会使患者更主动地投入咨询，进而对咨询的进程产生积极影响。开放式问题还能促使患者主动告知一些没有被问到但可能很重要的事情。

在引导的过程中，应当注意首先针对患者最关心的问题，或者正在诉说的话题进行提问，逐渐引导到医生需要进一步了解的其他问题。

请仔细阅读和体会下面两个示例，医务人员均在关注老年患者没有按照处方服用治疗哮喘的药物的问题，且均依靠询问。

示例1：使用封闭式问题提问

呼吸科门诊，哮喘患者复诊

医生：你服药的情况怎么样？(**开放式问题**)按上次的医嘱规律服药了吗？(**封闭式问题**)

患者：我大部分时候都在服药，除了有一次发作，总体感觉还不错。

医生：哮喘治疗最重要的是每天都要规律使用预防性吸入器。你按时用了吗？(**封闭式问题**)

患者：是的，大部分时候都用了。

医生：大部分时候是什么意思？(**开放式问题**)是每天吗？还是说你会忘记好几天？(**封闭式问题**)

患者：我没有忘记很多天，但每天都坚持不是那么容易的。

医生：你现在处于大剂量治疗阶段，坚持每天使用非常重要，明白吗？

患者：是的，我知道这很重要。我确实尝试了，我真的尝试了。

医生：你发作时发生了什么(**开放式问题**)？进行其他治疗了吗？(**封闭式问题**)

患者：我丈夫帮我拿了药，他当时吓坏了。

医生:幸亏你丈夫在,如果他不在多危险啊! 你要记住每天使用预防性吸入器,而不仅仅在发作时使用!

患者:好……

示例2:使用开放式问题提问

医生:你怎么样?(**开放式问题**)

患者:不算太糟糕,谢谢……(**停顿等待**)我大多数时候感觉不错,但有一次我发作了。

医生:发生了什么?(**开放式问题**)

患者:嗯,我的丈夫真的吓坏了,他帮我拿吸入器时冲我大喊大叫。他说那天他准备给你打电话。

医生:然后你做了什么?(**开放式问题**)

患者:我使用了吸入器,病情就缓解了。所以可以说,我把这件事情搞定了。我不是很担心,我还必须让他平静下来。

医生:你是否在使用预防性吸入器?(**封闭式问题**)

患者:在某种程度上是的。

医生:你使用的情况如何?(**开放式问题**)

患者:说真的,我不怎么喜欢它,因为我不喜欢使用激素。激素会导致我身体出现瘀斑,这让我很尴尬。我的手看起来太可怕了,这些瘀斑会吓到我的孙子,也让我的皮肤很容易出现裂口。但是我知道我应该使用它,如果我不用的话,我丈夫也会唠叨。

医生:你希望今天我怎么帮助你?(**开放式问题**)

患者:我很想知道,如果我不使用如此大的剂量,会发生什么? 每天用大剂量真的是必需的吗? 如果每天使用较小的剂量,能控制住我的病情吗?

　　在上面这个示例中,通过开放式问题引出重要的信息(例如,手上瘀斑带来的窘迫),却并不一定会增加晤谈的时长。最重要的是,开放式问题表达了医生的真诚关注。在示例1中,医生可能对患者也很感兴趣,但是沟通技巧阻碍了他向患者表达这种兴趣。开放式提问和封闭式提问的比较见表1-1。

表1-1　开放式提问和封闭式提问的比较

开放式提问	封闭式提问
不能简单地以"是"或"否"来回答问题,需要详细描述	只能回答"是"或"否"的问题,或简单回答
如"今天感觉怎么样?"	如"今天头疼吗?"
有利于鼓励讲述患者认为重要的信息	有利于快速获得医生认为重要的信息
交谈开始时使用	交谈后期使用

(三)积极谈话及其作用

　　积极谈话最核心的原则是真诚。主要的方法是通过肯定、支持、鼓励等维护、提升患者的自尊感,增强患者面对困难时的自信心和适应力。

当我们和患者交谈时,我们常常会同时接收到积极的和消极的信息,以上述关于开放式和封闭式问题提问方式的两段晤谈为例,两位接诊者存在的差异不仅仅是提问的方式,也有面对患者时的态度。在第一段对话中,医生更关注患者的"问题",例如:"预防性吸入器最重要的是每天都要使用。你是否每天都在规律地使用它?""幸亏你丈夫在,如果他不在多危险啊!你要记住每天使用预防性吸入器,而不仅仅发作时使用!"医生强调的是患者在治疗过程中完成得不够好的地方以及存在的风险。不可否认,在某些情况下,这样的态度是非常重要的,可以帮助患者意识到可能存在的风险,进而规避某些不良后果的发生。但是这样的态度也会带来问题,比如让患者感到挫败、抵触,对治疗失去信心等。在第二段对话中,医生更侧重于患者的积极方面,例如:"你认为今天我做些什么能对你最有帮助?"积极的提问和谈话有助于激发行为的改变。在积极的谈话中,我们往往会同患者讨论一些积极的话题。例如:"你能够坚持这么复杂的药物治疗计划,让我印象深刻。"或者"我很高兴你记录了你女儿的体温——这个信息对于我来说很重要。"大多数人都很尊重医生这个职业,医生给予积极意见有助于建立良好关系。

为了帮助大家理解,请看下面的示例。

示例 3:监管"坏的"行为

医生:你是否在按照我提供给你的饮食表进食?

患者:是的。嗯,有的时候我会忘记,而且对我来说,与家庭成员分开来单独准备食物挺困难的。

医生:困难对于大家是公平的,在这个问题上不要为自己找理由。

患者:这个进食表有很多内容都很难找,执行起来非常困难。

示例 4:使用有帮助的引导性问题

医生:我注意到,你在努力改变进食习惯。你现在有哪些困惑? 可以说出来,我来给你些建议。

患者:这真的很困难。我想找到对我和我的家人都适合的食物,这样我就不用单独为自己准备食物了。

医生:嗯。

患者:我找到一些办法,可以在准备食物的过程中节省很多的时间,我很想咨询一下,饮食表是否可以适当调节,其中有一部分食物不能同时满足我和家人的需求。

医生:好的,我们一起来看一看。

为什么我们要关注回应患者的态度? 这是因为生活方式有牢固的惯性,默认值是一切照旧、没有改变。除非有什么事情把现在的行为习惯驱逐出去,否则这种行为方式就很可能会继续下去。能否通过争论让患者直面他们行为的后果,使他们态度松动,甚至强有力地劝说他们改变呢? 尽管这个建议看起来是合理的,但事实上,这样的正面攻击更有可能强化现有的行为(如吸烟、不健康的饮食习惯)。相反,积极的态度可以帮助患者发现自己的进步,更有利于促进行为的改变。(具体内容请参见"动机访谈")

(四) 复述及其时机

复述(在心理治疗中又称释意)指使用患者的话进行重复。在沟通过程中,医生接纳患者的观点,并且使用复述聚焦患者所述内容中最相关的内容。对医生来说,在晤谈开始阶段使用复述可以很好地支持患者的情绪或个人主题,这能给患者带来另一种崭新的视角,可能会将话题引向一个意料之外的方向。

示例 5

患者:我们可以推迟下一个化疗的周期吗?

医生:你希望能够有一个比较长的休疗期?(复述)

患者:是的。你看,是这样的,我女儿住在美国,她马上要回来,在家里待上两星期。化疗会让我呕吐、疲乏,如果在她回来的两周里,我都处于化疗的难受状态中,会错过和她好好相处的机会。

医生:啊,是的,女儿回家时你不想受到妨碍?(复述)

患者:就是这样。事实上,关于我的疾病,我不想让她知道得太多。当然她可以知道,但她没有必要去面对我难受的样子。

医生:嗯,你不想让女儿看到你化疗后的样子。(复述)

患者:是的,我不想增加她的负担。

医生:好的,我明白了。

医生对延缓治疗的第一个复述聚焦于治疗,这个复述引出了患者的个人生活背景。在之后的复述中,医生进一步明确了患者的内心想法,更好地理解了患者想要推迟化疗的原因。

(五) 总结及其功能

当医生进行复述时,只摘取信息中最重要的部分,而总结就要涵盖讨论的绝大部分内容。医生要将他所理解的东西用自己的语言表达出来,这能帮助医患达成一致。患者可以补充医生忘记的内容,医生要检查他是否已经正确理解患者所说的内容。总结可以作为话题转换的过渡,总结之前的谈话,转入新的晤谈阶段。总结也常用于晤谈的末尾,总结本次重要的内容,然后结束。总结具有以下功能:

1. 一个好的总结强有力地反映了你非常仔细地倾听并记住了患者所说的话。这本身就是一个积极信息,能拉近你们的关系。

2. 进行总结让你有机会将片段信息进行梳理,检查有无遗漏重要内容。为了达到这个目的,你还可以在总结之后询问:"还有其他的吗?"

3. 总结能帮助你通过概括和突出某些主题,再次强调患者所说的某些内容。

4. 总结能帮助你转换话题。这是结束你这段时期的倾听,转向下一个任务的温和而积极的方法。

示例 6:总结

护士:(进行总结)我试着总结我所听到的,请你看看我的理解是否正确。如果遗漏了什么,请告诉我。不管你做什么决定,都可能有离开家人的风险。医生告诉你,如果不做手术,你只能活几个月,但手术本身也是危险的。距离你必须做出决定的时间越来越近了,但是你还无法决策,你需要更多的时间来思考。看到家人时你感觉非常好,你不仅在为自己考虑,也在为他们考虑。

患者:是的,完全正确。我真的不需要更多的医学信息了。这个决定你也没法帮我来做。不过,能和你谈谈这些,已经让我感觉好多了。

(六) 共情式的反馈及其方法

很多时候,我们都需要"用心倾听,换位思考",患者在患病的情况下往往会产生强烈的情绪体验,这时就更加需要医生展示出共情的态度。

共情(empathy)与单纯的同情(sympathy)不同。共情是指站在对方的立场来思考,对对方的情感也能理解和接纳。

比如,患者说"被告知患上胃癌让我很受打击",如果医生只是回应"的确很受打击啊"的话,这就只是"同情"。虽然比什么都不说好得多,但要是医生能体会到患者内心的不安,并进一步说"我能理解,这对于任何人而言都是很困难的""你会很担心今后的治疗吧"或者"能和我说说你心里的感受吗"等,就具有共情的意味了。

如果医生想要对患者表达共情的态度,需要看着患者的眼睛,稍稍向患者靠近(详见第一章第一节的"非语言沟通")并聆听患者的讲话。如此一来,患者更能感受到医生对自己的理解,对言语的接受性也会更好。

共情式的反馈包括:探究并证实患者的感觉,接纳和认同患者的感觉。

探究患者的感觉可以通过简单的提问实现,如:"听到自己患有糖尿病,你的感受是怎样的?"

当患者表达了他们的感受,有两种方式进行处理。第一种方式是"正常化"——告诉患者他的感觉是正常的,使之安心。例如"任何一个患有这种疾病的人都会感到这个打击太沉重了"或者"有挫败感是很正常的——其他人也这样"。第二种方式是认可感受——对患者的话语做出反应,让他知道医生可以理解和接纳其情绪。例如"听起来关节炎折磨着你"或者"你是在告诉我,自从患病后这一点是最令你苦恼的"。

当患者在晤谈中出现情绪反应(可以是言语、表情或是肢体语言等)时,医生可以在停顿的基础上做出上述回应。在这里,停顿也是必要的,因为医生需要观察患者是否允许讨论他的情感。在停顿时,患者可以聚焦于自己的情绪。一旦医生开始讨论情绪,患者就有可能将这个话题进行得更深入。

示例 7:共情

医生:你好,杨女士,请坐。我能为你做些什么?

患者:医生,我头痛。

医生:我想这一定很难受,能和我详细说说吗?

患者：疼得厉害，而且越来越重。自从我母亲去世后就开始疼。我很担心。

医生：能和我讲讲您的担心吗?

患者：这太复杂了，我不知道怎么面对。

医生：嗯。(关注患者，并倾听)

患者：每天晚上，我很难睡着，我太担心了。(开始哭泣)

医生：(保持沉默，递过纸巾)看来这个问题到了非解决不可的地步。

患者：是的。这么哭，我都不像我了。我以前很能吃苦，什么困难都不怕。

医生：是啊，看得出来，您平素是个坚强的人。但这段时间，您承受了很大的压力。

二、非语言沟通

非语言性沟通的要素包括眼神、表情、手势、姿势、语调、相互之间的距离等。它在建立关系过程中发挥着重要作用，因为人类的情感70%是通过非语言性的方式来传达。行胜于言，如果医生说："我对你的经历很感兴趣。"同时脸上却流露出无所谓的神情，那么患者得到的会是"厌烦"这一无声的信息。在医疗晤谈中，常见的非语言信息见表1-2。

表1-2 非语言表现的分类

声音要素(辅助语言)	声音的高低、音量的大小 话语的停顿、语量及语速
动作要素(人体动作)	面部表情(眼动、眉动) 视线(注视的方向、注视的时间) 手指、手、手臂的动作 身体的姿势 动作(点头、手臂的挥舞、行走的方式)
外表要素(服饰、环境)	体重和体型 服装及饰品 室内的环境及色彩

1. 环境 在晤谈时，安静、舒适的环境是非常必要的，对于交谈的质量来说，尽管其环境会受到现实医疗环境的制约，但晤谈过程应尽可能不被打扰。有的情况下，比如会诊或者在病床旁，医生所得到的环境和通常所理解的那种"正式的""办公室中的"严肃晤谈是有所不同的。此时患者所处的病房多数是两人间、三人间，甚至是容纳更多床位的房间。房间内的摆设可能会很拥挤，病房中也充满了各种干扰因素，比如清洁工的穿行、护士进行各种治疗和操作、其他患者与家属聊天，以及各种监护仪器的声音，等等。在这种环境下，会诊医生应努力创建私密的环境，比如将病床间的帘子拉上，或者在可能的情况下请患者去办公室的角落进行交谈。对于患者的家人是否应该参加晤谈，医生应灵活判断，如果为了更好地了解患者本人的感受和想法，我们可以请患者的家属暂时离开;如果我们想观察患者与家人或朋友的关系，了解他们之间的互动方式，我们可以邀请亲朋加入谈话。总之，一个让患者能够感到放松和被接纳的气氛是至关重要的。

2. 距离和角度 通常情况下，0.5~1.5m是社交距离，也是比较适合医生和患者之间进行初期晤谈的距离。更近的距离属于亲密距离,适合家人、密友之间,而更远的距离属于礼仪距离,不适合交谈病情。相对而坐容易使交谈的双方产生对立感,而120°左右的夹角更有利于医患双方坦诚交流。同样,在实际临床工作中,由于周围环境的不确定性,医生需要尝试各种可能的方式与患者交谈,有的时候需要蜷缩在床旁,有的时候需要弯腰和患者保持水平,总之,要确保自己尽可能与患者高度相同,避免产生过高的权威感,减轻医患之间的隔阂。

3. 肢体接触和晤谈风格 身体接触是一种强有力的沟通方式,我们用它来表达包括亲切、爱和愤怒等各种情感。在医患关系中,身体接触可以表达关心和同情,同时身体接触本身就有治疗作用。然而,使用身体接触的方式和时间必须合适,要考虑患者的敏感程度和医生的职业行为准则。

对于医患沟通过程中医生应该在什么时候使用身体接触,显然没有严格的规定,看病开始时与患者握手是为社会所接受的。伸出双臂轻按对方双肩,这样可以安慰一个痛苦的患者,或者当患者表现出很难表达的思想和情感时,把手放在患者的手臂上以表示同情,这样做有助于患者继续谈下去。如果为了安抚患者而使用肢体接触,应注意局限于更加“社交性”的身体部位,如握住患者的手、轻拍前臂、肩膀、后背等,回避更为私密和敏感的身体部位,如下肢、胸腹部、头面部。

以下是医患沟通过程中身体接触的两条总原则。

(1) 尽量估计患者对身体接触的可能反应:你可以从患者谈话的方式、患者的姿势和其他肢体语言中获取信息。

(2) 如果你对接触患者感到不自在,建议你不要做:否则,在接触时,你可能会让患者发现你的不安。

相对于晤谈过程中的身体接触,体格检查时的身体接触是无法避免的。为患者查体时所发生的身体接触要注意另外一些问题。当患者躺在检查床上等待查体时,他对自身的弱势和医生的权威非常清楚。在体格检查时,被陌生人触摸是突破了身体界限的一种改变。例如,腹部检查时,患者腹部的紧张程度取决于检查者的敏感性和患者当时的信任程度。患者可能会感觉到不情愿、害怕、害羞或是痛苦等情绪。在体格检查过程中,医生应尽量让患者放松。以下是一些有用的建议:①始终尊重患者,查体前和查体过程中应该有一条毯子用以遮挡患者暴露的身体;②解释你要做什么,并了解患者对此是否担心;③不要在没有解释的情况下,使用过长的时间检查患者身体的某一部分,这可能会导致患者的过度担心;④时刻注意观察患者的表情,尽可能避免引起患者的不适,可以说:“如果我弄疼你了,请告诉我。”

4. 表情 在医患沟通中,应学会解读一般的表情规律,例如:一般不愉快或迷惑可以借助皱眉来表达;嫉妒或不信任时会将眉毛上扬;一条眉毛扬起是传统的怀疑信号,双眉扬起是惊讶的信号,双眉下垂则是沮丧和忧伤的信号;冲突、挑战、敌对的态度可以用绷紧下颚的肌肉和斜眼瞪视来表示,这时他的嘴唇也是紧绷着的,表示已摆出一种防御姿态,同时头和下颚常挑衅地向前推出,眉毛下垂,眉头皱起。熟悉这些表情规律,可以更好地了解患者的情绪体验。

对于患者而言,他们既对自己的病情感到不安,也对医生的态度有所担忧,因此他们往往会一直观察医生,如果医生对于患者抱有任何轻蔑及厌恶的情绪,即便不明示,患者也可能会察觉出来。

当人们抱有"厌恶"的情绪时,表情肌肉的变化通常有以下几个特征:下唇包住上唇,并微微外突;紧皱眉头;扬起下巴,撑大鼻孔;上眼睑收缩,用力睁大眼睛。比如要是医生心想"这个患者真是太麻烦了",就会稍微撑大鼻孔、突出下巴,仿佛从上往下轻视患者,此时患者很容易就会察觉到。

若想缓解患者不安的情绪,并传达出"我很关心你"的信息,医生就需要做出微笑的表情,并用柔和的眼神来迎接患者,这是建立双方良好沟通的第一步。

总之,医生的情绪向患者展现的程度,会比想象中的更多;即便是一个小表情,患者也能从中读取医生的情绪。患者对于医生的"轻蔑""厌恶"的情绪尤为敏感。

可能有人会说是否微笑接待患者是与治疗无关的事,但对于患者而言,却并非如此。因为患者怀有不安的情绪,所以医生不经意间的一句话或一个表情都有可能影响到患者的心情。医生自信满满的表情可能会让患者感到"这位医生很可靠",进而促使他更加遵医嘱。有研究显示,微笑的表情可以有以下作用:消除对方的警戒心理,传达亲切感,唤起对方的活力。来医院就诊的患者身体上肯定有不适之处,与健康人相比,不安的情绪占据了他们内心的大部分空间。因此,患者对于"也许不行"或"也许进展不会顺利"这样消极的言论尤为敏感。同样,患者对于医生脸部细微的表情变化都会产生夸大的反应。另外,微笑对医生自身也有好处,有助于帮助医生调节自身情绪。通过活动表情肌肉展露笑容,从而放松心情的做法被称为"面部反馈(facial feedback)"。

5. 姿势 研究显示,一个人给他人留下的印象与其身体动作关系密切。医生是探身向前倾听,手口并用地向患者进行说明,还是一直坐在椅子上语气平淡地说明,会极大地影响患者对医生的好感。在接诊时,患者通常希望医生的动作富有活力,比如适当摆动手臂、主动点头打招呼等。

接诊时,医生如何识别患者的肢体语言呢? 当患者开始移动身体,把脚及整个身体对着门口,这个姿态很可能是想结束交谈,他的体态正是想告诉医生:我想离开。此外,人们有时借用摊开双手、解开外衣纽扣或脱掉外套,表达一种真诚、坦白;而双手交叉在胸前则通常是防卫状态,表示否定、拒绝或疏远。

6. 眼神交流 讲话时,看着对方的眼睛就是"眼神交流"。医生的眼神可以传递大量的信息。比如,当患者进来时,由于医生是坐着看向站着的患者,就会形成从下往上看的情形。此时如果医生的眼神再比较锐利的话,就会让患者觉得医生在"瞪人",甚至会认为"医生的眼神很恐怖"。因此,医生要特别注意和患者的眼神交流。

眼神交流包括时长、强度和方向性这三大要素。通常较为理想的时长是每分钟中约有30秒的时间保持着眼神交流,即双方眼神接触的时长占对话时间总长度的一半为佳。上眼睑的用力程度会影响到眼神的强度,当我们想要威慑对方的时候,总是用力收缩上眼睑,让眼睛强有力地瞪起来,而与患者沟通时,要用柔和、关爱的眼神,应避免上眼睑的过度用力。为了避免眼神呆滞,可以适度调整目光方向,并非只有看着对方的眼睛中心才会让对方觉得"他在看我",其实只要注视对方两眼及鼻梁交会处的眉头倒三角处,对方也会觉得"他在看着我,似乎对我很关心"。

因此在交流过程中,医生不要一直盯着患者的眼睛,完全可以看着患者眉头三角地带。并且对视的时长既不要过长也不要过短,不要对视至眼睑乏力。

7. 声音　在加拿大的一项试验中发现,在现实中,比起声音让人觉得温柔、和蔼可亲的医生,让人觉得声音具有敌意或压迫感的医生会遭到更多患者投诉。在该试验中,医生的声音被做了处理,被试者仅能接收到声调、声音的抑扬顿挫和节奏,而对医生的讲话内容一概不知。这些声音成分被称为辅助语言,包括音调、节奏、音量、速度等。声音过高容易让人觉得说话人比较神经质;说话有气无力会让人觉得说话人没有活力;声音嘶哑会让人觉得说话人性格不好,生活没有节制;而声音小则容易让人觉得说话人没有自信。更能获取患者信赖的声音特质是音量适中,底气十足,发音清晰,节奏适当。尤其是面对焦虑或者愤怒的患者时,医生温和的声音能使者安心,并产生好感。

8. 服饰　医生在接诊患者时,需要在仪表上遵从诚意、热情及可靠这三项原则。医生需要学会通过选择合适的服饰来表现自我。不合适的服装是对诊疗活动的一种干扰。因而,医生往往需要穿着正统、整洁的服装及擦亮的皮鞋,并整理好头发和眼镜,这样才能获得患者的信任,吸引患者的注意力。此外,着装得体也可以体现出医生对患者的尊重。

三、信息传递和接收

(一) 晤谈的信息传递及对医患关系的影响

沟通过程可以描绘成发送信息-接收信息模式。一个人就好比发送器的角色(说话者),而另一个人就作为接收器(听者)。对说话者而言,成功发送信息需要使用易于理解的语言(避免使用术语)和清楚的发音。对于听者来说,好的信息接收意味着专心致志听和关注非语言的表达。此外,外界的影响(办公室助理、护士等突然进入房间)可能会中断信息的传递,甚至是整个晤谈。为保证良好的沟通过程,医生应尽量保证晤谈不受外界干扰。

(二) 信息接收的 4 个层级及转换

1. 信息的 4 个层级　一般情况下,传递信息可以划分为以下 4 个层级。

(1) 事实:事实层面的信息,如时间、地点、发生了什么。这个层级的信息是医学实践中最常触及的。

(2) 关系:这一级的信息表达了说话者是怎样考虑其他人的,以及说话者与倾听者之间的关系。这一信息层级常常难以用语言精确描述,但对于沟通非常重要。例如,患者再次向医生询问其已经回答过的问题,医生会感受到自己不被信任。

(3) 自我暴露:说话者提供了一条关于他是如何感受的线索。

(4) 要求:说话者希望其他人能做些什么。

示例 8

你正在开着车冲向一个十字路口,同车的伙伴对你说:"小心点,现在是红灯。"

这样一句简单的话也可以从信息接收的 4 个层级来解读:

事实层面:目前交通指示灯是红灯。

关系层面:我开车比你好;没有我的提醒,你不行;你不是好司机。

自我暴露层面:我担心我们会出意外;我着急赶路,怎么又是红灯。

要求层面:小心! 集中精力! 及时刹车!

2. 捕捉暗示 患者可能不愿意或不能说出他们的真正的担心与想法。然而,患者很可能在谈话时把他们的想法吐露出来。对医生来说,捕捉患者的暗示就很重要。

(1)语言暗示:仔细听患者对所患疾病的描述,发现提示患者真正担心的暗示信息,可能只有当你对患者的语言暗示做出适当的回应时,他们才表达出内心的想法。

示例 9

医生:您好,周先生,请坐,我能为您做些什么吗?

患者:医生,我胸闷。

医生:能和我详细说说吗?

患者:就是心脏的部位,像有块石头压着似的,喘不上气来,还会出汗。我特别担心!

医生:能告诉我,您担心什么吗?

患者:我的一个好朋友,也是我的一个同事,比我小两岁,刚刚获得升职的机会,结果 2 个月前突然就得心脏病去世了。我们两个常在一起吃饭,生活习惯非常像,年龄又差不多。我担心……我也会像他一样。

在这个示例中,医生捕捉到了一个语言暗示,患者描述了对胸闷的情绪体验。在内科门诊,医生可能会忽略患者的情绪,而会进一步去询问心源性胸闷相关的症状以便进行诊断和鉴别诊断,从而忽视了患者的社会心理因素。

(2)非语言暗示:我们会用肢体语言解释很多有关我们自身或自身想法的信息。包括衣着、姿势、手势、表情。当你看患者时,观察患者进入诊室的过程(患者的外表、姿态、步态),你会从中获得大量的信息。在与患者的谈话的过程中,保持对患者肢体语言的敏感也同样重要。

以下就是一些非语言暗示的例子。

1)目光接触:难以保持目光接触可能预示着患者对要谈的事情感到痛苦、害羞,或对谈话不感兴趣。相反,过度的目光接触可能预示着患者的焦虑、急切,也可能是愤怒和带有攻击性。

2)姿势:痛苦的患者无精打采、垂头丧气。

3)手势和肢体动作:愤怒的患者坐着的时候可能会挥舞自己的手臂和拳头;焦虑的患者可能不断地变换身体姿势,手部的小动作持续不断。

4)面部表情:痛苦、愤怒、高兴。

5)音调:声音的长短,某些词的重音等。

(三)综合信息的解读对医患关系的影响

说话的人可能会强调信息接收的 4 个层级中的某一级。医生可以使用"信息接收的 4 个层级"这一思路逐一澄清各个层级的信息,必要时直接切入信息的另一个层级。如果晤谈时患者的情绪十分苦恼,将谈话从事实水平转换到自我暴露层级往往能直接切入患者的关注点。

示例 10

患者:我这两天不想工作,真的想休息,你能给我开个病假条吗?

医生:我需要先评估一下病情。

这个回答,说明医生达到了事实层级。

此时,可供他选择的反应还有下面这种。

医生:你看起来压力挺大的。(转换到自我暴露层级)

患者:是的。最近我在工作中犯了些错误,我担心会失去工作。现在没有很多任务。我还有睡眠问题,我担心我会犯更多的错,所以,如果我待在家里会更好些。

通过改变交谈信息,医生使得患者谈论了他的职业压力,提到了失眠。现在可以进一步明确患者是否存在抑郁了。

机智地处理一个主诉之内的多种信息,使得医生能够灵活地进行晤谈。医生可以通过这样的晤谈获得更多的信息,可以更全面地看待患者及其所面临的困难处境。

四、组织晤谈

(一) 临床沟通的 3 个阶段

每一次医疗晤谈都包含开始阶段、过程阶段和结束阶段(表 1-3)。开始阶段医生需要自我介绍,介绍晤谈的内容、目的和时间。过程阶段医生应该使用有效的语言和非语言沟通,保持友好和信息交流的顺畅,平衡使用开放式问题和封闭式问题。结束阶段医生可以采用总结、强调、反馈等方式。

表 1-3　与患者交谈指南

谈话的开始
问候患者,称呼患者名字("早上好,周先生"),并在合适的情况下与患者握手。
请患者坐下。
自我介绍("我是妇产科的刘医生")。
解释谈话的目的("今天是我们第一次见面,主要的目的还是了解一下您来就诊的原因")。
告诉患者今天的时间设置("我们大约有 15 分钟的时间")。
谈话的过程
保持良好的气氛、热情的举止和得体的视线接触。
开始谈话时用开放式问题提问。
患者说话时要认真倾听。
对患者的言语和非语言暗示给予快速的反应;
用言语("和我详细说说")和肢体语言(手势、点头)帮助患者讲述。
在适当的时候使用封闭式问题提问。
确认患者说过的话。
鼓励患者谈论与疾病有关的问题。

谈话的结束
总结患者所谈的内容,并询问患者你的总结是否准确。
询问患者是否想补充什么。
感谢患者。

在晤谈结束时,应留出充分的时间用于总结,医患双方应就以下问题达成一致,包括:总结今天晤谈的内容;检查有无理解上的差异;向患者询问"我是否遗漏了您认为很重要的信息";向患者询问"您是否还有需要补充的内容";随诊的安排;以对患者的感谢结束谈话,例如"非常感谢您今天与我分享了这么多关于您健康的问题"。

在这个阶段,患者有机会补充任何重要的内容。然后由医生来决定这些补充的内容是否需要得到及时的澄清或是放到以后再讨论。医生只有在患者所补充问题和病情判断有高度相关性时才决定是否很快地处理那个新补充的问题。否则还是应该依照时间表预约另外一次晤谈。

(二) 应当注意的问题

1. 避免诱导式问题 医生在谈话中提出的问题必须可以理解而不能太复杂,并避免诱导性问题。发起的一次提问中包含几个问题的复杂表达,可能会让医生和患者都感到困惑。如"呕吐是从昨天开始的,还是从今天开始的? 同时有腹泻吗?"对于这样的提问,可能出现的情况是,患者只回答其中的一部分。诱导性提问是明显带有主观判断和倾向性假设的提问方式。在询问患者时,诱导性问题可以作为打开话题的策略。但总的来说,应该避免使用这类问题,减少主观臆断对患者回答的影响。诱导性问题有以下 3 种。

(1) 对话式的诱导性问题:可以用来开始或促进交谈。这类问题能促进医生和患者之间形成融洽的气氛,例如"今天的天气还挺好的"。

(2) 简单的诱导性问题:这类问题诱导患者同意医生的观点,应该避免使用,如:"您情绪还是正常的,对吧?"

(3) 不易察觉的诱导性问题:这类问题会用措辞影响患者的回答,应该避免使用。但是,医生很容易提出这种问题,却没有意识到。关于措辞如何影响到问题的回答,这里有个很好的例子,一项研究表明,如果问同一组被调查者"你经常头痛吗? 如果是,每周疼几次?"答案是平均每周 2.2 次。如果将提问稍做修改,"你有时头痛吗? 如果是,每周几次?"答案是平均每周 0.7 次。

2. 管理会谈时间 将晤谈控制在有限时间内的基本方法,是保证晤谈内容的有效性、设定时间框架和注意多种晤谈阶段间的转换。告知患者晤谈可用的时间(设定时间框架);告知患者你想要完成什么(告知晤谈任务);告知患者目前的晤谈是以患者为中心的还是以医生为中心的(告知晤谈方式);宣布晤谈结束,或转换至新的晤谈阶段时,必须明确强调。

示例 11

患者讲了很多来自工作和家庭的压力,而丈夫对此关心和支持太少,在这种生活状态下,患者的头痛成了严重的问题。

医生:好的,我明白对您来说,家庭和工作已经让您疲惫不堪了,您也觉得丈夫没能给您什么支持,很令人失望。更糟糕的是,您的头痛又雪上加霜。

患者:是的,的确如此。

医生:我要再问你一些别的问题,这样,我能根据这些情况给您提供一些建议。如果您觉得有一些问题挺重要的却没有讲到,我们将在结束的时候留下足够的时间来弄清楚。我们现在结束刚才的话题,先来谈谈其他的事,好吗?

患者:好的,当然,我真的想知道哪里出问题了。

(史丽丽　魏　镜　楚小涵　刘倩丽)

第二节　以患者为中心的晤谈和以医生为中心的晤谈

临床情境 1

医生:您好!请问今天是因为什么问题来看病?

患者:医生,我头疼。

医生:什么时间开始的?

患者:大概一个礼拜了。

医生:发热吗?

患者:没有。

医生:呕吐吗?

患者:没有吐,疼得厉害时有点恶心。

医生:看东西模糊吗?

患者:没有。

……

临床情境 2

医生:您好!请问今天是因为什么问题来看病?

患者:医生,我头疼。

医生:哦,头疼。您能详细说说吗?

患者:我一个礼拜前去牙科诊所拔牙,之后吃了 3 天的药。从那时起就一直头疼。我昨天去问了牙科医生,他说拔牙以后愈合得没问题,头疼可能是别的原因,我就来找您了。不过从昨天起,头疼已经好点了。

医生:您能形容一下这种头疼吗?

患者:整个头很疼,有点像以前酒后第二天那种头疼欲裂的感觉。从昨天减轻了,但头还是紧绷的。

……

从以上两段对话，我们会发现医患沟通中常见的两种不同特征，一种是"以医生为中心"的晤谈，另一种是"以患者为中心"的晤谈。这两种不同特征晤谈的区别不仅体现在"以患者为中心"还是"以医生为中心"的核心态度，还体现在两种截然不同的晤谈技术。

一、医患关系模式

现实世界中，医患关系模式容易出现两个极端：一个极端是医生享有权威，要求患者言听计从，医生是整个医患关系的中心和最终的评价者、决策者；另一个极端是患者和家属是"上帝"，医生是提供医学服务的"商品"，"上帝"是核心和最终的评价者、决策者。这两个极端就是绝对以医生为主导的家长式医患关系模式和绝对以患者为主导的消费主义医患关系模式。而介于二者之间，还有双方共同参与的伙伴式医患关系模式。

为了适应不同的医生和不同的患者，医患关系模式应该是变化的、动态的，有很多可能性。医疗活动中没有绝对正确和唯一的医患关系模式，只有相对和谐及高效的医患互动关系。不同患者可能因其自身成长、教育、社会经济水平等背景差异而对医生和医患关系模式有着不同的期待。在临床上常见的是几种关系模式的并存或者交替出现。患者可能期待医生既能是强势权威的，又能是平等和蔼的。医患关系模式在不同条件可能会有变化。在临床工作中，医生及时认识和了解患者对自己的期待并采用相对应的沟通方式是很重要的。

（一）家长式模式

医生凭借其家长式的权威，为患者做决定，为患者的利益着想，并据此行动。在这种模式下，医生被当作医疗专家和决策权威，在一定程度上替代甚至违背患者的个人想法。

在家长式模式下的医生和患者的对话中，医生决定将要谈论的话题；晤谈集中于躯体上的异常发现；主诉通常是通过封闭或标准式问题来记录的。在这种模式里，医生在治疗患者时遵循权威医学指南的指导，医生贡献自己的专业知识，并在此基础上提供治疗建议，默认患者都会遵从医嘱；患者只是被告知治疗方案。

但在现实中，患者期待的可能并不是权威式医患关系，医生如果以家长式模式与患者接触，很可能会给患者或家属带来不快，引起对方情绪或行为上的对抗。即便患者或家属出于诊治的需要隐忍了不快，如果医疗结局不满意，则可能引发患者或家属更强烈的失落和气愤，因为家长式或权威本身就暗示着医生是强有力的、能控制医疗结局的。

（二）消费式模式

当医疗卫生和治疗技术越来越被视为一种商品。医生就不可避免地被看作是"商品售卖者"和"售后"服务提供者，患者则成了消费者。理想状态下，在这一模式里，医生是专家，只确保医疗和技术本身的优质，而患者也是专家，熟知消费方的价值取向，并持有决定和使用权。医生的作用限于给患者提供完整和必要的信息，并执行患者所作出的决定，当患者的自主能力足以匹配其自主的心理需求的时候，医患关系将是纯粹和高效的。但医疗中的医患关系并不是理想的商品和消费关系，医生由于对治疗负有最终的责任，仍然需要遵循医学的科学原则，并非必须执行患者作为"消费者"可能做出的所有决定。

在现实操作中，医生在面对强势的患者时，可能会由于与患者互动中存在一般人际交往层面以及医学专业诊疗层面的受挫，不愿坚持医学专家的科学原则，而出现临床上保护性医疗，进而安排很多排除性的检查，请很多分担责任的会诊。这种情况下，患者或家属虽然自觉将医疗安全牢牢握在手中了,事实上却是将医生的手脚都束缚住了。

(三) 伙伴式模式

伙伴式模式是基于双方平等的合作努力。患者作为能自主做决策的人受到尊重(自主性原则)。医生是专家,其任务是告知患者,使其能做出合理的决策。在这种模式里,患者可以在与医生的谈话中提出自己的问题和立场。他们一起工作,找到最佳解决方法(共同决策)。患者在完全意识到后果的情况下,有权利拒绝任何治疗,医生必须接受这一点。在协商过程中,医生和患者对所有的决策是共同负责的。即使某一方或双方有一些不同的愿望,或认为某种方式更可取,他们对决策也是共同负责的。

随着社会的发展,医生的主导地位正在削弱,平等医患关系模式被越来越多患者所期待。从减少误解和利益冲突的角度看,医生应该对主导的权力进行让渡,提供平等的、伙伴式的医疗服务。在这样的医患关系中,医生以患者为中心,了解患者的需求,成为医疗信息的提供者,帮助患者做决定,但不替患者决定,将医疗的决策权交给患者,提供患者所需的医疗服务,在疾病的过程中陪伴患者、减轻患者的病痛、治疗患者。患者则需要加强自身的自主性,加强对疾病知识的了解,注重自我健康保护、疾病预防,对某些疾病治疗状况有合理期待,而不是蔑视医学,忽视自我健康,或者神化医学,将健康责任全都抛给医院。

如此,医疗将回归到其医疗照料的本质,医生使用专业医学知识、秉持医者仁心的人道主义精神为患者服务,尊重患者,在平等、伙伴式的关系中影响患者,在尊重科学的前提下,帮助患者了解医学,参与医疗决策,为自身健康及安全负责。

二、以患者为中心的晤谈

以患者为中心的晤谈核心特征是以患者的需求和参考框架为主。使用以患者为中心的晤谈可以建立良好的医患关系,让患者更自由开放地交谈,为患者提供更多情感支持。以患者为中心的晤谈主要特征有以下几点。

(一) 让患者说完话,给患者空间

在医患晤谈时,第一个开放式的问题(如"您今天为什么来就诊？")就已经将表达的空间留给了患者。通常来说,如果医生不打断患者,让患者自己结束诉说,在后续问病史过程中患者会更配合,且患者说的内容会更简短,并只谈论与病情相关的事情。Langewitz 等的研究发现,在一次晤谈开始时,患者回答"您今天为什么来就诊？"这个问题,自发停下来的平均时间是 92 秒,78% 的患者会在 2 分钟内停下来。而自然状态下,医生常常在 15~20 秒就开始第一次打断患者。这个研究结果说明医生通常急于打断患者,但患者的自发叙述也不像很多医生担心的那么冗长。

(二) 开放式问题

开放式问题是指那些不能用简单的"是"或"否"回答的问题。通过使用开放式问题,医生给予患者空间和信号,表明他对患者的观点很感兴趣。如果患者不知如何表达,医生也可以使用封闭式的问题来帮助他。在问出开放式问题后,不需要额外的问题或解释,因为这些会削弱"以患者为中心"的特征。

示例 1：开放式问题

患者：医生，我感觉很不好。

医生：您能具体说说吗？

患者：急诊的医生建议我来这个门诊。

医生：好的，您介绍一下怎么回事。

示例 2：错误的使用

医生：您说的抽搐是什么样的？是上肢还是下肢？（第一个开放式问题后紧接着封闭式问题，限制了患者的回答）

（三）主动倾听

主动倾听是以患者为中心的晤谈中最重要的方法。医生扮演的倾听者不仅是一个被动听取的角色，还可以通过主动使用倾听的信号（如语气词"嗯""是的"）和身体姿势（如目光关注、前倾姿势）跟随患者的讲述，将自己的注意力集中在患者认为与病情相关的内容上。这种方式被推荐用于晤谈的开始部分，或者患者自己谈起心理社会压力时。

（四）停顿

在医患沟通中，医生需要有意识地进行短暂停顿。研究发现，约 3 秒钟的短暂停顿可以使沟通更有效。在短暂的沉默停顿时，患者可以组织语言，回想起他们可能遗漏的信息，补充还没有来得及说出的话，有机会表达那些他在犹豫是否启齿的想法。停顿时，医生通过倾听者的信号（"嗯""是的"）和姿势进一步强调了自己在倾听患者，并想给患者继续谈论的机会。有的医生可能担心停顿被理解为能力不够，恰恰相反，停顿发挥着缓冲和调节的作用，可以使医生看起来更投入、冷静和确定。

（五）鼓励患者继续谈论

鼓励患者继续谈论可以使用非语言或语言的技术，例如：当患者犹豫的时候，非语言信号（如点头）能间接鼓励他继续谈论；保持目光接触也表达着关注和兴趣，可以鼓励患者继续谈论；面向患者的姿势强调着医生的存在，也是一种鼓励信号；一些短语能鼓励患者谈论，如"哦"或"啊，是的"。

（六）复述

复述是指使用自己的语言重复患者说过的内容。复述可以让患者感受到医生站在自己的角度，集中在自己所说的内容上。在谈论情绪或私人话题时，使用复述是很好的支持患者方式。复述常常带给患者思考的机会，并可能产生新的观点和解决方法。

示例 3：复述

患者：医生，您好！我来复诊了。

医生:您好！请说说您这两周用药后的反应。

患者:呃,我其实没有用药。

医生:(停顿2~3秒,加重语气)您没有用药……（复述）

患者:是的,我也觉得这样不遵医嘱不太好。但是我看了药物说明书,还有一些疑问,没敢服药。我今天来也是想再跟您请教几个关于治疗的问题。

医生:好的,您请问。

……

(七) 总结谈话内容

复述的时候,医生只选择信息中最重要的部分,而总结则包括对话中大部分内容。医生用自己的话来总结自己理解的内容,患者之后可以补充被遗漏的信息。这样可以使医生和患者达成一致。医生检查他是否理解了患者所说的内容。总结谈话的主要内容也是一种适合转向讨论新话题或宣布晤谈结束的方式。这种方式也是以患者为中心的交流技巧。

示例4:总结

（场景:询问病史之后）

医生:好的,我了解到的您的病情是这样的。3年前开始胃不舒服,诊断浅表性胃炎,治疗有改善,但症状时好时坏。这一次2个月前加重,并且出现呕吐。是这样吗?

患者:是的,这次还吃不下饭,体重掉了10斤。

(八) 反馈患者的情绪

反馈情绪与复述有类似之处,但主要是针对情绪内容。有时这些情绪是被直接表达的,有时对情绪的反馈则基于观察身体反应或言语之间流露的潜台词。医生可以点出患者的情绪,随后等待患者的反应,看他是否愿意进一步表达情绪。等待的时候,患者可以调整自己的情绪。一旦医生描述了他所捕捉到的患者的感受,患者就有可能对自己的感受谈得更多或转换话题回避有关情绪的话题。在患者说了一句有强烈情绪色彩的话之后,医生应稍作停顿,而不是立即去安慰患者或转换话题。对患者而言,重要的是他没有感到被忽视,得到了医生的关注和共情,他感受到自己的情绪是可以被接纳的。

示例5:反馈情绪

医生:您的各项检查结果都是正常的,没有发现严重的疾病。

患者:(显得激动)怎么又没查出来?

医生:(语调放缓)看起来您很担心。(反馈情绪、停顿)

患者:(长出一口气)我当然担心了。这个胃病我已经看了1年多了,到现在都没准确的结论,钱花了不少,家里的生意、孩子也都没法管。

医生:真是不容易。(共情)

患者:是啊。我都不知道该怎么办了。

> 医生:这就是我想告诉您的。检查结果正常也是有意义的,我们现在排除了器官上的疾病,考虑功能性消化不良,也需要进一步治疗。
>
> ……

三、以医生为中心的晤谈

以医生为中心的晤谈核心特征是以医生的医疗行为需求为参考框架,使用以医生为中心的晤谈可以使医生掌控谈话,建立清晰的晤谈结构,使晤谈更集中于医学内容,强调医学目标和效率。以医生为中心的晤谈需要很多沟通技巧。

（一）清晰的时间框架

基本方法是对晤谈的议题、时间框架进行清晰的介绍——包括提供晤谈时间设置的信息,如"今天我们有 15 分钟进行交谈";提供关于谈话议题的信息,如"我们有两个内容要谈,第一是关于疾病诊断,第二是治疗的选择"。

（二）清晰的内容介绍和信息支持

医生想要保证晤谈在有限时间内高效完成,需要对晤谈的内容有清晰的介绍——包括提供清晰的内容信息,如"这个病叫作巨细胞贫血";提供必要的信息支持,如"巨细胞贫血是由维生素 B_{12} 缺乏引起的一种血液疾病"。

（三）对晤谈过程的解释和指导

当晤谈从以患者为中心的模式切换为以医生为中心的模式时,医生需要解释清楚。例如,"谢谢您告诉我的这些。下面我会提出一些常见的情况,需要您简单回答,只需要回答是或否。"

（四）封闭式问题

封闭式问题是指能用"是""否"或短句子回答的问题。例如"您是否注射过乙肝疫苗?"封闭式问题通常指向特定的信息,可以帮助医生快速采集重要信息。例如在既往史中可以使用很多封闭式问题进行快速信息采集:"您是否患有重大身体疾病?""您是否接受过手术?""是否有过外伤?""是否输过血?"

（五）选择性问题

对于问题已经提供了不同的选项,要求回答,如"药物是通过什么途径使用的? 口服、注射还是喷鼻?"

（六）导向性问题

给对方一个特定的答案,例如"您肯定不希望再疼了吧?"使用问题的方式引出特定答案,通常作为加强语气的手段。因这样的表达具有强烈的情感色彩,可能引起对方不快,只建议在特定的场景下使用,如试图说服患者,使用前需要仔细斟酌。

（七）行为建议

表达要求做某事,例如"您能重复一遍我说的话吗?"或者直接的行为建议,例如,"您需要戒烟、戒酒。""这种药每天两次,每次 1 片,请您服药两周后再抽血检查。"

（八）达成协议

通常在晤谈尾声时,直接使用关于晤谈任务和决策的结论性语言,例如,"根据今天的讨论,我们将开始使用药物改善您的疼痛,明天给您安排一个新的检查。"

(九) 打断

晤谈过程中,有些时候可能有必要打断患者的话。打断通常被认为是不礼貌的,因此需要使用患者能接受的方式,如果可能,在之后的谈话中可以回到打断的话题上。打断的方法主要有以下 4 种。

1. 总结　医生总结患者所说的话,表达他理解这个话题对患者来说很重要,但即便如此,现在也不能继续讨论了。

示例 6

(患者滔滔不绝,第 3 次描述她的症状)

医生:(打断)我知道您的症状很难受,我来总结一下。您有两个最痛苦的症状,第一是胃疼、吃不下饭;第二是睡不着觉,第二天就头疼。这些已经困扰您 1 年了都没好,也看了好多医院。下面,我要问问其他重要的问题。

……

---

2. 重复晤谈目标　医生重复晤谈目标,可以指出如果晤谈不能保持目标的不良后果。

示例 7

患者:……我还有长期的便秘问题,一直用……

医生:(打断)我提醒您一下,今天的 15 分钟,我们的主要议题是您的睡眠,如果您要谈其他的问题,今天可能就没有充足的时间来讨论您的睡眠问题了。

---

3. 征求患者同意　医生询问患者是否同意这么做。如果再发生其他打断,可以提醒患者就此已经做出的同意。

示例 8

患者:这个问题不解决我就没法上班,我本来有很好的工作机会……

医生:(打断)我可以打断您吗? 时间有限,我们需要更集中在您的病情上。

患者:可以。对不起我跑题了。

医生:请您再说说……

---

4. 直接打断　医生称呼患者的姓名,看着他的眼睛,并可能甚至碰触他的胳膊。

示例 9

(患者提及自己患病的诱因——丈夫去世,越说越悲伤,沉浸在回忆和痛苦中)

医生:(拍拍患者的手臂,提高声音)王女士。王女士。(把患者从回忆中拉回到现实)

四、晤谈方式的灵活使用

临床晤谈既包括以患者为中心的部分,也包括以医生为中心的部分,需要在实际沟通中灵活使用。在以患者为中心的晤谈阶段,由患者来决定报告哪些症状或是提出哪些问题请医师帮助解决。在以医生为中心的晤谈阶段,由医生来决定晤谈内容,直接向患者提问以获得与疾病相关的信息。前者更有利于满足患者的倾诉愿望和建立良好的医患关系,后者更有利于控制诊疗进程。无论采用哪种方式,掌控晤谈进程都是医生的责任。艺术性地平衡以患者为中心和以医生为中心的晤谈方式,才能帮助建立和谐的医患关系,推进准确有效的诊疗过程。

以患者为中心和以医生为中心的晤谈方式各自的特点见表1-4。

表 1-4　以患者为中心的晤谈和以医生中心的晤谈

以患者为中心的晤谈	以医生为中心的晤谈
开始阶段留给患者更多自由发挥的空间	设定时间框架 介绍医生的主题
开放式提问	封闭式提问
不要打断	打断
等待、停顿	主导访谈时建议转换话题
用言语及非语言方式鼓励患者继续阐述 用患者的用词复述	
用自己的语言进行总结	达成协议
情感反馈	在访谈结束时给予建议

通常在晤谈的开始阶段,在设定时间和内容框架后,推荐使用以患者为中心的方式,例如使用开放式问题询问病史,或者询问患者对于当前话题的已知信息和看法观点。中间阶段按照需要综合使用以患者为中心和以医生为中心的晤谈方式。结束时使用医生为中心的晤谈方式给患者以建议和清晰的随访信息。

示例 10

医生:张先生,您好! 您是第一次来这个医院看病吗?(打招呼;使用封闭式问题,确认初诊)

患者:您好,医生! 我第一次来。

医生:好的,我先简单介绍一下。我姓王,今天咱们有 15 分钟时间,主要需要了解您的病情信息。如果需要的话,再给您安排检查和下一次复诊。(介绍时间框架和内容框架)

患者:好的。

医生:请您先介绍一下为什么来看病。(开放式问题——打开话题)

患者:我诊断出胃食管反流已经 5~6 年了。看了很多医院还是这样。这次特意挂您的号,想查查有什么问题。

医生:您的主要症状是什么?

患者:烧心、打嗝。一着急生气就加重。

医生:反酸吗?(封闭式问题,确定症状)

患者:好像最开始有点反酸,这几年基本没有。

医生:平卧时症状有变化吗?(封闭式问题,确定症状)

患者:不明显。

医生:您的治疗情况呢?(开放式问题,继续询问病史)

患者:我一吃雷贝拉唑,烧心就好,不吃就不行。现在已经吃了 3~4 年了,尝试停过几次都不行。

医生:您都做过哪些检查呢?(开放式问题,继续询问病史)

患者:5 年前做过胃镜,之后复查过一次,我带来了检查结果。(把检查报告递交医生)

医生:好,再问问您的其他情况。食欲怎么样?

患者:胃口、吃饭还算正常。就是吃完了打嗝特别多。

医生:体重有变化吗?

患者:这几年下降了 5~6 斤吧,倒没有一下子消瘦。

医生:您吸烟吗?

患者:不吸烟不喝酒,没有不良嗜好。

医生:您的家族成员中有人患什么重大疾病吗?

患者:(沉默,表情变得严肃,身体姿势紧绷)

医生:(停顿,语速放缓,语调转柔和)您愿意说说吗?(开放式问题)

患者:(深吸一口气)医生,不瞒您说,我是失独家庭。我女儿 10 岁诊断白血病,治疗 2 年就离开了。现在已经 6 年了,我爱人一直神经衰弱睡不好觉。我比她好一点,但估计我的病也多少和这个有点关系。(讲述中开始打嗝)

医生:(继续保持缓慢、柔和的语调)真不容易啊。(共情)

患者:现在家里只有我和我爱人相依为命,她的身体不好,我有照顾家庭的责任,更不能出问题。虽然雷贝拉唑管用,但我听说长期吃不好,就想来彻底检查和解决一下。

医生:原来是这样。我跟您核对一下,您 6 年前遭受过精神打击,烧心、打嗝反复出现,雷贝拉唑有效,但不能停药。胃镜第一次显示反流性食管炎,第二次只有浅表性胃炎。这次希望做全面评估和进一步治疗。是这样吧?(总结和核对信息)

患者:是的。

医生:下一步我建议几个方面的检查。第一,上一次胃镜间隔 3 年多了,建议复查一下。第二,做一个 24 小时食管 pH 监测。第三,做一些血液化验,包括血常规、生化、内分泌指标和肿瘤标记物。第四,也是最重要的一条,您需要到心理科门诊去会诊一次,胃食管反流和情绪关联很紧密,如果心理科医生判断您这种情况需要治疗,很可能对您的整体治疗有帮助。(直接给予建议、与患者达成共识)

患者:好,我都听您的。等这些都完成了,我怎么来复诊呢?

医生:我给您约一个复诊的时间。

患者:好的。谢谢您!

示例 10 中晤谈最初,使用医生为中心的策略确定患者为初诊,交代时间框架和目标。之后切换到病史询问,交替使用了患者为中心和医生为中心的方式,其中使用以患者为中心的晤谈方式了解患者认为重要的病史信息,使用以医生为中心的晤谈方式确定症状细节。

当询问家族史时,患者出现了不寻常的反应,沉默和非语言信息提示有潜在的强烈情绪或私人信息。于是转换为以患者为中心的方式,使用停顿、关注情绪、开放式提问、积极倾听等技巧。患者讲述女儿去世时流露了情绪,并出现打嗝症状。医生坚持以患者为中心,给予共情,继续倾听。此时患者谈及家庭情况,并回到就医的话题。医生对病情进行了总结核对。然后再次转入以医生为中心的模式中,直接给予检查和会诊的建议,最后结束晤谈。这个晤谈多次在医生为中心和患者为中心的模式中切换,既能捕捉到患者的非语言信息和情感线索,也能简捷有效地采集病史和给予医学建议,是一个既有温度又有效率的晤谈。医生使用什么晤谈模式,使用哪些具体的沟通技术,归根到底源于通过观察和倾听得到的信息,以及对于晤谈走向的把握。

(史丽丽　魏　镜　楚小涵　刘倩丽)

第三节　采集患者心身信息的医患沟通

临床情境 1

医生:您今天来就诊,主要问题是什么?

患者:我吃东西后胃胀,然后吐,每次吃多了都会吐。我以前没有胃病,吃饭也好好的,所以这次很担心……

医生:请重点说呕吐。吐出来的是食物吗?

患者:是的。

医生:有腹痛吗?

患者:没有。

医生:恶心吗?

患者:不恶心。

医生:多长时间了?

患者:差不多 1 个月。

医生:好,我给你开一些抽血化验,还要安排做一下胃镜。

患者:好的,您也给我查一查有没有糖尿病。

医生:这和糖尿病有什么关系?

患者:我听说糖尿病吃得多,我这一段时间总是想吃东西,一吃就吃多。

医生:你怎么不早说?

临床情境 2

医生:您今天来就诊,主要问题是什么?

患者:我吃东西后胃胀,然后吐,每次吃多都吐。我以前没有胃病,吃饭也好好的,所以这次很担心……

医生:您很担心。

患者:是的,我怕自己是糖尿病。

医生:您觉得和糖尿病有什么关系?

患者:我听说糖尿病吃得多,我这一段时间总是想吃东西,一吃就吃多。

医生:您的意思是您食欲增加,吃得过多,然后就呕吐,是这样吗?

患者:是的。

医生:多到什么程度呢? 您可以举个例子吗?

患者:比如昨天晚上,我吃了两人份外卖,又吃了半个西瓜,然后就吐了。

……

一、采集患者心身信息时常见的医患沟通困难

病史信息来自患者的个人经历,信息的呈现具有高度个体特征。尽管医生对于本专业涉及的症状往往非常敏锐,善于抓住自己感兴趣的信息,顺藤摸瓜,提出有针对性的问题。但面对患者时却常感慨:"为什么他没有早告诉我这个信息?""为什么他老是说那些没用的?"

医患沟通中一个常见的困难是:医生还没有了解患者,没能感知"患者的世界"。"患者的世界"包括患者的经历、观念,患者对疾病的反应及来诊的期望,以及疾病对其家庭及社会环境的影响,等等。如果医生不了解这些,仅仅关注自己的专业领域,有可能会错过重要的病史线索。

为什么"患者的世界"可能难以被医生感知呢?

第一个原因是,患者的体验或症状可能是复杂的、难以描述的,患者并不知道哪些信息需要提供给医生。疾病相关的专业知识可以帮助医生询问和筛选出重要的有助于诊断和判断的信息,同时也会选择性地忽略另一些信息。

第二个原因是,患者在患病过程和医学活动中体验到的羞耻感,使得患者不能、不愿或不敢敞开自己。这种羞耻感可能来源于对疾病本身的反应,如罹患精神障碍、癌症、残疾时的病耻感;也可能来源于社会文化中的道德评价,如对性传播疾病的歧视。如果患者感到对患病负有责任,会因患病被社会文化低评价,就会有较大的羞耻感。同时,在医疗过程中暴露身体和个人信息,接受外界对自身的审视和触碰,本身就会带来羞耻感。而羞耻感引发的不良行为,如回避和愤怒,则会影响疾病诊疗。在采集病史的过程中,患者可能会对重要的信息避而不谈,或愤怒地中断沟通。这时,以怎样的方式交谈比询问的内容本身更为重要。

医生对待患者的方式是影响患者羞耻体验的重要因素。有时即使是在医学的科学属性和医生自身的状态影响下流露的下意识地审视和评价,也可能加重患者对其健康行为、疾病和身体的羞耻感。例如,医生在职业耗竭状态下无意中的忽视。与此对应,医生的积极、共情和关注可以令患者感到被重视、被关爱、被认可,从而减少或超越羞耻体验,使患者敞开自己,提高治疗配合度,改善治疗结局。在询问病史以及后续的诊疗过程中,医生使用恰当的沟通技巧,呈现出专业的、非评价的关注,将在改善医患双方沟通体验的同时提高沟通的

效率。

第三个原因是医生有时会选择性地对"患者的世界"敬而远之。医生不知道全面了解患者心身信息的价值,默认患者看病只是希望得到药物,以为患者会全盘接受医生的解释和处置,忽视患者作为"人"的复杂性。医生习惯于聚焦"专业"的思维方式,筛选自己认为有意义的信息,进行诊断和鉴别诊断,对其他信息视而不见,也就失去机会了解更全面的患病经历和患病体验。

医生经常担心时间不够用,怕患者一旦开头就会说个不停。但多数患者有能力觉察和评估看病的目的和效率,他们也不愿意浪费时间。Howard Beckman 和 Richard Frankel 的研究发现,如果不被打断,患者讲述大多不超过 1 分钟。

医生如果缺乏医患沟通的知识和技能,也会担心自己应对不了患者的个人自发讲述,无法掌控局面。通过沟通技能的学习,这种障碍可以逐渐被跨越。

二、采集患者心身信息的医患沟通框架

(一) 开始阶段

准备好适宜谈话的环境、纸、笔,避免谈话被其他人或电话等干扰,保障谈话顺利进行。开始阶段的沟通包括 3 个部分的内容。

1. 问候 医患关系的建立始于医患见面之初。友好关切的目光接触,温和的语调,正式的称呼有助于建立相互信任的医患关系。

示例 1

医生:你好,李女士。

---

2. 介绍设置与框架 包括自我介绍、介绍环境和时间安排,让患者对时间安排有合理的期待。

示例 2

医生:我是您的主管医生杨大夫。接下来,我们有大约 30 分钟的时间来了解一下您的病史。

---

3. 询问患者就诊原因 注意理解和澄清患者的就诊原因。就诊原因可归为 3 类:①寻求支持或保证;②试图理解症状;③要求消除或缓解症状。特定患者的就诊原因可能是其中的一项或几项,医生容易不加求证就断定患者只是要消除症状。

医生容易犯的错误是:当患者开始报告自己的第一个症状时,立即开始聚焦于这个症状追问医学信息。Howard Beckman 和 Richard Frankel 的研究告诉我们,患者常有三四种症状,其中第一种可能不是最有医学意义的。在这个阶段打断患者的思路,以封闭式问题获取直接的答案,有可能让我们失去了解疾病全貌的良机。更合理的方式是询问"还有吗",直到患者表示说完了。这个技巧可以鼓励患者充分表达需求,甚至是说出他觉得尴尬的话题。医生则可以更好地安排本次就诊的时间。如果患者想要解决的问题很多,医生可以和患者讨

论决定这次重点解决哪些,避免"门把手现象",即患者在就诊接近尾声时提出一个重要问题,打乱了医生的安排。

示例 3

医生:你好,王女士。

患者:你好,刘医生。

医生:我们有大约 30 分钟的时间。请问您今天来这里,主要的问题的什么?

患者:我最近总心慌,我有些担心心脏的问题,所以想来看看可能是什么原因引起的。

医生:好的。除了心慌,还有其他的不舒服吗?

患者:有时也会喘不上气来。

医生:嗯,还有吗?

患者:浑身没力气,也睡不好觉。

医生:还有其他的不舒服吗?

患者:没有了。

(二) 过程阶段

这一阶段医生的主要任务之一是问清病史。

患者以他们自己的方式讲述他们的患病故事,他们的愿望是"不遗漏任何重要的信息"。医生面临的挑战是允许患者以自己的方式讲述,同时保持对症状线索的把握,梳理疾病诊断与鉴别诊断的思路。

这一阶段最有效的策略是由开放式询问开始,逐渐转为重点询问,必要时使用封闭式问题进行鉴别。

1. 开放式询问　此阶段是完全以患者为中心的,还可以使用鼓励患者讲述的技能,具体的技术包括:点头,"嗯",重复患者最后的话,用自己的话表达理解。

2. 重点询问　针对的是患者的症状特征,包括时间、性质、程度、影响因素,如"这些不舒服最早是什么时候开始的?""是什么样的疼痛?"

3. 转移话题　给予患者提示。比如:"刚刚我们了解了您的症状,现在我们来谈谈以前您接受的检查和治疗是什么样的。"

4. 澄清与确认　患者和医生对症状的描述常使用不同的词汇。医生提问时需要使用非医学术语,并确认患者明白这指的是什么。比如"发烧"比"发热"更容易被患者听懂。患者使用的症状名称常常是个体化的,或者是医生并不熟悉的文化背景下的词汇,因此需要澄清患者使用的症状词汇具体指的是什么,与规范的医学术语如何对应。当患者用医学术语描述症状时,也不能默认患者对术语的理解与医生相同。需要进行澄清,比如,"您说的心里麻烦指的是什么样的感觉?"在与患者沟通时,应尽量使用患者的语言,对应的医学术语是记录和汇报病史时需要使用的。

5. 总结与核实　用自己的话总结并向患者核实。比如,"我试着总结一下我们刚才谈到的,请您看看我的理解是否正确,有没有遗漏……"

示例 4：总结

医生：好的，请您说说您犯心慌的具体情况？（询问开放式问题）

患者：我第一次犯是 3 个月前，下班开车回家的路上，等红灯时，我突然觉得心跳得越来越快，心慌，非常难受，喘不过气来，当时我觉得自己是不是犯了心脏病，快死了，那种感觉真可怕！

医生：心慌非常难受。（复述）

患者：当时全身没劲，手脚都僵住了，好不容易把车停到路边，我打了 120，又给我丈夫打了电话。大约过了 20 分钟，急救的医生赶来了，不一会儿，我丈夫也到了，看到他们来了，心跳慢慢就不那么快了。

医生：等红灯时出现的心慌，大约 20 分钟后慢慢缓解了。后来呢？（进一步澄清）

患者：过去之后，似乎一切就又正常了。当时测了心电图，除了心率稍微高一点，没有其他问题。医生说没事，也没给我任何药物。我以为应该就没事了，但最近 1 个月又连续犯了 4 次，我越来越担心了。

医生：嗯，能想象，这一定会让您不放心，您有观察过每次发作有什么规律吗？（反馈感受，进一步澄清症状）

患者：没什么规律，这是让我最害怕的。

医生：明白了，这会让您更不安（用自己的话总结和反馈感受）。

患者：对。

医生：当时有胸口痛吗？（了解伴随症状）

患者：没有。

医生：好的。您刚才还提到睡不好觉，能具体说说吗？

患者：……（略）

医生：我目前了解到的情况是这样的。最近 3 个月您反复地出现心慌，每次的持续时间都在半小时左右，发作的时候会觉得憋气，全身没力气，但平时这些症状都没有，就像正常人一样。但会有些睡眠问题。目前做的检查都正常。你想知道这些症状还有没有可能是其他原因造成的。（小结）

患者：是的。

　　采集患者心身信息时，除了常规的病史信息外，还需要了解两部分：一是患者的患病观念与应对行为；二是患者的生活背景，包括他的家庭、工作、人际关系与压力应对等。

　　患病观念指的是患者自己对疾病病因、影响因素的解释，对诊断的推测，对治疗方式的偏好，以及对治疗效果及预后的期待。患病行为指的是为应对身体不适采取的各种方法，包括休息、求医、接受治疗或忽视等，体现了症状对患者生活的影响。患者对疾病的理解，对病因的判断影响着其后续的应对行为。医生如果不充分了解患者的患病观念，并给予恰当的回应，常会导致医患双方对诊疗的满意度下降。临床中，医生往往仅从心理的角度或仅从生理的角度同患者探讨疾病或解释病情，而研究发现，患者，尤其是那些躯体症状多的患者，更倾向于对疾病进行多重归因。如果医生没了解到这一点，那么患者就很容易感到没有被认真地对待。医患双方都觉得不满意：医生感到在这样的患者身上花费了更多的时间，而患者感到没有获得充分的时间，没有获得预期的帮助和治疗。

　　自 Engel 提出生物-心理-社会医学模式以来，患者的生活背景对其健康的影响得到越来越多的关注。了解这部分内容可以通过如下方式。

（1）患者的直接表达：当患者用自己的方式讲述患病故事时，常可以听到他们自发地表达这部分内容。

（2）医生直接询问：您对您的疾病是怎样看的？您觉得这有可能是什么问题？对于治疗，您有什么想法？

询问患病观念

示例 5

您觉得生病的原因是什么？（疾病归因）

示例 6

您有什么特别担心的吗？（关注点）

示例 7

您希望医生帮您做什么？（预期）

（3）通过一些线索进行探索：患者出于各种原因，常将真实的意思和担忧隐藏在话语之下。医生能够察觉这些线索非常重要。潜在的线索包括：患者看上去答非所问的回应；异乎寻常的表达；显得犹豫；沉默；停止目光交流；在访谈结束时，提到"另外……"如果医生察觉到这些线索，可以使用一些方式进行探索，比如反馈医生的观察："我发现你刚才好像有些犹豫，是有什么想说的吗？""当我问您……的时候，您提到……，我不是很理解，您愿意多说说吗？"患者在访谈最后才提出的问题，往往对患者来说是重要而有压力的，不要忽视，可以根据你对问题紧急程度的判断和时间安排来决定是现在谈，还是安排在下一次访谈中进行。

示例 8

医生：到目前为止，您对这些症状怎么看？

患者：我还是不放心，总觉得心脏还有问题没查出来……

医生：（停顿和等待之后）比如什么样的问题？

患者：……（有些犹豫）我也不知道。

医生：我看到您有些犹豫，也许您可以试着说一说。

患者：我担心心脏的血管有问题，因为，我父亲 4 个月前突然去世了，医生说是心脏冠脉的问题造成的。我查了查，这是会遗传的，我就开始担心自己的心脏。

　　在询问患者个人史、家族史时,可以使用开放式问题,或由此过渡至询问患者的生活背景信息,会帮助我们更多地了解患者,如:"谈谈您的家人吧。""您的母亲是什么样的人？"在此过程中,患者可能会自发地把生活背景与疾病关联起来,也会谈到他们认为与疾病有关的人际关系或压力问题。这时需要对患者的感受给予适当的反馈和共情。例如:"的确不容易。""我想,无论谁面对这样的情况都会很为难。"

　　简而言之,心身信息的采集需要更多使用以患者为中心的沟通方式,可以融合于询问病史的过程中完成,需要医生注意的是保持对这部分内容的好奇和关注,并对患者的感受给予积极的回应。

　　综上所述,我们在采集病史的过程中,需要收集的内容包括生物因素(关于疾病)、心理因素(患者的患病观念与行为)和社会因素(患者的生活和社会背景),同时通过言语和非语言交流建立医患关系。

　　(三) 结束阶段

　　在这一阶段,医生可以使用"我们"来陈述,在强化伙伴关系的同时,告知患者接下来的项目。接下来,我们要进行体格检查,然后再讨论一下导致这些症状的可能的原因,和需要做的进一步的检查。

示例9

医生:接下来,我先给您检查一下身体,然后,我们再一起商量后续的检查。

患者:好的。

　　(四) 小结

　　综合已采集患者病史信息和心身信息的内容,进行心身信息的采集,基本框架和内容包括:开场白、介绍目标和时间框架;听取患者的主诉和疾病发展;了解患者目前的生活;了解患者个人成长史、既往的压力和应对;倾听患者自己对疾病和治疗的观点;总结和反馈;讨论下一步治疗计划。

采集信息步骤

1. 开场介绍

1.1 开场白——自我介绍,问候。

1.2 目标和时间框架

2. 主诉、疾病发展

是什么让你今天到这里来的？ 疾病发生时间、地点、影响因素？ 过去曾有过类似的不舒服吗？ 其他严重疾病吗？ 前期治疗,什么有帮助？ 影响日常生活吗？ 还有什么症状？ 是否使用酒精和药物？ 有什么习惯、运动？ 营养情况如何？

3. 目前的生活

家人有严重的疾病吗？ 目前的生活状况是怎样的？ 你生病时或生病前生活里发生了什么？

4. 个人成长史、既往关系、压力、应对

你小时候身体怎么样？能说说你和家人的关系吗？以前生病时你会怎么处理？谁会帮助你？

5. 患者自己对疾病和治疗的观点

你对自己的症状怎么看？你认为会向什么方向发展？

6. 总结和正性反馈

今天我们谈了……，您能总结一下吗？谢谢！

7. 给出进一步计划

我建议……接下来我们将要……

三、采集患者心身信息的医患沟通实例

示例 10

医生：王先生，您好！我是您本次住院的主管医生刘大夫。（开场白，自我介绍和问候）

患者：您好，刘大夫。

医生：现在我要了解一下您的病情。估计会用 20~30 分钟，然后我给您做一下身体检查。（介绍目标和时间框架）

患者：好的。

医生：请您先介绍一下病情。（开放式问题询问主诉）

患者：我这个病两年了。2020 年夏天可能吃坏了拉肚子，当时没在意。拉肚子 1~2 个月都没好，还出现便血，我自己吃消炎药之后好一点，但过几天又便血，拖了几个月才去做肠镜。做肠镜诊断溃疡性结肠炎，吃美沙拉秦便血就止住了。我以为没事了，就没再吃药。

医生：然后呢？（辅助讲述疾病的发展）

患者：然后好了一段时间。2021 年夏天又犯了，还是拉肚子、便血，我这回有经验了，赶紧看病吃药，还是吃美沙拉秦，一直没敢停药。

医生：坚持吃药是对的。这 1 年的病情有变化吗？

患者：用药前半年都挺稳定的，最近这半年大便次数增多，有时一天解 3~4 次大便，不成形，好的时候，一天也可以解 1~2 次。做了几次便潜血阳性。在门诊调了几次药，也没见好。就让我住院做个全面检查。

医生：好的，有几个问题我要确认一下。除了便潜血阳性，有过血便或脓血便吗？（封闭式问题，确定症状）

患者：没有。

医生：腹痛吗？

患者：没有。

医生：发热呢？

患者：也没有。

医生：体重稳定吗？

患者：这 2 年体重变化不大，腹泻的时候降 2~3 斤，不腹泻可以涨回来。

......

医生:您的病对生活有多大影响?

患者:日常生活还正常,就是上厕所次数多,不敢出远门,怕找不到厕所。

医生:每一次病情变化有什么影响因素吗?

患者:第一次可能是吃了不干净的食物。第二次的时候我母亲诊断肿瘤,我挺接受不了的,失眠了一段时间。这半年母亲的病进展了,虽然我也慢慢接受了这个现实,心里还是焦虑。

医生:您母亲患的病是什么?(从患者自发讲述的信息中引出家族史)

患者:肺癌。

医生:您的亲属有患什么消化系统疾病的吗?

患者:没有。

医生:您能介绍一下您当前的家庭和生活吗?(了解患者当前的生活)

患者:我结婚了,没有孩子。父母和姐姐一起住,母亲得病以后也是姐姐照顾得多,我经常去看望。

医生:工作方面呢?

患者:我是做技术工作的,平时比较忙。不过家里真有事或者看病住院,单位也能照顾。

医生:您从小到大都患过什么疾病?(了解患者既往疾病)

患者:我之前都挺健康的。

医生:以前遇到重大的事您怎么应对呢?(了解患者既往经历和应对)

患者:以前遇到的事好像都能解决,考不上第一志愿还有第二志愿。这次得病,我才真觉得遇到了自己解决不了的事,只能相信医院、相信大夫。

医生:我还有一个问题,您对自己的病怎么看?(询问患者自己对疾病和治疗的观点)

患者:我看过这方面的资料,说溃疡性结肠炎的复发和情绪有关。我觉得这次可能是因为心情不好复发了。所以我下决心来住院彻底查一下,趁着病情不重尽快治疗。

医生:谢谢您的坦率。我先问到这里,您的其他信息我会从病历资料中收集,有需要补充的再随时问您。接下来要给您做一下体格检查。

以上示例是一个入院时询问病史的医患沟通场景,包含了不同层面的心、身信息。我们可以看到医生从开场白和自我介绍开始,简单介绍了谈话框架和时间。采集病史信息时使用的提问方式从开放式到封闭式,在患者自发谈及家庭时,询问了疾病家族史和患者当前生活状态,再过渡到既往疾病和应对。最后谈及患者自己对疾病的看法。并总结和进行体格检查。现实工作中,我们可能还会根据病史采集中涉及的信息询问更多,例如:排便相关症状等疾病信息,药物的剂量、使用方法等治疗信息,患者个性、与母亲的关系等社会心理信息。示例中的信息采集框架可以灵活增减,具体从哪个线索入手、在当时展开对于哪个领域的提问,视晤谈的目标与医生所设的重点而定。

(史丽丽 魏镜 楚小涵 刘倩丽)

第四节 解释病情和协商治疗方案的沟通模型

临床情境 1

医生:您是胆结石,需要做手术。

患者:我为什么会有胆结石?

医生:这是一种病,和身体素质和饮食都有关,不过这不重要。重要的是需要治疗,我建议您做手术。

患者:不做手术行不行?

医生:也有人保守治疗,但效果不如手术好。我劝你还是要把它做掉。

……

事后患者说:"我还有好多问题没有得到答案,医生只想谈手术。"

临床情境 2

医生:您的检查结果都出来了。一切正常。

患者:怎么会这样? 我胃疼得吃不下东西,做了这么多检查,怎么什么结果都没有?

医生:检查正常也是结果。你的胃没有病。

患者:那我该怎么办?

医生:去看看精神科吧。

……

事后患者说:"医生看不出来病,就把我推给精神科,没有医德! "

一、解释病情和协商治疗方案时的常见沟通困难

(一) 解释病情时常见的沟通困难

1. 医患双方以不同的方式看待疾病 要解释一种疾病,就要涉及对病因的解释,涉及对因果关系的理解。基于不同的文化、教育背景,不同人对同一个现象的因果关系理解可以有非常大的差异。例如,针对胃溃疡这一疾病,医生认为幽门螺杆菌感染是消化性溃疡的主要原因,但患者的看法可能是胃酸过多、饮食不规律、压力过大,等等,因而可以想象,如果医生在不加解释的情况下给予抗生素治疗,患者可能会不愿服用。又如,如果某个患者被诊断抑郁,医生对病因的看法可能是生物-心理-社会因素综合作用,而患者的看法可能是工作和人际关系压力过大,此时医生若直接给予患者抗抑郁药物治疗,患者也很可能不会服用。

2. 医生不了解患者的需求 在家长式医患关系中,医生往往会过多地谈论治疗,而患者想知道关于诊断、病因和预后方面的信息,医生和患者聚焦不同。可以想象,对自主性要求比较高的患者,在对病因并不理解的情况下,对治疗的依从性不会高。

3. 医生没有解释清楚 医生经过数年、十数年、数十年的学习、培训,经年累月地积累经验,才能够对复杂的临床疾病有良好的科学理解。但对普通的患者而言,要听懂那么多的

医学术语,并且在科学层面理解疾病的病因、治疗等信息显然不是一件容易的事情。于是,在进行具体解释的过程中就容易出现偏差,医生觉得自己已经花了很长时间,讲得很清楚了,而实际上给患者用于理解的时间并不充足。

因医学的专业性,医生不可避免会在向患者说明的过程中用到术语,但不加解释地使用术语,结果可能就是患者没有理解医生的信息,甚至错误理解信息。例如,大部分患者并不理解"窦性心律"这个术语是什么意思,可能将正常的临床现象理解为严重的临床疾病。

4. 患者情绪化的反应影响倾听 对任何人而言,被诊断出重大疾病都是一个重大心理应激。当听到疾病的诊断,尤其是重大疾病的诊断时,患者及其家属都可能会出现强烈的心理应激反应,如头脑空白、悲伤、愤怒、质疑等,对医生的解释根本无法听进去。

(二) 协商治疗方案的常见困难——患者依从性问题

患者依从性指患者能按照医务人员的要求服药和治疗的行为特点。大量研究表明,依从性差是影响公共健康的一个主要问题。例如,在一项研究中,Buckalew 和 Sallis 在 1986 年对美国和英国的 7.5 亿张新处方进行了跟踪调查,他们发现其中有 2.4 亿张处方未曾被患者依从,2.4 亿张处方被患者部分依从,仅有 2.7 亿张处方是被患者依从的,不遵医嘱的情况发生在近 2/3 的处方中。

治疗依从性差的常见原因有以下几种。

1. 医患关系不良 患者如果就诊体验不良,对医生的医术、医德不能信任,可能出门就把处方撕了,即使勉强尝试,在未来也很容易动摇而选择不依从处方治疗。医患关系不良的原因可能来自医生,例如专业技能或沟通技能需要改进;也可能来自患者,即患者对医生挑剔、信任度低。

2. 患者对治疗不理解 如果医生对于疾病的解释工作不到位,患者就会对医生的治疗信息不明白、不理解,对治疗的内心确信感和掌握感就会很低,一旦遇到副作用或疾病改善不如期待的情况,就很容易对医生和治疗产生怀疑,不再依从治疗。

3. 患者对疾病有不同的认识 每个人都会对自己的躯体状况有自己的理解,当这个理解与医生的理解一致时,其治疗依从性会更高。而双方理解不一致时,就可能会"道不同不相为谋"了。因此在协商治疗方案时,医生需要明确患者对疾病和身体的认识,针对不同认识寻求解决办法,如完成更多检查去验证、确证,或者寻求其他医生的医学意见,在求同存异的基础上协商如何能够一致地进行下一步处理。

4. 患者的心理反应 对重大疾病的失控感、无望感,对慢性疾病的挫折感、自怨自艾,都可能使患者产生消极被动的反应,不能很好依从治疗。对这些患者,医生需要保持共情,帮助患者发掘支持系统中的各种资源,动机访谈是更具体地促进患者治疗动机的一个专业方法,相关内容请参考第一章第七节"帮助患者改变不良健康行为的动机访谈"。

二、解释病情和协商治疗方案的医患沟通技能

解释病情是临床医生最常遇到的工作,也应该是最为擅长的工作。医生如果拥有多年的医学教育、专业经验,对疾病的病因、病理、临床表现、治疗、预后等信息都应当了然于心,如数家珍。那么医生该如何将这些信息有效传递给患者,并且为后续治疗做好铺垫呢?

首先,医生要理解什么是患病观念(illness perception)。患病观念是患者对其疾病的有组织的认知想象或者信念。患者观念是患者行为的重要决定因素,与治疗依从性、功能恢复

等重要结局均有相关性。患者构建起的患病观念通常有着稳定的模式。患病观念通常包括病名和疾病症状是什么，为什么生病，会变成什么样；另外也包括疾病对自己和家人意味着什么，自己能做些什么等观念。医生需要了解两个重要的事实：第一，患者和给其治疗的医生对同一个疾病的观念常常不一样；第二，患相同疾病的人对疾病的观念可能有很大的差异。

　　医生在向患者解释病情时，需要在以患者为中心的框架下，了解患者需要哪些方面的信息；与患者聚焦于解释病情这一话题，之后在解释病情和协商治疗方案过程中准备充分的时间；了解患者对自身病情的解释模型，评价患者的出发点；尽量用患者听得懂的语言给患者做临床解释；关注患者的情绪反应，尤其是在告知重大疾病诊断时，需要允许患者有处理情绪的时间；在解释后还需核实患者是否真的理解了医生提供的信息。

（一）评价患者理解病情的出发点

　　海德格尔提出，人类的理解在本质上是诠释性质的。当患者来到医生的诊室时，一定已经对自身体验做了"诠释"，通常需要诠释的对象是各种不适感，如疼痛、恶心、腹胀、乏力，等等，可能伴有一些体征变化，如肿块、皮疹，等等。这些与日常生活脱节且导致不适的状况必然会引起人的关注和思考，引出一系列的问题，"怎么了，有问题吗""是不是大问题""什么问题""什么原因""会不会变好""怎么还没变好""怎么办""去不去医院"。患者对这些问题的回答中必然会包括其生活方面的叙事背景，例如"昨天有人跟我说脸色不对，我自己没觉得不舒服，也没当回事，我这身体一向还行，也没觉得不舒服，就觉得应该不是大问题，可能是最近工作太累了"，此时患者还没有讲完自己的故事，才刚刚开了头而已。

　　显然，这与医生们关心的临床思维是不一样的，医生想要抓住的是症状、体征、诱因、加重因素等对疾病进行医学解读所需的信息。

　　但医生需要知道，患者诠释和叙事的过程，也是将罹患症状的体验整合到其生活历史的过程。此时，对患者而言，可能他此前已经完全形成了对症状的自我诠释，只是目前还没有对医生讲完；但也很可能他在诊室中对医生讲述的过程中正在继续完成之前的诠释。如果患者的问题只是一个简单的咳嗽流涕，那么患者完成对这个问题的诠释和叙事可能并不困难，而如果在重大疾病时，除了躯体不适，人的生活中也可能出现重大的"脱轨"——工作生活都可能发生很多不得已的变化，把这些整合进整个生命史是有困难的，甚至对有些患者而言，这个困难会持续存在。

　　所以，医生允许患者完成他的叙述过程并认真倾听他们的表述，不仅是在采集病史，同时也是在帮助患者一起完成他的诠释，帮助患者整合生病这个异常体验和事件，显然，这对在就诊前尚未完成患病体验整合的患者是具有疗愈意义的。只有理解了疾病"是什么"，患者才能真正负责任地回答"怎么办"这个问题。

　　对那些带着困难问题来就诊的患者，首先非常必要的是倾听患者，让他们完成对疾病的叙述。即便医生觉得已经对患者的苦恼有了足够了解，应该将话题转到生物医学层面，也应该以总结已了解的信息、充分共情、提出建议的方式进行，例如："对不起，可能我得先打断您，您刚才说的生病经历我已经听进去了，我也理解您的痛苦体验，您可能还有想说的，但有些具体的问题，我需要先从您这里澄清，这之后您还可以再补充，可以吗？"

　　患者对疾病的理解可能有正确的部分，可能有错误的部分，医生了解患者的理解之后：第一，可以减少不必要的重复解释；第二，可以用适合患者的个性化方式传递信息；第三，在认可患者某些方面正确的基础上提出其理解"不全面"之处更加容易让人接受。正如哲学家帕斯卡所说:"若想有效地纠正他人,展示其错误,我们必须关注他的视角,因为从那个角度看,他一般都是正确的。我们必须承认他在那方面正确,同时向他指出他错误的一面。他会欣然接受的,因为他认为自己没有错,只是看得不全面。没有人会因为自己看得不全面而受到冒犯,但人们不喜欢被误解。"如患者有中医或西医倾向,有环境因素、先天因素或者生活方式因素等疾病归因倾向,完全可以在认可患者现有解释模型的基础上适当扩展。

示例 1

患者高某,男,45 岁,学者。发现血压升高两年,1 周前最近一次体检血压 160/100mmHg,眼科检查有眼底血管病变。患者一直未服药,此次应妻子要求来就诊。

评价患者出发点:

医生:高先生,您好,您这次来门诊,有什么希望我能帮您的吗?

患者:倒也没什么,我感觉还好,是我妻子不放心,非让我来看医生。(患者主动求助动机低,就更需要医生评价患者对疾病的理解)

医生:是吗,那么您的妻子是对您的健康状况怎么不放心了呢?

患者:是这样,她总担心我的血压会有问题,她父亲和她叔叔都有脑血管病……,但是我一点儿也没有。

医生:哦,您妻子对心血管方面会担心比较多。那您愿意具体说说您的血压怎么样吗?

患者:我啊,上周测血压 160/100(mmHg)吧……(医生间断补充提问)……平时确实也高,150/100(mmHg),但是我平时太忙了,也不怎么测。最重要的是,我没有任何不舒服,身体精力也不错,别人说血压高的人会头晕、运动后不舒服,但我什么事也没有……我是考古工作者,平时到处走,有时还去高原,野外作业不少,没有任何问题。(初步了解患者平时的工作、生活、情绪、精力状况,并发现患者的一个疾病信念是"没有不舒服就是没事儿")

医生:哦,这样,您身体感受确实不错,工作生活精力也很充沛。但我听到您说的血压情况,我也会有些不放心。您能先说说您对高血压的了解吗?

患者:高血压,就是血压高于正常人,血压高,我想象是不是就是跟水管子里水压高一样。那压力高冲击血管,可能会有头晕什么的不舒服吧,如果血压特别高,可能会把血管冲破了,就脑出血了吧?(初步了解患者对高血压的看法,有合理部分,有不完全合理部分,还有不全面部分)

(二)解释病情

在对患者的整体患病体验和患者对疾病的理解有了较充分的了解之后,医生应该能够判断出患者目前对疾病的了解是否合理。如果不合理,这背后的原因可能有哪些? 可能是患者此前缺乏相应的医学知识,自己做了错误的解读,例如"子宫肌瘤是瘤,是瘤就会转移";可能是患者之前的知识来源有问题,例如"网上说""邻居说";患者的心理因素也往往会对患者的认知产生影响,例如:焦虑情绪下会对症状和疾病有过度担心,否认(denial)、回避(avoidance)的心理防御机制下患者会无意识或有意识躲避与疾病有关的不愉快想法。所以,医生对于病情的解释要适应患者的知识水平和心理水平。

1. 解释病情时需要慎用专业术语   在知识水平上,医生应使用患者能够理解的语言。

如果患者对于医学知识了解不多,医生应尽量减少术语使用,如果使用术语,一定要将其意义解释清楚。即便患者在交流中使用的医学术语较多,医生也不能默认患者完全理解这些术语。有些患者病史长,听过的医学术语和医学理论多,但可能并没有真正理解这些术语和理论,医生在解释的过程中应不断与患者交流,核实患者是否真正理解了自己的解释。

上述示例中的高先生为知识分子,但医生不能默认患者对医学术语、医学知识也有充分了解,在使用相关术语时仍应慎重。例如,医生可能需要对患者解释高血压眼底病变,但如果直接对患者说出"您已经有眼底病变了,已经是高血压高危了",患者可能对"眼底病变""高危"都不能理解。

2. 运用组块并核对　医生在解释过程中,应尽量把信息分解成小的单元进行解释,对于"病因是什么""应关注哪些症状""可能有什么器官受累""怎么治疗""疾病预后如何"等话题,应逐个解释并核实患者是否理解,是否还有疑问需要讨论。使用组块这种方法是学习规律所决定的,人的知识是模块化构建的。医生对疾病的解释有时需要分多次在不同的时间里完成。在一次访谈末尾,应让患者总结反馈其通过访谈所了解到的信息。

比如在示例中的高先生的诊疗中,医生可能需要就高血压的定义、临床表现、靶器官损害甚至流行病学、病理生理机制等信息分组块对患者解释。

3. 共情　医生应对患者的心理水平有适当的判断,不能默认患者的应对状态是理性、成熟的。患者在面对疾病,尤其是重大疾病时,会处于心理应激状态。部分患者会对疾病进行过度解读,因而感觉不安、低落;部分患者会将对生病的愤怒、挫折感表达为对周围人、医生的指责、抱怨;也有患者会在否认、回避的心理防御机制下对疾病视而不见;还有患者会在幻想这一心理防御机制下对疾病预后抱有不合理的期待,如要求医生"药到病除"。此时,医生很容易产生反移情,尤其是面对愤怒的患者、被动的患者、苛求的患者,医生很可能变得愤怒、急躁,会因感到被挑战而去挑战患者。因此医生对反移情的管理尤为重要,在访谈的整个过程中,医生应注意自己的情绪变化,给予患者专业的、非威胁的反馈。

在高先生的示例中,患者对疾病的"否认"是明显的,虽然这"否认"的部分原因可能是患者对疾病的认知不充分、不全面,但以患者的知识学习能力和信息的普遍可获得性,患者显然在过去的两年时间内刻意未对高血压做更多的关注,是对疾病有"回避"的。医生需要同时在认知和情绪层面对高先生做出适当的回应。

示例 1(续)

医生:对,是的,您对高血压是有了解的。但还有些关于高血压的信息我觉得也是重要的,您愿意听我说说吗?

患者:当然可以。

医生:好的,有任何您需要讨论的或者需要我解释的问题,您打断我就好了。第一个我想跟你交流的是高血压的定义,您说得对,就是血压高于常人,这个也是有标准的,收缩压 140(mmHg),舒张压 90(mmHg)……(患者可能对测量时间等提出讨论,医生一一回应);第二个是高血压对身体的影响,您刚才提到血压高会冲破血管,这是一个严重的临床危害,另外,血压高会对血管壁造成影响,造成血管硬化……(询问患者是否能理解,视患者水平打比方帮助患者理解),所以可能带来各个靶器官的损害,例如……,其中眼底血管病变也是高血压对血管的影响之一,您上周的眼科检查结果"动静脉交叉处中度动静脉压陷",就属于高血压的眼底病变……

患者打断医生:医生,我打断您一下,我的高血压有你说得这么厉害吗? 我怎么听很多人说他们血压也高,也不吃药,也没什么事,有的还说吃药越来越控制不住,对药物依赖了,有的还吃出各种问题来。(患者不再跟随医生,提示患者可能有其关注内容,也可能提示患者对目前内容"回避")

医生:好的,我很愿意您提出问题来,我们来讨论。看来您对高血压也是关注的。您刚才的问题有关于您的高血压在临床上到底有多重,还有不少问题是关于治疗,"不吃药是不是也可以""吃药是不是反而不好"。我的想法是我们可以逐一来说。但是,我想先了解一下,在我刚才说的内容中,哪些部分会是让您感到有压力,让您听不进去呢?

患者:嗯,医生,您讲到各种危害就让我挺有压力的。我越听越觉得自己是个病人了,而且病得挺严重的,你说到眼底病变,我就想这是不是要"瞎"的意思,我听说过患糖尿病后会"瞎"。我还想到,你这么往严重了说,我是不是要住院,那我下周的工作怎么办?

医生:我理解,担心身体健康是每个人的本能。我确实讲得太快了,没注意到给您带来的压力感。也许咱们先暂停会儿,您放松几分钟,我们再聊? 或者您也可以请您妻子进来陪您一起听? 或者咱们再约个时间改天再继续?

患者:没事儿,我只是需要时间稍微缓一缓,现在已经好多了。您可以继续。

医生:好的,那我们刚才提到了高血压的诊断,可能的临床影响,不知您接受了多少?

患者:我符合高血压诊断,并且眼底血管受影响了。

医生:是的,我们可以继续吗? ……从临床诊断的角度出发,还需要做一些检查,排除继发性高血压……

4. 提供诊断、病因、预后信息　解释病情时的常见沟通困难之一是:医生倾向于关注并解释疾病治疗相关信息,而患者很可能还想了解诊断、病因、预后等信息。医生在交谈初期就应了解患者希望了解哪些信息,如果患者对交谈没有清晰明确的期待,医生应有意识地询问患者是否希望对诊断、病因、预后等信息有更多了解。

示例1(续)

医生:关于高血压的其他信息,您还有希望讨论的吗? 比方说病因是什么,以后会怎么发展,等等。

患者:……

5. 强调重点信息　对患者而言,一次交谈的信息很可能是非常大的,因而在交谈过程中,医生可能需要向患者指明需要患者重点理解和记忆的信息。

示例1(续)

医生:是的,高血压会对血管有损害,进而对身体各个器官产生影响,您了解这点是很重要的,这也是我们为什么强调,应该在平时可能还没有不舒服的时候就控制好血压,避免高血压对血管的损害,而不是在产生了靶器官的损害之后才去治疗。

患者:……

示例1(续)

医生:现在我再总结一下刚才谈到的对高血压的诊断、评估以及高血压的危害的影响……

6. 核实患者理解　医生不能默认自己解释了,患者也没有提出疑问,就代表患者完全理解了医生要传递的信息。因而,在完成解释工作后,医生还需要核实患者的理解,如"请你用自己的话复述一下我们今天的谈话内容""说说你现在对疾病的了解"。

示例1(续)

医生:您能说一下您了解到的信息吗?
患者:……

7. 明确不同认识　即使经过充分解释,患者对诊断、治疗等仍可能有与医生不同的看法,对此需要明确是否有不同认识。

（三）协商治疗方案

解释问题的目的是临床治疗。在以患者为中心的医患关系中,医生在关注患者体验、了解患者价值观的基础上,需要与患者共同对临床治疗做出决策。这与家长式医患关系中"医生决定,患者服从"的模式是非常不一样的,但不是每个患者都愿意承担自己的医疗责任,有的患者可能更希望由医生去替自己做出决定。

协商治疗就是医生了解患者的倾向、需求、价值观,有意识地为患者提供治疗备选方案,与患者协商一致。协商治疗的核心理念是尊重每个患者的自主性,临床意义是提高每个患者承担自己的医疗责任的能动性,提高患者满意度和治疗依从性。

协商治疗方案包含3个重要过程。

1. 评价患者对治疗理解的出发点　这一工作与前一节中评价患者理解病情的出发点所使用的沟通方式是完全一致的。先了解患者对治疗的现有了解,比如:"你认为有哪些可行的检查和治疗？"在此基础上以适合患者理解水平的方式更有针对性地提供更多信息。

示例1(续)

医生:高先生,对于诊断的部分我觉得应该我们已经达成一致了,您的高血压诊断明确,并且目前临床危险分层应该是高危了,所以我想我们接下来谈一谈下一步怎么办。关于治疗,您有什么想法?
患者:我还真没认真了解过,都是听别人说如何如何,我愿意听医生您说说。我比较关心的话题有这么几个:第一,是不是非得吃药,有没有什么非药物的方法也能管用的;第二,如果吃药,安不安全,会不会有依赖性,有人说会越吃量越大,越吃血压越难控制,当然,这些都只是听说,我当然更相信医生的权威说法。

2. 清楚说明,提供治疗的备选方案　以患者能理解的语言、模块化地解释治疗方案,并向患者核实是否理解。

　　重要的是,协商治疗不是由医生决定什么样的治疗对患者最为合适,而是由患者去决定。患者的倾向、需要、价值观指导其临床决策。因而,医生需要注意向患者提供治疗的备选方案,包括不采取措施(继续观察)。如果只有一套合理的备选方案,应向患者解释清楚。向患者说明备选方案不仅是沟通的需要,也是法律的要求。

示例1(续)

医生:好的,同样的,您可以随时打断我。第一个问题,您说得很对,在对高血压的治疗中,非药物和药物治疗都很重要,非药物治疗里面包括各种健康生活习惯,如运动,低盐饮食;药物治疗包括服用多种机制的降血压药物……

---

　　3. 推荐治疗方案　医生毕竟有着更专业的医学知识,在与患者协商治疗方案的过程中,医生应指出个人推荐的治疗方案,但这应该是建议性的,而非指令性的。

示例1(续)

医生:按您的血压状况和危险分层,临床建议还是比较明确的,应该尽快控制血压,减少对血管和靶器官的损害,所以推荐您药物治疗,药物治疗的方案……

---

　　4. 备选方案中给患者选择权　医生向患者说明各种治疗方案后,可以询问患者"这些治疗方案中你比较倾向于哪种"。

示例1(续)

医生:您现在对治疗有什么考虑?

患者:嗯,您说的两种药一起用我会有些担心,会不会副作用多? 血压降得太厉害会不会反而也有问题? 用一种药先看看怎么样? 我同时会加强饮食调节和运动,我这些方面之前也做得很不够。您看行不行?

---

　　5. 协商一个双方都接受的方案　可能患者的决策不是医生认为最佳的医学决策,医生可以询问患者的决策考虑,在适当共情的基础上提出自己的建议,尽量协商一个双方都可接受的方案。

示例1(续)

医生:我非常同意您在运动和饮食调节方面做更多努力的想法。虽然我觉得就您的情况,单一药物治疗可能是不足够的,但我尊重您的决定,我们对您的血压状况保持关注,您持续来随诊,我们看您未来的血压状况再调整,好吗?

6. 明确障碍　有些患者的治疗依从性差,是因为具体治疗过程中的一些困难,例如距离远、工作忙、挂号困难、担心花费等造成的不能及时复诊。医生应注意询问患者"回到家,在实施这个治疗方案的过程中,你估计会遇到什么问题?"针对这些障碍,患者越有清晰的认识和计划,就越能保证治疗依从性。

示例1(续)

医生:您未来需要再来就诊,会有什么困难吗?

患者:……

---

7. 总结　在访谈的最后,医生需要让患者再总结一下重要信息和双方共识:"为确保一切都清楚了,你能总结一下你该做些什么吗? 我也总结一下我该做的。"并告知患者出现紧急情况时能获得医疗护理的途径,安排随访。

示例1(续)

医生:最后,我们再确认一下未来一周的治疗……如果您有任何不适,可以随时到我们医院的急诊就诊,我的门诊时间是……,您也可以过来找我……

患者:好的,谢谢医生。

(四) 技能要点小结

解释病情的技能要点小结

1. 评价患者理解病情的出发点
2. 评价患者的解释模型
3. 运用组块(用多个小的信息单位来解释)和核对
4. 慎用医学专业术语
5. 提供诊断,病因和预后的相关信息
6. 强调重点信息
7. 共情
8. 总结
9. 核实患者的理解
10. 明确不同认识

协商治疗方案的技能要点小结

1. 评价患者对治疗理解的出发点

2. 清楚说明,提供治疗的备选方案 包括不采取措施(继续观察),如果只有一套合理的备选方案,
   向患者解释清楚
3. 推荐治疗方案
4. 备选方案中给患者选择权
5. 协商一个双方都接受的治疗方案
6. 明确障碍
7. 总结

三、解释病情和协商治疗方案的医患沟通实例

示例 2:结肠癌患者术前谈话

医生:您住院已经有几天了,今天要正式谈谈您的病情和治疗。

患者:好的,我一直等着。

医生:(停顿一下,转为严肃)您对自己的病有哪些了解?

患者:我一直很害怕是"不好的病",上次做结肠镜医生说可能是恶性的,但需要等病理结果。

医生:是的,病理结果确认是恶性的,中分化腺癌。(停顿,关注患者的反应)

患者:(低头沉默一会,抬起头来)我知道得了这个病可能活不长。我想知道我为什么会得这个病?病得严重吗? 还有救吗? 我还能变回正常人吗?

医生:我明白,很多患者知道自己得了癌症都会有这些担心。别着急,我们一个个说。(使用组块进行解释)

首先(使用标志性词语),关于病因,目前科学界还没有统一的定论,普遍认为它是受很多因素影响的,包括遗传、饮食、生活环境等多个因素。(看了看患者,患者在仔细听)

第二,严重程度(使用标志性词语)。从结肠镜检查看,您的病灶是孤立的、突出肠壁生长的,这种形态通常处理容易一些,病理结果中分化腺癌,中分化指的是癌细胞的分化程度,通常病理学上将癌细胞的分化程度分成三级,中分化是指癌细胞的分化程度为中等,意味恶性程度和转移的潜能介于低分化和高分化之间。(使用专业术语时加以解释)

第三,治疗(使用标志性词语)。目前的指南把手术视作首选的治疗方案。看您的癌症还属于早期,并且病灶还不算太大,我们认为手术及时,并辅以正规的放化疗治疗,五年内不复发的概率还是很高的,我们这里至少有一多半的患者都能随诊满五年。(解释关于预后的信息)不过,(停顿,加重语气)手术可能会影响术后的一些生活,这一点要做好心理准备。

好的,到现在为止,您简单说一下您对治疗的了解,有什么问题可以问。(核实患者的理解。给患者机会提问。)

患者:我知道了,这个病最好的办法是做手术,目前我的情况,手术及时不复发是可能的。不过那个手术会有什么影响啊?

医生:是这样的,病灶的切除范围要超过肉眼下肿瘤边界的 5cm 左右,您的肛门就没法保留了,为了保证排泄功能,要把剩余的结肠接到腹壁上,人造一个出口,以后的排便需要通过这个出口排到一个密封的袋子里,我们管这个叫结肠造口(对专业术语进行通俗的解释),这对您的生活影响是很大的,

所以需要您事先做好心理准备。我刚才解释清楚了吗？

患者:啊？这个手术也太可怕了吧,我不能不做手术吗？

医生:您是对结肠造口比较抵触吗？还是有其他什么顾虑？(进一步澄清患者的顾虑)

患者:就是对造口不能接受啊,这样还叫什么正常人啊,而且我们家经济条件也不太好,要是手术完了也不能做回正常人,那还不如不手术呢。

医生:您希望术后能和以前完全一样对吗？

患者:对,不然不如不花这个冤枉钱。

医生:是这样的,切除肛门对生活影响确实比较大,但是经过培训后生活不至于特别不方便,比如现在的造瘘袋质量都非常好,只要您学会怎么换,平常可以像正常人一样地生活,该工作工作,该旅游旅游,不会有太大的影响。如果您实在想保留肛门,我们也不是不可以做一下尝试,目前主要有两个备选方案(提出备选方案),一种是先进行术前的化疗,看看能不能让病灶缩小一点,如果能缩小,那么手术范围也就可以缩小,这样或许就能保留肛门了,但是这样做有一个风险,就是大约有一半的人对这种术前化疗是不敏感的,在你进行化疗期间,肿瘤可能非但没有减小,反而还扩大了,到时候可能就没得选择,必须切除肛门了;另外还有一个办法,就是我们在手术的时候缩小切除范围,保留你的肛门,把切下来的组织送病理,如果切缘是没有癌的,就可以不进一步切除。这样做的风险是,我们只能根据术中的冰冻病理决定是否进一步手术,而最准确的病理是石蜡病理,需要等待一周左右才能出结果。也就是说,如果手术中我们给你切下来的组织,在冰冻病理下看切缘是没有癌的,我们可能就不进行下一步的切除了,但是有可能一周以后,石蜡病理又报告切缘有癌了,那么这时候你就要面临二次手术了,而且在第二次手术中,恐怕你就没得选了,必须切除肛门。我个人是比较倾向于一开始就全部切除,因为从你的这个肿瘤生长的位置与大小看,不切除肛门,癌细胞残留的风险可能会比较大,到时候开两次刀不太值得(指出医生倾向的方案)。当然,真正面临术后生活改变的是你本人,所以需要你自己充分地考虑清楚,我也会尊重你的决定(询问患者倾向的方案)。

患者:我明白了医生,所以如果保留肛门或者先做化疗的话,都有可能面临二次治疗对吗？而且一旦我对化疗药物不敏感,可能再手术时就没得选了。单靠化疗能治好吗？

医生:我觉得这个希望不大,因为化疗的效果有限,你的这个肿瘤比较大,单靠化疗可能无法控制它。

患者:好吧,我明白了。

医生:你可以不用急着下结论,和亲属商量一下。另外,有没有人陪着你一起看病呢,如果手术的话,术后需要人照顾你一段时间。

患者:有的,我妻子和哥哥陪我一起来的。

医生:那就好。那么您现在清楚您都需要做些什么了吗？还有没有什么问题想要问我的？或者有什么困难也可以和我说。(再次核实患者是否清楚自己要做的事,给患者机会提问)

患者:我要考虑一下要不要选择术前化疗,如果手术的话,我要不要这次就一块把肛门切了,这3种方法各有利弊,我需要好好考虑一下。

医生:您总结得很对。那么您和家里人好好商量一下,当然最重要的是您要自己考虑好,毕竟结肠造瘘影响的主要还是您的生活。

患者:好的,谢谢医生,耽误您时间了。

医生:不用谢。

(史丽丽 魏 镜 楚小涵 刘倩丽)

第五节　告知病情和坏消息的沟通模型

示例1

王医生是一名急诊科的医生,周先生是他的患者。

周先生是一位70岁的老年患者,4天前因为右下腹痛来到急诊。就诊时除剧烈腹痛外,还伴有便秘和呕吐症状。体温38℃。医生经过初步的检查和评估,诊断首先考虑化脓性阑尾炎,并给周先生做了阑尾切除术。术后2天患者在急诊留院观察,其间术后病理诊断为结肠癌。此时,患者还不知道这个消息。

作为主管医生,王医生不得不面临这样的任务,把患者的诊断信息告知患者。

绝大多数医生对于上述情况都是不陌生的。也许医生的专业不同,但是大多常常面临将不好的消息告知患者的临床情境。然而,在这个时候,无论是医生,还是患者家属,往往会把注意力关注在出现的问题上,比如"得了什么病""该怎么治""会不会有后遗症""还能活多久"……是的,这些问题非常重要,应该被我们高度重视。但是,许多当事者都能体会到,当自己被这些问题淹没时,伴随而来的无望、无助、焦虑、沮丧、孤独、愤怒……

向患者或其家属告知病情坏消息可能是医生遇到的最困难的交流任务,这个过程中的负面情绪常使患者及其家属感到痛苦,也令医生感到压力。

然而,这也是医疗活动中必不可少的环节。有研究表明,医生使用恰当的沟通技巧进行告知,可以有效地降低患者在面对疾病过程中的焦虑和抑郁体验。

一、告知病情和坏消息时的常见沟通困难

（一）坏消息对患者的影响

生病,对于个体而言,意味着什么呢?

根据马斯洛的需求层次理论,在人患病后,健康和生命受到威胁,而健康和生命是人类最基本层次的需求——生存和安全的需求。当这一需求受到威胁的时候,绝大多数人都会陷入深深的焦虑。而患病后,人的工作能力、生活能力也可能会受到进一步的损害,进而影响到以下需要。

1. 爱和归属感的需要　"我不能再为家庭做贡献了,我的妻子/丈夫还会爱我吗?"——大家不要惊讶,这是很多患者都曾经体会过的焦虑,也许您的家人生病后也会有这样的担心——自己是否还被家人爱着。

2. 得到尊重的需要　"我不能再工作了,我还有价值吗?"

3. 自我实现的需要　"我本来可以成为最年轻的局长……""我的公司马上就要上市了……""我几乎就要成功了……"

治疗疾病是医生工作中的主要内容,在医生眼中,病情是一个连续谱。以心血管疾病为例:医生眼中的心血管疾病,从轻到重可以是高血压到心肌梗死到死亡;而在患者眼中,病情则直接关乎自己的生活与生命。再比如糖尿病:在医生眼中也许就是一种慢性代谢性疾病,需要长期进行医疗和行为管理;而在患者的生活经验中,如果有亲人因为糖尿病的并发症去

世,那么糖尿病对他/她而言将是一种可怕的疾病。

对于患者,坏消息可能意味着不得不为此进行某种行为方式的改变,比如每日服药。同时,坏消息也可能意味着某种重要的后果或结局。坏消息有时是某种后果或结局与患者预想不同,因而无法被患者接受。比如,医生告诉腹痛患者一个"好"结果——他的身体没有任何"器质性"疾病,对患者来说也可能是一个最不能接受的结果,"我这么难受,怎么可能没有病?"

(二)患者得知坏消息后会有哪些心理反应

既往的文献中,告知病情时常用的说法是"告知坏消息",近年来,逐渐改成告知病情,以保障其普适性。但"坏消息"是个生动的表达,意味着患者得知病情后,可能产生种种不愉快的感受,包括震惊、害怕、担忧、沮丧,等等。与此同时,患者还可能在无意识中激活各种心理防御机制来帮助自己应对这些痛苦体验,包括否认、退行、隔离、转移、理智化、压抑,等等。有些防御机制可能会帮助医生和患者进一步合作,进行后续的治疗,比如适度的退行、隔离、理智化、压抑等,而有些防御方式则会给医生带来更大的压力和困扰,或者对治疗造成阻碍,比如否认、将愤怒转移到医生身上等。

(三)告知病情时常见的困难

我们无法预知患者的情绪反应,这会给医生带来不确定感。患者的情绪反应,无论是沉默、哭泣、愤怒,也都会让医生感到压力。由此引发的医生的痛苦体验,如果不能恰当应对,又会激活医生的心理防御机制和行为反应,引发负面情绪的级联效应。级联效应会在最需要医患结盟共同应对疾病的时刻,对医患关系产生负面影响。医生也可能会因为对患者的情绪过度承担或认同,甚至认为患者的负面感受是自己的造成的,而产生巨大的压力进而导致情感的耗竭。

医生在告知病情时可能会遇到的其他困难还包括:回答困难的问题(如"我还能活多久?"),面对患者对病情的不接受。事实上,患者的这些想法和行为都与背后的情绪感受有关。

因此,医生在告知病情的过程中,充分关注、接触和处理伴随而来的情绪反应,是应对困难的核心方法。在实际的沟通中,医生是通过以患者为中心,充分地倾听和共情,来实现这一过程的。

尽管共情是人的一种固有能力,医生在需要对患者的情绪进行共情性回应时仍然感到困难,原因可能是多方面的。一方面源于在生物医学模式主导的医学教育中,缺少对共情足够的重视和训练;另一方面医生情绪状态,比如对特定类型患者的反移情以及职业耗竭的存在,都会导致医生的共情困难。

(四)病情告知过程的个体化差异

文化背景差异会影响告知病情的过程。有研究证实,亚洲文化(更加关注家庭)中的患者比西方文化(更加关注个体)背景下的患者更多希望家人在场,同时更少关心预期寿命。当然,不同文化背景下的医生在病情告知过程中也会遇到相同的问题,比如上面谈到的告知病情时常见的困难。

文化差异不能替代个体差异。即使在同一文化背景下,患者的喜好也各不相同。拍肩、拍手作为安慰患者的方式,在不同研究中,患者对其的接受度差别巨大。在一些研究中,有一半的患者表示并不喜欢层层递进式的坏消息告知方式。也有研究发现有四分之一的患者希望医生在确知最后结果之前,就先透露相关情况。

也许最理想的情况是以完全个体化的方式来完成病情告知的过程。这需要医生充分掌握各种沟通技能,并能够根据患者的情况加以选择地使用。这在实际操作过程中的难度很大。

学习和使用告知病情的沟通模型的主要意义在于掌握其中最为常用的、具有普遍意义的方式和处理原则。

二、告知病情和坏消息的医患沟通技能

目前临床上告知病情坏消息最常用的是 Walter Baile 及其同事开发的 SPIKES 模型。其他的模型包括日本学者在东方文化背景下探索出的 SHARE 模型以及其他学者提出的 ABCDE 模型等。Walter Baile 认为告知坏消息的过程中有四大任务:收集来自患者的信息,传递医学信息,为患者提供支持,促进患者共同参与对未来的决策和治疗。我们将以 SPIKES 模型为蓝本,介绍告知病情的基本沟通技能。如同前面的模块,我们也可以把告知病情的沟通技巧分成三阶段来掌握。通过病情告知三阶段模式的运用,医生可以有效地与患者或者家属沟通最难沟通的话题。

(一)开始阶段

示例 1(续)

今天早晨,王医生在结束其他患者的访视任务之后,走到了周先生的床旁,郑重地说。"周老先生,10:00 的时候,请您到我的办公室来一下,好不好? 有些事情需要和您好好交流一下。"

周先生当时愣了一下,沉默了片刻,随即回答:"好的,王大夫。"

从上面的谈话中,我们不难发现,医生通过简单而正式的谈话邀请,已经开始尝试引起患者对病情问题的关注和思考。在此之后,患者内心可能就会开始为谈话中可能遇到的各种情况做好初步的心理准备。

1. 准备 当医生决定和患者正式交流其病情之前,需要做出相应的准备。

首先,准备相关信息,包括医学信息,如完整的检查结果、诊断及充分的依据、可选的治疗方案、相关预后等;除医学信息外,还需要了解患者的个性、背景、心理状态、家庭情况,以及今天前来参加谈话的医务人员和患者亲友。如果医生对告知病情的过程缺乏信心,甚至可以考虑与同事事先进行排练。

其次,要对谈话的环境做出相应的准备。确保支持性的、舒适的氛围,比如在单独的房间,每个人可以落座,避免手机等打扰,有足够的时间。如果不止一位医务人员参与,应分散就座。

示例 1(续)

9:55,周先生就敲响了王医生办公室的门。

王医生在邀请周先生坐下后,慢慢地关上了办公室的门,并给周先生倒了一杯水,然后将一把椅子搬到周先生的斜侧方,表情严肃地、缓慢地坐下。这个时候,王医生通过观察周先生的肢体动作,判断

其是否已经为接下来较为沉重的谈话内容做好了心理准备。

"周先生,很抱歉,您上次手术切除的阑尾,术后病理检查结果不像我们期待的那么乐观……"

2. 给予前兆　在上述描述中,医生虽然没有任何的言语,但是告知病情的沟通过程就已经启动了,医生通过非语言信息的使用,给予患者充分的前兆信息。我们可以看到,非语言的前兆包括严肃的、关切的目光接触和姿势、和缓的语速和略低的语调。言语的前兆包括一些语气助词和言语内容铺垫。医务人员往往忽视在告知病情,尤其是坏消息之前给予前兆。例如,年轻的女性患者已经换好了漂亮的衣服,化好了美美的妆,准备出院,在没有任何前兆的情况下告知"病理的结果提示是恶性的……"这一突然的反转,可能会让患者的情绪陷入突如其来的失控之中。因此,医务人员可以通过非语言的前兆,帮助患者做好面对坏消息的心理准备,然后再正式以语言的形式告知。

（二）告知阶段

1. 告知诊断　在这个阶段,医生向患者提供明确、清晰的诊断相关信息。主要使用"解释病情过程"中的技能（参见解释病情过程）,要点包括:评价患者的已知信息,使用专业的名词,给予通俗的解释,给患者的情绪表达留出时间和空间,并予以回应。

告知诊断举例

推荐的说法:"淋巴瘤,是一种癌。"（专业名词+通俗的解释）

不推荐的说法:"肚子里长了个东西。"（含糊）

在告知诊断信息这一过程中,医生常常需要进行事先练习和准备。有时,即使是很有经验的临床医生,在向患者传递病情信息的时候,也会感到紧张不安,甚至不知所措。

示例1（续）

王医生用平静但坚定的语气,对周先生讲道:"在上次手术结束后,对切除的盲肠进行了进一步病理检查,结果显示是结肠癌。"

"不可能! 前两天,急诊科的医生,包括您,不是考虑阑尾炎吗? 怎么突然变成了结肠癌? 会不会搞错了?!"

当患者得知诊断信息后,通常会对诊断信息给出回应,医生应从三个角度进行理解。

（1）患者对医疗信息的接收和理解程度:是否存在对疾病的"否认"。

（2）患者的理解能力和语言习惯:帮助医生以与患者相匹配的方式提供信息。

（3）通过患者的言语和非语言信息推测患者的情绪体验:比如焦虑。

从周先生的反馈中,我们可以分析出,患者对诊断信息在理解层面上是清晰的、明确的,他已经意识到自己的疾病诊断是一种癌症。但是对信息的内容存在明显的情绪反应,感到"震惊",并且一时难以接受（"否认"的心理防御机制激活）。在这种情况下,医生应如何有效应对呢?

2. 表达医生的为难和悲伤 面对患者的情绪反应,如何做到有效回应,对于医生而言是充满挑战的任务。这既是让医学具有温度的关键时刻,也是医生承受沉重压力的阶段。医生可以采用的方式包括:①可以进一步表达自己在告知病情过程感受到的为难或悲伤,研究也发现,与不带个人情感因素的医生相比,患者更喜欢眼中含泪的医生;②适当地留白,给予患者更多的空间,表达自己的内心感受,而自己通过非语言信息表达对患者的理解与支持。

***

示例 1(续)

王医生:"对我来说,告诉你这个消息也让我感到为难——我希望是相反的消息……为此,我们进行了反复检查,并且邀请相关专家会诊,确认这一诊断是无误的。"
"……"周先生陷入沉默。

***

当患者陷入沉默时,很多医生为了应对尴尬的情绪,抑或担心自己没有讲清楚,可能会滔滔不绝地解释,甚至开始向患者告知下一步的治疗信息。事实上,在这个阶段,更需要做的是适当留白,帮助患者表达自己内心的感受,理解患者的情绪体验,并表达共情。在这一基础上,帮助患者探索患者应对疾病的资源。

示例 1(续)

王医生:"现在感觉怎么样,周老先生?"
"为什么会是这样?这也太突然了!"周先生神情非常沮丧。
"确实,这个消息一下子让人难以接受……"

(三)探索亲属的支持

在患病过程中,尤其是慢性的、威胁生命的躯体疾病,患者通常承受着前所未有的压力和挑战。因此,在这一时刻,往往需要激活更多资源来应对当前困难。在患病之前,虽然每个人的生活都充满了困难、问题与挑战,但是我们每个人都有足够的资源去面对这一切。患病前,个体的资源是可以与其问题保持平衡的。(图 1-1)。

疾病出现后,尤其是那些慢性的,甚至威胁生命的疾病,将彻底改变这一切,问题与资源失去平衡(图 1-2)。

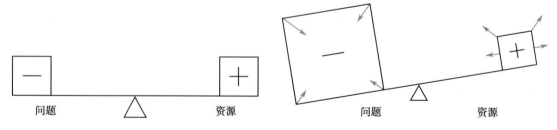

图 1-1 问题与资源平衡的示意图(患病前)　　图 1-2 问题与资源失衡的示意图(患病后)

这个时候，如果反复思考困难的强大，自己的各种不足和问题，就会陷入一片悲观之中。因此，在面对这样强大的"对手"的时候，一定要帮助患者看到自身的优势、力量、价值与希望，才能有信心战胜疾病，才能静下心来思考应对之策。

说到这里，大家可能已经理解，在面对重大疾病时要重视资源。但要真正做到却确实非常困难。有些患者或者家庭成员会认为，想要让患者坚强起来，就是要努力克制自己的负性情绪，要表现得坚强。这样做的初衷可能是好的，但效果却往往并不理想。

因为，当我对一个人说"你要坚强"的时候，其背后的含义往往是"你不够坚强，或者你太脆弱了……"这其实是在"指出问题"。"资源取向"的核心是，帮助当事人发现自己的优势、希望、能力，等等。

首先，我们要知道，什么是资源？资源在这里可以理解为患者关注的方向。资源可以分为内在资源、外在资源，以及人际资源。其中，内在资源包括个人的技能、视野、目标、兴趣、态度、知识、外表、记忆、信仰等；外在资源包括我们的工作、经济能力、爱好等；而人际资源包括一个人的伴侣和家人、朋友，以及医生等。其次，资源的意义有哪些？资源可以帮助我们把注意力转移到可以给自己带来积极情绪的事物与活动中，整合自我生命中所有幸福的时刻，去应对当前的困难处境。因此，重新发现资源对当事人很有价值，对帮助者也有意义。所以，即使当事人不能正视困难的处境，你也总能帮忙发现资源，陪伴他们走过风雨，找到力量。

众多资源中，家人往往是最直接和重要的支持力量。也许在告知病情时，他们中的部分或全部已经来到现场了，但也许还有其他重要的亲人可以为患者提供帮助。医生如果想帮助患者探索亲属和朋友的支持，需要恰当的沟通方式。

示例 1（续）

王医生："这时候，还有哪些人能帮助您？"

患者摇摇头……

"您身边有什么人吗？"

患者沉默了一段时间后，缓缓道出："我现在一个人生活在北京，有一个哥哥，但是在外地。"

"您一个人生活？"

"是的，我离婚了，也没有孩子。退休好多年了，平常就是有几个老朋友，没事经常聚一聚。"

王医生："那平常，当您有什么困难的时候，会比较愿意和谁说一说吗？"

"嗯，我觉得可能会和老苏说一说，我们俩平常关系不错，我会告诉他……"

在探索亲友支持系统过程中，患者往往会存在困难。这个时候，通过恰当的提问方式，可以让患者尝试去思考，在这个阶段，哪些人可以成为自己的支持系统。

1. 探索精神信仰、文化或其他支持　在得知患病的艰难时刻，除了亲友以外，兴趣爱好，甚至传统的宗教信仰或其他文化，都可以纳入支持体系，帮助患者缓解痛苦和焦虑。在交谈中，医生可以对患者进行适当引导。

<hr>

引导举例

"有没有什么能帮你度过难关和抵御压力的爱好、乐趣？"

"我平常愿意和朋友们一起聊天、下象棋。有时候一下就是一个下午，这还是让我挺高兴的。"

"做运动、听音乐、看书和朋友聊天……会不会让你觉得舒服些？"

<hr>

2. 给予希望　医生帮助患者在痛苦和困难中看到希望，这在病情告知的过程中是非常重要的。这时的希望需要具有现实性，是有可能实现的。

<hr>

示例1（续）

"周老先生，作为医生，我不会乱讲，但是我更想告诉您，有些患者对治疗反应非常好，而且我认识好几位患者，患病、手术都十几年了，依然健康地生活着。"

<hr>

还可以做的是探索患者的希望源泉并强化它。

<hr>

示例1（续）

"刚才提到的苏老先生，您愿意和他说说您的情况吗？在您看来，他听到之后会有什么反应吗？"

"老苏还是挺够朋友的，我觉得他肯定会帮我挺多的，估计手术期间会经常来看看。我那个杂货铺子，他也可能经常会替我去照看照看。"

"嗯，还有其他人可能会有所帮助吗？"

"我们那边有几个老伙计，虽然岁数都不小了，但是估计还是会来看看，可能会让孩子来帮帮忙。"

"嗯，那挺不错的。哥哥呢？您是否考虑告诉您的哥哥？"

"是的，当然！你不说我都快忘了，应该告诉他。"

<hr>

3. 决策　医生需要了解患者倾向于怎样的决策方式。是患者尽量少知道相关信息，治疗由家人做主；还是共同决策；或者患者希望了解全部的信息，由自己做最终决定者。患者既往生活方式、行事风格和现在的功能状态均会影响他们的选择。可以参考以下对话来进行询问。

<hr>

示例1（续）

王医生："周老先生，接下来我们就会帮您安排进一步的治疗。在讨论这个问题之前，您希望有谁在身边陪着您不？"

"谢谢，我想先和老苏说一下，也给我哥哥打个电话。至少到时候有老苏在场。"

"好的。"

<hr>

4. 安排随访　医生需要让患者和家属知道，在结束谈话后，如果他们有一些问题或想法，或是一些病情变化，可以怎样联系到医生；也可以询问他们接下来打算做什么，如果打击

太大,可能需要帮助送他们回家或联系其他能提供帮助的家人。

示例 1(续)

"我们为您安排一个门诊,请您后天和亲友一起过来,咱们在门诊进一步交流。好吗?"

"好的。"

"这两天如果身体上有什么不适,也请及时来急诊。"

"好的。"

　　患者及家属离开后,医生需要检视自己的情绪状态,为其他患者的诊疗做好准备。

(四)告知病情及坏消息的沟通要点小结

开始阶段

1. 氛围——保证一个安静的房间,所有人都就座,关好门。

2. 前兆——让患者和/或家属有心理准备——"很遗憾,结果不像我们期待的那样乐观……"

告知阶段

3. 诊断——使用通俗的语言解释诊断性的专业术语——"您得了淋巴瘤,这是一种癌症……"

4. 医生的难处/悲伤——"我也不希望结果是这样。"

探索亲属的支持

5. 亲属支持体系——"遇到困难时你向谁求助? 你愿意他参与我们下次会面吗?"

6. 精神/文化支持——"有没有兴趣爱好,宗教/文化团体或是信仰体系,你可以从中寻求支持? 有没有什么帮助你度过困难时期的精神支柱?"

7. 希望——探索患者希望的源泉——"我有很多癌症患者存活很久,过着正常的生活。""结肠癌的治疗效果很好。""生活中你从哪里获得希望?"

8. 决策——讨论关于疾病,患者想知道多少以及亲属/患者愿意采用何种方式作决定;患者希望由亲属作决定吗? ——如果是这样,亲属想让患者知道多少信息?

后期

9. 随访——安排进一步的讨论——"让我们这周再见个面,讨论更多……"

三、告知病情和坏消息的医患沟通实例

示例 2

患者老年女性,因"体检发现肝脏占位 1 周"入院。患者 1 周前于当地医院体检时行腹部计算机断层扫描(CT)发现肝脏占位,恶性可能,在其女儿的建议下,来医院就诊。患者以前是农民,现在已经不干农活,在家安享晚年,儿女生活得都不错,老人也没有生活、经济负担,家庭氛围和谐。这次来我

院看病是觉得北京的大医院医术会更高,想来行手术治疗的。

患者入院后医生为她安排了腹部磁共振成像(MRI)和血管造影检查,检查结果显示,患者肝脏肿瘤包裹,肿瘤侵犯门静脉、肝静脉,手术切除可能极小,风险大,组内多位主任医师商量后认为患者暂不适合行手术治疗,可行肝动脉经导管动脉栓塞化疗(TACE)术。

沟通过程

主任:老人家,你的检查结果回来了。您是希望和您交流,还是和您孩子沟通?

(医生主动询问患者对了解病情的意愿。)

患者:我们俩一块吧,我想听听,也想有孩子在身边。

主任:好的,一会儿和您女儿一起,咱们在办公室谈一谈您的情况。

(激活资源,寻求亲人陪伴)

患者:好。

患者在女儿的陪同下来到了主任办公室。主任邀请他们坐下,关上了办公室的门,表情郑重,坐了下来。待患者和家属看起来已经做好了交流的准备后,开始了病情告知。

(提供前兆,创造氛围)

主任:我们知道,您二位这次来我们医院,是为了做手术的。但是,非常遗憾的是,在看了您的片子之后,我们科的几位教授认为,肿瘤已经侵犯了门静脉和肝静脉,手术切除可能很小,建议你们做TACE治疗,就是从大腿血管进一根管子,到肝动脉去,然后往里面打药和放东西栓塞,让肿瘤变小。

(准确地告知诊断信息)

患者女儿在听到手术切除可能很小时就眼泛泪光,然后流着眼泪说:"那以后还有手术的可能吗?"而患者一脸茫然地坐在椅子上。

主任:先别着急,我先了解一下。老人家,您听明白我的意思了吗?

(以患者为中心,关注患者对问题的理解)

患者:……不太理解……

主任:是这样,老人家,您现在的瘤子不适合做手术,需要先用其他方法,把瘤子变小,然后再找机会做手术。(然后,转向患者女儿)手术还是有可能的,如果这个治疗的效果好,肿瘤缩小了,不包着血管了,还是有手术的可能的,只是暂时不考虑手术,我们先行两次治疗,再评估效果看能不能手术。

(用更通俗的语言进行解释,并澄清家属的关注)

患者:我听明白了,现在瘤子有点大,先把它变小,再手术,对吗?

主任:没错,您理解得到位。

(积极肯定的语言)

看到患者陷入沉思,主任关心地问道:"您有什么顾虑,和我讲就好。"

(关注患者的心理反应)

患者:那……我还有救吗?

主任:不瞒您,确实是有难度,但从我们的实际经验看,也有很多患者治疗效果很好。

(提供合理的希望)

患者:那我们就听你们大夫的,相信你们,你们说怎么治就怎么治,那就麻烦你们费心了。

主任:那就后天安排治疗,我让住院大夫和您谈一下治疗相关的问题。

(姜忆南 魏 镜 楚小涵 刘倩丽)

第六节　应对冲突和患者情绪的沟通

示例1

医生因为病房有危重患者需要处理,因此来到门诊时,迟到了半个小时。而此时,一位看上去有点凶的女患者,已经显得很不耐烦了。当医生一走进诊室,患者就愤怒地说道:"你知道我等你多半天了吗?!你们医院就是这样为患者服务的吗?!我要去投诉你!"

在临床实践中,医生应注意防范暴力事件。暴力事件可能演变成难以处理的纠纷和诉讼,给临床工作造成极大困扰,早期识别与尽力防范是基本指导原则。绝大多数造成严重后果的暴力事件都有征兆,有些还具有规律性的早期表现。医务人员应该通过仔细谨慎地评估,有组织地采取系统措施来减少或避免伤害和损失,尽最大可能将风险扼杀在摇篮里。一旦潜在的风险变成现实,就已经比较难以处理了。

在现实世界中,可能会有突发的暴力事件,医疗场所也并非现实世界的避难所,越来越多的医护人员遭到患者的人身攻击或谩骂。更多时候,引发冲突的导火索是不起眼的小事,可能双方都没有过错,例如:医生太忙,让一位患者长时间等待。患者也可能因为感到害怕和无助,或者因为听到坏消息,而大发脾气。无论出于什么原因,医生的沟通技巧将受到严峻的考验,掌握正确的沟通方法将有助于化解矛盾,降低医务人员自身的风险。

一、冲突和患者情绪的发展规律

(一)导致愤怒的原因

愤怒是人的基本情绪之一,是正常的心理生理反应,但是愤怒时伴随的冲动行为可能产生破坏性后果。愤怒往往不是我们在某种刺激下首先出现的情绪,它通常会出现在伤心、失望、难为情、受屈辱、被拒绝或者尴尬等感受之后。现实生活中,愤怒往往来自那些让我们感到不公平的事,也常出现在期望落空和遭遇挫折时。

在临床工作中,会有很多因素导致患者的愤怒(表1-5)。

表1-5　常见的冲突类型

冲突类型	描述
事实冲突	双方对某些事实的认识不一致,比如患者认为药物太贵,而医生认为并不贵
关系冲突	对待另一方的态度不能使之满意
价值观的冲突	医生认为对的事,患者不同意
资源冲突	资源有限,不能满足所有需求
历史事件引发的冲突	以往就医经历中的不愉快
系统性冲突	双方以外的因素,如患者的客观经济条件、国家和地区的医疗保险政策等

示例 2

L 先生,是一位成功的生意人,53 岁,冠心病。4 周前发生前壁心肌梗死,一周前进行的冠脉造影显示三支病变。患者目前仍有稳定型心绞痛,他这次期待找到徐教授,并和她讨论最近做的冠脉造影的结果。

但是由于临时工作安排,徐教授无法在门诊接待 L 先生,不得不请自己的研究生帮助接待。

在这一示例中,医生因为工作原因,无法履约,导致患者原有期待落空,因此可能导致矛盾冲突。而这一情况如果处理不好,患者可能出现愤怒情绪,甚至导致各种类型的攻击行为。

（二）愤怒的识别

愤怒的患者通常具有四方面特征:情绪化、对治疗和服务不满意、带有敌意的认知和想象、带有攻击性的言语和行为。与愤怒患者沟通应针对这几方面的特征采取有效的沟通策略。学会识别一些愤怒的外在征象,可以及时采取针对性的沟通策略,缓解局面、避免情绪失控。

愤怒的常见迹象举例

讲话(音量提高、语速加快或沉默不语)

面部表情(发生改变、满脸通红、没有目光接触)

举止(不耐烦或不配合)

身体语言(肢体紧绷、动作突然或幅度加大)

愤怒往往不是我们在某种刺激下首先出现的情绪,而通常会出现在伤心、失望、恐惧、难为情、受屈辱、被拒绝或者尴尬等感受之后。研究发现。愤怒和好斗实际上是与失败情绪相联系的,但是发脾气并不能宣泄情绪,只能让人更恼火。因此,医生如果能在愤怒的情绪产生之前,较好地帮助患者处理好这些情绪,可有效应对愤怒。

（三）愤怒的敌意曲线

医生在日常工作中,常常会遇到一些愤怒的、自我防御的患者。陷入被患者猛烈抨击的感觉常常会激起我们自身应激系统的战斗或逃跑反应,或激起被动或攻击的行为(如拒绝继续再和对方交谈,或争论)。

当一个充满敌意和愤怒的人生气时,可用类似于下图所描述的模型来预测其反应过程,愤怒和敌意会在防御性反应(例如争辩行为)下增强(图 1-3)。这是一个普遍的规律,不论是医生还是患者,都会陷入这种模型。所以,对医生自身而言,管理好自己的负面情绪,使之不要升级,这是至关重要的。对应对冲突而言,医生需要了解患者的愤怒和敌意可能会因我们的防御性反

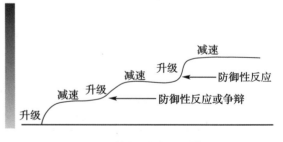

图 1-3 愤怒/敌意升级模式

应而升级,造成我们不想要的结果。

愤怒的情绪往往是逐渐增加的,大部分人在多数情况下都会有意识地控制自己的情绪。

示例 2(续)

L 先生来到门诊,惊讶地发现,接待自己的并不是心中期待的徐教授,而是她的一位博士研究生。此时,L 先生的内心是充满失望的,且由于自己还处于心脏疾病的危险期,因此内心也充满了焦虑与不安。

"徐教授呢? 不是她约我来门诊的吗? 我开了几百公里的车来见她,为什么是一位学生来接待我? "这种情况下,有效应对患者的情绪至关重要。

当医生与一个正在发怒的患者交流时,一味争执只会火上浇油,使他的愤怒程度不断升级,在更高水平上暴发。同样地,如果你打断一个充满愤怒的患者的话并想说服他变得理性一点,类似的情况也会发生。

此外,愤怒的暴发是迅猛的,但是愤怒的消失却是逐步的。就像地震一样,第一波"地震"后很可能还有诸多"余震",直到"地壳稳定"。因此,与愤怒的患者沟通,需要有心理准备面对和处理这些"余震"。

二、应对冲突和患者情绪的 CALM 模型实践

(一) 了解愤怒曲线

通常情况下,当患者情感爆发时,医生要积极倾听,这是最为有效的反应模式。应对愤怒的患者也是如此。积极倾听可以帮助其宣泄脾气背后的心理能量。当愤怒的患者正处于非理性阶段时,最好的方法就是等待和积极地倾听,什么也不要说。等到他精疲力尽的时候,医生再说些能证明自己在倾听他抱怨的话,以及表达支持性的言语,例如:"如果同样的事情发生在我身上,我也会很生气"或"我能理解这对你来说是很痛苦的经历"(图 1-4)。支持性行为有利于愤怒情绪的消退。

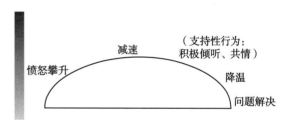

图 1-4 愤怒降级曲线

支持并不是要求你赞同愤怒的患者的意见,只是要求你简单地倾听他的抱怨。这样做最终有助于缓和情绪的激化,他也会变得平静。通常,他也会为自己失去理智而道歉。此时,为愤怒的患者保全面子非常重要,你可以把他带到独立安静的地方,坐下来交流,用沟通技巧帮助他。

人最需要的是获得认可与理解,积极倾听给了你保持中立和提供支持的机会,它能增加在相互交流过程中产生积极结果的机会。一旦愤怒患者的情绪平复了,你就可以提出自己坚定自信的观点,并与他一起来解决问题。

其次是用语言去化解愤怒和避免攻击事件的发生,并减少对包括患者在内的每个人

的伤害。不要反驳患者,也不要表现出任何威胁性的举止,通常这只会使问题更糟。首要任务是建立一种平和的气氛,以便在没有暴力威胁的情况下,进行正常的交谈。当遇到愤怒的患者时,最好停下手头的事情,思考一下应对措施。应当采取有助于减少暴力威胁的措施。

(二) 应对愤怒患者的误区

> 误区一:强调专业知识,告诉患者他是错的
> - 不能解决问题
> - 带来患者进一步不满
>
> 误区二:识别和指出社会心理因素,告诉患者他有心理问题(如;太固执、太激动等)
> - 冲突不可能仅仅因为识别了患者的社会心理就得到解决

(三) 应对愤怒患者的原则

> - 保持对患者情绪和行为的动态评估:患者是否激动、焦躁不安或随时爆发? 患者的行为是否会失控?
> - 向患者表现出交谈和倾听的意愿,承认患者的愤怒和烦恼:即使患者表现出恐惧和焦虑的情绪,也不要反复向他/她解释其行为是恐惧和焦虑情绪。
> - 保持安全的距离:既不要太近,也不要太远。
> - 切忌:打断患者发泄愤怒;警告一个正在咒骂的人注意用词;以任何方式威胁患者。
> - 使用开放式问题而非封闭式问题:鼓励患者交谈。交谈总比暴力行为好。
> - 不要做出不能实现的承诺,做出的承诺要合理、真诚。
> - 让患者感到他们有多种选择:人们在感到没有什么选择时,往往会表现出攻击性。
> - 不要站在患者的背后与之交谈:这可能被认为是一种威胁,令人不安。
> - 此外,不要试图触碰患者:任何动作都可能被认为是威胁。
> - 另一方面,确保患者有离开的路线,不要阻挡患者的路。
> - 在讲话中不要进行人身攻击,这会使你显得具有攻击性,从而使暴力升级。
> - 在事件结束前,绝不能放松警惕。疲劳或感觉争论已经结束,可能会使你不自觉流露防御性反应,导致问题又变得严重起来。

1. 环境安排 只要条件允许,尽可能将愤怒的患者或患者家属带到一个独立而安静的房间内,双方落座,最好保持一定的角度,不要面对面。这样既可以使双方具有平等的感觉,又便于回避正面的冲突。

示例 2(续)

> 徐教授的学生看到 L 先生情绪有些激动了。主动迎上前,邀请 L 先生在诊室里就座:"L 先生,您请坐,咱们坐下来慢慢说。"

2. 稳定患者的情绪　当患者愤怒情绪爆发时,情绪会异常激动,他们可能会怒气冲冲、暴跳如雷、横眉冷对。这时医务人员必须管理好自己的情绪,保持冷静,使用平和的语言和冷静真诚的语调。

如果是你自己的言语或行为激起了患者的愤怒,给对方情绪有效降温的方法是采用幽默的方法示弱,比如:"怎么?　生我气了!　抱歉……"

示例 2(续)

L 先生的情绪依然难以平复。尽管坐下了,但是仍几次三番地站起来,反复描述自己当前的困境和难处。

博士认真地倾听,并不着急打断,有时回应患者的情绪:"我知道,您很着急……"

---

3. 倾听患者的抱怨,弄清问题所在　让患者把话憋在肚子里的话讲出来,把积压在胸中的情绪宣泄出来,倾听是最好的方法。当患者还没有将事情全部述说完毕之前,不要中途打断,也不要进行辩解,否则只会刺激患者的情绪。如果能让患者把要说的话及时表达出来,往往可以使对方有一种较为放松的感觉,心情上也转向平稳。

医务人员要仔细倾听患者抱怨的原因,确认问题所在。要认真了解事情的每一个细节,然后确认问题的症结所在。最好用纸笔将问题的重点记录下来,对于没有弄清的问题,在患者将事情说完之后,再进行询问。

示例 2(续)

经过认真地倾听,博士在 L 先生的情绪有所稳定之后,说道:"我理解了,您现在一方面在生活和工作上还有很大的压力,女儿在国外上大学,需要经济上的支持,工作方面还有许多事情需要处理;另一方面,身体上还有心绞痛的症状,不仅影响正常的生活和工作,而且让您感到随时可能会有生命危险,因此十分担心和不安,对吗?"

"是的!　因此,我这次非常急于见到徐教授,处理好我的心脏问题!　所以情绪才如此激动!"

---

4. 处理情绪　情绪得到宣泄和被理解是消除愤怒的重要一步,也是针对患者愤怒情绪的最有效的反应。共情代表着医务人员对患者需求和体验的理解,对患者立场和价值观念的接纳,也代表着医务人员与患者的感情同在。面对一个愤怒的患者,在某种程度上你得让这个生气的人知道,你听到、看到并理解他的感受。在他的愤怒情绪平息前,医务人员需要必须努力去了解患者的需求和愿望,给予共情。

示例 2(续)

"是的,您的要求非常合理。而且,徐教授此次因为工作不得不临时离开,在走之前特意把您的情况和我进行了详细的交代。并明确给了我指示,完成以下这些必要的工作,以便为您进一步的治疗做好准备。"

在感受到自己的不安得到充分的理解,问题得到了足够的重视之后,L 先生的情绪逐渐恢复平静。

5. 分析与解释问题　很多时候,患者愤怒的起因来自前期的缺少沟通或沟通不畅。结果都是患者不理解,甚至误解了医务人员所做的工作。在这种情况下,要针对患者所抱怨的问题,进行耐心地分析和解释。如果是客观原因造成的问题,比如床位少,医务人员工作量大,造成了拖延和等待,这类问题在解释过程中要积极寻求患者及其家属的理解。如果是因为医务人员的态度、技术、服务等带来的问题,就要向患者道歉并尽快付诸行动进行改善。

6. 向患者道歉　不论引起患者抱怨的责任是否属于医院,无论问题是客观性的还是主观性的,如果能够诚心地向患者道歉,并对患者提出的问题表示感谢,都可以让患者感到自己受到了重视,火气会因此减小。

SORRY 法

致歉过程中的 5 个要素。

speedy——及时,要向患者及时表达歉意,拖延会引发双方关系破裂。

open——坦诚,诚恳的态度是表达歉意的基础,没有人会接受不真诚的道歉。

relevant——易懂,要使用简明的语言,不要过多使用术语,否则对方会有被耍弄的感觉。

responsive——充满建设性,要提出建设性的改进措施尽量减少伤害。

yours——敢于承担责任,推卸责任解决不了任何问题。

7. 了解与回应患者的期望　患者抱怨的目的是什么？有什么期望？这些都是处理人员在提出解决方案前必须考虑的。

在沟通中仔细倾听,必要时直接询问"您的要求是什么？"或"您希望得到的是什么？"清楚地了解患者的期望,并且告诉患者"我明白您的要求了"。

8. 澄清角色和关系,提供计划　向患者澄清自己的职业角色和在事件中的地位,提供切实的解决方案,并与患者在解决方案上达成共识。

患者的有些期望可以由医生立即处理,有些期望是医务人员无法处理的。遇到无法处理的情况应该及时向医院管理人员报告,让具有决定权的人员去解决,如果让患者久等之后还不能得到回应,将会使患者又回到愤怒的情绪中,为平息患者的怒气所做的各项努力都会前功尽弃。

(四) 应对冲突的 CALM 模型

CALM 模型是一种渐进的模型,用于缓和容易发生冲突的讨论。通常,需要按照由低到高的顺序逐步进行。CALM 模型是由英文"contact(接触)""appoint(点明)""look ahead(计划)""make a decision(决策)"4 个单词和词组首字的缩写组合而成,意味着"平静下来"、降低攻击性。医师在其临床工作中无法避免遇到一些紧急的情况,例如遇到一名因为等待检查不得不排长队而非常愤怒的患者,他可能一见到医师后立刻抱怨起来,甚至威胁要进行投诉。此时,如何处理这种情况,以及如何与具有攻击性、非常愤怒的患者建立相互信任的医患关系就变得尤为重要。

CALM 模型包括金字塔形的 4 个步骤(图 1-5)。

• Ⅰ接触:建立关系,保持镇静,如果时机合适可要求重复

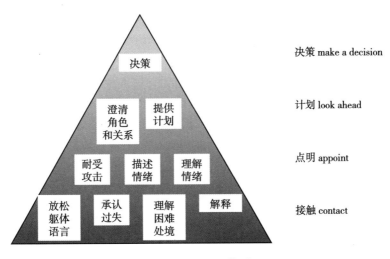

图 1-5　CALM 模型

- Ⅱ点明:对于患者的愤怒、激动和失望做出合适的反应
- Ⅲ计划:共同做出决定
- Ⅳ决策:依照决定,付诸行动

低阶(Ⅰ和Ⅱ)的技术有助于维护或增强医患关系,而高阶(Ⅲ和Ⅳ)的技术可以帮助医患最终达成和解与共识。如果不能够熟练地完成底端各个步骤,则很难实现金字塔顶端的任务。通常,在第一个阶段就可以实现建设性的工作关系。在某些情况下,较低的阶段是不必要的,可直接在第三或第四阶段开始。以上所述是多数情况下的使用方法,具体操作要视情况而定。前两个阶段只有在患者的行为尊重临床医生底线的条件下才能实现。

1. 接触　第一阶段的目的是保持与患者的接触,即使患者的行为有攻击性或有其他的不当,也可以在保证医生人身安全的前提下与患者接触。在与患者接触的过程中,重要的是要维持双方的交流,并始终保持冷静和客观的态度。

患者最初的愤怒应该被允许,医生需要认识到这样一个事实:患者处境困难,否则他不会以这种不适当的方式行事。这种对患者的理解可能会对后续的工作有所帮助。患者可能会对医生提出尖锐的指责,但是医生最初的焦点应该放在患者的处境上,而不是为自己找借口。

医生的肢体语言在接触阶段尤为重要。最好双方落座,视线在同一水平,保持真诚而关切的目光,自身身体姿态放松,语速略慢,语调平和、镇定,吐字清晰。放松和镇静的面部表情,以及友好的肢体语言,可以使患者平静下来。同时医生通过积极倾听了解问题,鼓励对方讲述感受和想法,了解究竟发生了什么? 什么让对方愤怒? 他的需求是什么? 这些铺垫为医生承认可能存在的错误打好了基础。医生应该坦诚承认事实,正式而有针对性地道歉,例如"让您等了这么久,真对不起。"医生应该向患者强调的是,他的顾虑是可以理解的,并将被认真考虑。医生应尽可能地向患者解释清楚,使患者感到不快的情况是由什么造成的。

在大多数情况下,这些做法足以平息事态。如果不是这样,则须进入第二阶段。

2. 点明　第二阶段的主要内容是直接说出所观察到的情绪。愤怒、沮丧、失望都是可以直接描述的。作为第一步，用几句话来形容愤怒的患者就足够了（"你很生气"），哪怕一开始你会不习惯这么做。通常，直接处理情绪会导致短暂的情绪爆发。但是，你应该意识到这一点，并且"忽略它"。当患者愤怒时，会使用令人不快的语言，医生要注意耐受这些不友好或是有些攻击性的语言，管理好自己的情绪，避免防御性反应，例如：指责、争辩、冷落等。然后，患者的情绪的激烈程度将会迅速下降。这是"信息接收的4个层级"（见第一章第一节）中的自我暴露部分，也就是患者的内心感受。患者的情绪通常是恐惧或忧虑所致，如果医生表示出他理解了这些恐惧或忧虑，谈话的气氛就会迅速改变。无法解释的愤怒变成了可理解的担心，不合理的要求揭示了潜在的恐惧。

在极少数情况下，患者拒绝在感受和情绪这一水平上进行合作。如果发生这种情况，医生需要寻找其他的共同点切入，求同存异。

3. 计划 如果患者还没有平静下来，下一阶段要做的是强调医生和患者之间的职业关系。如果进行协作是这个阶段的主要任务，关键是要让患者意识到双方共同的目标，并确保他能得到支持。虽然已经发生的事不完美，但只有双方合作才能继续寻求解决方法。这一步的基本原则是不要带负面情绪，如果医生很生气，可能使本该就事论事的沟通变成一种态度上的攻击，使得冲突加剧。平和中立地说明医患双方在解决问题计划中的角色，以及如何进行合作。提供解决方案，双方商讨。

4. 决策 在这一阶段，医生会提出自己的最后解决方案，患者可以接受，也可以不接受，但需要做出理性的决策，要么双方合作一起解决问题，要么患者自行找其他方案，可能是换一个医生也可能是找其他的部门去处理。这一阶段的沟通不再关注患者的要求，而是需要他做一个选择，这对患者来说可能是困难的。所以，可以给患者思考的时间，礼貌和耐心地等他做决策。有最终决策后，按照方案实施计划。

对 CALM 模型的总结

C——contact（接触）

通过肢体语言使自己和对方放松

- 双方落座、视线在同一水平
- 关切的目光
- 身体姿态放松
- 平和、镇静的语调
- 语速略慢、吐字清晰

倾听以了解问题

- 鼓励对方讲述感受和想法
- 究竟发生了什么？
- 什么让对方愤怒？
- 他/她的需求是什么？

承认事实及道歉

- 承认事实

- 对过失道歉
- 正式地
- 针对性地

解释

- 给予必要的解释

A——appoint（点明）

应对情绪

- 耐受攻击
- 自我情绪管理
- 避免防御性反应。指责、争辩、冷落、恐惧……
- 描述情绪："看起来这件事让您非常生气。"
- 理解情绪

L——look ahead & M——make a decision（计划和决策）

- 澄清角色和关系
- 提供解决方案，共同做出决定
- 按照协商的方案实施计划

三、应对冲突和患者情绪的医患沟通实例

示例 3

一位 80 岁的老年女性，因"间断气短"入住心内科，入院后完善心脏方面检查，均未见明显异常。患者无发热、咯血，无咳嗽、咳痰等呼吸系统症状，但结合患者年龄及既往结肠肿瘤病史，考虑患者肺血栓栓塞症可能，准备予以肺功能、肺通气灌注扫描检查明确病因。但由于当天受患者抢救等工作影响，主管医生在下班前并未来得及与患者沟通，当夜班护士告诉患者次日的检查安排后，患者以"我是来检查心脏的，为什么要给我检查肺"为由，跑到值班医生办公室吵闹。

患者："这是怎么一回事？！你们的负责人呢？我要去找你们的主任！"

值班医师尽可能用温和的语气对患者说："您好，我是今天的值班医生，我叫××，请问您是？"

（主动接触患者，保持放松的姿态）

患者没有理睬，仍然大声抱怨："我是来查心脏的，你们为什么给我做很多和心脏无关的检查？是搞错了，还是乱检查？"

"有这种情况？您是几床，我好好帮您查一下。"

（理解患者的困难处境）

"我姓张，我是 10 床！"患者还是一脸的不高兴。

"好的，张奶奶，您别着急。请先坐一下，稍等。"医生扶老人坐下后，查阅了患者的病历，并和主管医生进行了电话的核实，弄清楚情况后回到患者身边。

（耐受攻击，做好情绪管理）

"好的，张奶奶，我和您的主管医生沟通后，情况弄清楚了，我来和您解释一下，是这样，您这次住院是

因为气短,对吧?"

"是的!"

"您住院后,完善了心脏方面的检查,没有发现什么问题。但是,由于您的年龄和之前的情况,有必要排除肺部疾病导致的胸痛。因此,主管医生为您安排了检查,但是因为抢救任务,下班前没来得及和您解释,对此他让我表达歉意,并帮他解释一下。"

(进行必要的解释,并对不当之处真诚道歉。)

"肺部问题? 这些检查危险不危险? 需不需要家属陪?"

医生注意到患者的担心,尝试了解患者的难处:"嗯,最好是有家属。在这方面,您有什么困难吗?"

(进一步询问患者的困难处境)

"我家里就我一个人,孩子是警察,工作很忙。我平常能不麻烦他就不麻烦他。如果你们突然给我安排检查,需要家属陪,我这边找不到人啊!"

"怪不得您这么着急,我明白了。您放心,我们会尽快帮您重新安排时间,让您这么着急,再次向您道歉。您先放心回去休息。商量好时间后咱们再做,您觉得可以吗?"

(理解困难情绪,共情,共同决策)

"那就好,谢谢您了。刚才着急,您多原谅,大夫。"

(姜忆南　魏　镜　楚小涵　刘倩丽)

第七节　帮助患者改变不良健康行为的动机访谈

一、帮助患者改变不良健康行为时的常见沟通困难

―――――― 示例1 ――――――

男性,56岁。因为左侧肢体无力就诊,经头部影像学检查,证实为右侧大脑半球腔隙性脑梗死。既往有高脂血症、糖尿病病史,吸烟30余年,20支/天。为了预防再次卒中发作,需要进行饮食控制、规律运动、戒烟,同时服用降血脂药、降血糖药和阿司匹林。

如同示例中的患者一样,很多疾病与人的行为和生活习惯相关。疾病的治疗常常需要进行行为管理与行为改变,这是临床中经常遇到的情况,医师根据患者的病情,要求他们进行不良健康行为改变。对这个患者而言,他面临的挑战是什么?

―――――― 示例1(续) ――――――

一方面,患者非常清楚,如果不这么做,自己将会面临再次卒中,甚至瘫痪的风险,进而生活不能自理,需要被人照顾,这不是他希望看到的。但另一方面,他已经习惯了现有的生活方式,改变对他来说并不容易。他是一个刚退休的工人,有20余年的吸烟史,饮食方面,喜欢吃肉类食品,不喜欢吃

蔬菜;平素除了打牌外没有别的爱好,他的牌友也大多吸烟;从年轻时,他就不喜欢运动,随着体重的逐年增加,他更加觉得一动就累得慌。当听到医生给予的医嘱时,他的内心是矛盾的。

"我需要减重,但我不喜欢锻炼!"

"我需要戒烟,但不吸烟太难了!"

"我需要改变饮食结构,但不吃肉太难受了,生活还有什么乐趣可言?"

这时,患者就会被这样的矛盾心理困住,两方面的矛盾几乎将思考的作用抵消了,因此患者几乎什么也没做,没有什么行为改变。

示例1(续)

当患者再次就诊时,医生对患者目前的行为改变状态感到非常恼火,"我已经一再告诉你,你再这样下去是非常危险的,但你还是无动于衷,我实在没有办法帮你了!"

在临床工作中,这种情况屡见不鲜。医生面对有矛盾心理的患者时,当他们就不当健康行为对患者进行告诫时,就站在了患者自我矛盾心理的一侧——改变的赞成侧。

示例1(续)

"锻炼和减重将降低你脑卒中发生的风险!"

"对你来说,戒烟非常重要!"

"阿司匹林片你需要每天吃,否则无法降低卒中风险。"

患者对医生告诫的反应,是矛盾心理的另一侧——改变的反对侧。

示例1(续)

"……您说得对,但是……"

这时,患者开始为不改变寻找理由,医生与患者陷入关于是否需要进行健康行为改变的争论,这与医生的初衷是不一致的。

此时,医生感到非常挫败,认为患者没有改变动机,因此不能为他做些什么。

这个假设是错误的,没有人是完全没有动机的。他既然能来到医院,他一定在某种程度上对健康是在意的,医生与患者讨论行为改变的方式,在某种程度上能对患者行为改变的动机产生影响。

二、帮助患者改变不良健康行为的医患沟通技能

(一)什么是动机访谈

动机访谈是一种以患者为中心的技术性谈话,让人基于自己的价值观、兴趣与能力,说

服自己做出改变。

动机访谈由 William R. Miller 和 Stephen Rollnick 于 1983 年在整合了各类咨询理论和技术，特别是卡尔·罗杰斯的来访者中心疗法的基础上提出。通过特定的面谈原则和谈话技巧，帮助人们意识到自己的内在愿望，并挖掘改变自身行为动机的一种干预方法。

动机访谈在创始之初，主要用于对酗酒问题的短程干预，后来随着应用范围的扩展，开始用于多种健康问题的干预，尤其是慢性疾病，如心血管疾病、糖尿病、高血压、艾滋病等的预防与治疗。已有多个临床试验证实，与常规治疗组相比，动机访谈组的患者更容易参与、坚持并完成治疗，坚持血糖监测并改善血糖控制，增加锻炼及蔬菜、水果的摄入，减少钠盐的摄入，记饮食日记，减少不安全的性行为，提高对药物的依从性等。

当患者需要进行行为改变时，有矛盾心理是普遍而且正常的，此时医生需要做的是探索患者的需求（尤其是潜在的需求），而不是就患者的需求进行对质。解决矛盾心理可能是行为改变的关键。因此，动机访谈是把"这个人太没有动力"转为"人总是有动力"，把"为什么这个人没有动力"转为"这个人对什么有动力""这个人内心想要什么"。

（二）动机访谈的基础——PACE

1. 合作（partnership）　动机访谈建立在医患协作的伙伴关系基础上，也就是会采用大量以患者为中心的沟通技巧。二者的区别在于：动机访谈主要聚焦于患者需要改变的行为，而以患者为中心的沟通技能则是更为宽泛的访谈技能。与医生主导、患者被动跟随不同，动机访谈是一种主动合作、医患共同进行临床决策的过程。医患共同决策在健康行为的改变中尤为重要，因为患者是上述改变的最终执行者。

2. 接受（acceptance）　动机访谈时达成的决策可能与理想的结果有所偏离，医生需要接受这一点，也要明确患者有能力，也有权力选择他们的生活方式。医生可以就患者的健康状态进行告知、建议，甚至警告，但患者是最终的决策人。认识和鼓励患者的自主性，也是促进健康行为改变的关键因素。对于他人强迫自己、告诉自己要怎么做感到抗拒，这在某种程度上是人的天性。有意思的是，认可患者不改变的权利和自由，有时会让改变成为可能。

3. 同情（compassion）　在动机访谈中，良好的倾听非常重要。临床访谈中的误区是，医生回答患者提出的问题，并将答案告诉患者。医生确实知道答案，患者寻求帮助是因为医生的专业性，但是，如果到行为改变层面，这一答案很可能就在患者自己那里，需要通过倾听来找到答案。高质量的倾听是保持良好医患关系的关键。通过倾听，医生能理解患者，能猜测出行为改变对于患者的意义，能对患者的价值观保持共情。

4. 共鸣（evocation）　医疗系统常常需要给予患者他们缺乏的东西，不仅仅是药物处方，还包括知识、洞察力和技能。动机访谈激活了患者自我改变的动机和资源。患者可能没有动机做医生让他们做的事情，但是，他们有自己的目标、价值与梦想。将患者健康行为的改变与他们真正在意的、与自身价值观和目标联系起来，是动机访谈技能的重要部分。只有帮助患者充分理解其出发点，澄清他们自己对于改变的期待和疑虑，才能做到这一点。

（三）动机访谈的关键——EFEP

1. 吸引患者的注意（engaging）

示例 2

患者：就是这次我栽了。我承认我确实喝多了。我一喝酒就不自觉地失控，会发生不好的事情。

医生：喝酒失控了，就不再是享受了，反倒成了问题。（矛盾，进行复杂反馈）

患者：可能是吧。但我不喜欢听别人说教。我又不是小孩，对我呼来喝去。

医生：不情愿被呼来喝去的情况下，你还是来就医了，这一点还挺不错的。（行动，肯定）我该怎么帮你？（关注，开放式提问）

患者：如果有药物能帮我少喝点酒，我愿意考虑看看。

医生：你有意愿少喝点酒。（需求，简单反馈）

患者：我可以试试。

医生：你愿意少喝酒真心不错。（计划，肯定）

---

2. 聚焦（focusing）患者关心的议题与进展　在临床上，有可能一个患者有几个与健康相关的问题需要解决，也同时有多条途径改善患者的健康，应该由谁来决定今天访谈从哪个问题开始，讨论哪个途径呢？我们使用"列出议题"来进行简短的讨论，和患者一起选择今天的话题和排序，以给予患者最大的决策自由度，并找出今天访谈的主要议题，把本次谈话聚焦在一个需要深入挖掘的话题上。医生可能有自己特别关心的话题，但如果在不与患者讨论的情况下，医生独自主导了谈话的主题，可能将丧失了解患者最愿意讨论哪一种行为改变的机会，这种情况可以被叫作草率聚焦。

示例 3

内分泌科医生在糖尿病患者门诊

"好的，药物治疗在你这里看起来效果不错。现在我能了解你运动的情况吗？有没有锻炼的打算？"

上面的示例就是我们所说的草率聚焦。医生没有给患者机会，来思考其他生活方式改变的可能。

另一种形式的草率聚焦，是医生在关于具体行为的讨论中，过快聚焦于行动。我们假设在前面示例中的患者，很愿意讨论运动。医生的问题"考虑过锻炼吗？"包含了对于具体行动即刻的聚焦，这对于根本没有思想准备的患者来说，可能是草率的。"此时你对锻炼有什么感受？"这样询问可能会更好，这至少让患者有一个机会，可以舒适地讨论开始锻炼后他将面临的困难。

有益的做法是从理解患者的观点和偏好开始。从患者自己的关注点开始，可以增强他们做出改变的意愿，他们能感到自己的观点被倾听了，才更容易听进医生说的话。患者经常有一系列的不良健康行为需要讨论和改变，如饮食、运动、吸烟、饮酒、服药依从性、压力管理、情绪管理和社交等。我们从哪里开始呢？关键的解决方法是引导患者讲述，医生倾听。

如果医生想谈的话题和患者不一致,通常的原则是患者优先。医生可能会担心患者自己选择的话题跑偏,因为医生知道对健康危害最大的行为是什么。例如医生认为吸烟是最危险的行为,而患者选择讨论运动,多数医生可能难以接受。但不妨换个角度看:多数患者已经听到太多关于吸烟有害的说法,但几乎没有改变。如果他们在自己关注的行为方面有了突破性改变,无论这种改变多么不起眼,他们已经开始学到如何才能改变自身行为。这一小步的改变可以成为其他重要改变的起点。

示例4:聚焦

患者:我想减轻一些体重,医生,夏天要来了,我想穿衣服好看一些。

医生:你准备减体重。(对于患者的需求进行简单反馈)

患者:你上次说的方法我都做了,包括每天运动30分钟,做心肺训练和负重训练。

医生:能按自己制订的计划去运动,很棒。那么,这周的营养计划落实得怎么样呢?(聚焦于行为,肯定取得的进步,推进到下一个话题)

患者:挺好的。我现在知道晚上不应该吃哪些食物。

医生:你不仅对减体重有了初步了解,也做了饮食和运动计划,还在日常生活中实践了计划。我们继续谈运动和营养计划这两点,也谈一谈饮酒对你健康和体重的影响。你愿意吗?(聚焦于行为,探索进一步推进哪些方面)

---

3. 启发(evoking)患者行为改变的决心 人们对改变常常存在矛盾的心理。在某种程度上讲,当这些改变是为了他们"好"时,尤其如此。大多数人都想要健康,也都愿意为健康做些什么。通常健康行为改变并不令人愉快,甚至是痛苦的,如手术后进行锻炼、为依从治疗而忍受药物的副作用、为了减重忍受饥饿。一方面,患者已经知道一些医生考虑到的行为改变,例如增加锻炼、饮食控制或戒烟;另一方面,患者同时也享受现状——久坐不动的生活方式、食用喜欢的肉类食品或吸烟。对于行为改变,患者常常存在矛盾的动机——一方面想改变,另一方面不想改变。思考以下患者语言中的矛盾心理。

示例5

"我需要减重,但是锻炼对我来说太困难了。"

"我需要起床,但下地锻炼太疼了。"

"我应当戒烟,但不吸烟太难受了。"

"我打算服药,但是我总是记不住。"

医生的任务是诱导患者做出"改变谈话",而非引发患者的抗拒。帮助患者进行改变的第一步是,当你听到患者的"改变谈话"时,有能力识别出来。什么是"改变谈话"?当医生与患者谈到行为改变时,你可能会听到六种不同类型的改变谈话。

(1)期望:"改变谈话"的第一个场景是期望,患者可能使用的词语包括想、喜欢、希望。以下是期望的语言。

示例 6

"我希望我能降低我的血糖。"

"我想改善我的情绪。"

"我喜欢关于调整饮食结构的想法。"

患者通过期望声明来告诉人们他们关于改变或维持现状的偏好。

(2) 能力:第二种类型的"改变谈话"是患者对其能力的理解。

示例 7

"我认为我能每天检测两次血糖。"

"我可以走路上下班。"

"我可能能够减少一点肉类食品的摄入。"

与能力相关的改变谈话,同时也是改变动机强度的信号。"我绝对能够"反映的信心强度高于"我很可能能够"或"我可能能够"。

(3) 理由:"改变谈话"能表达行为改变的具体理由。

示例 8

"我确信如果我能规律地锻炼,我的体力会好一些。"

"戒烟有利于我孙女的身体健康。"

"我想健康地活着,看着我的孩子长大。"

"抑郁让我无法完成我的工作。"

---

(4) 需求:标志性的动词包括必须、得、应当、需要、可能会等。

示例 9

"我必须规律地进食。"

"我得恢复一些体力。"

"我真的需要更好地监测血糖。"

---

(5) 承诺:承诺有很多形式,强有力的承诺声明形式如下。

示例 10

"我将会……"

"我承诺……"

"我保证……"

"我准备……"

"我打算……"

但是,较低程度的承诺也是改变进程中的一步。

---- 示例 11 ----

"我将思考这个问题。"

"我将考虑这个问题。"

"我计划……"

"我希望……"

"我将尝试……"

这些都是值得鼓励的有意义的声明。后两者("我希望"和"我将尝试")提示了改变的期望,但是对改变的能力尚存有疑虑。

(6)采取行动:你还会遇到改变谈话的第六种形式,特别是当你已经多次随访这个患者时。这些声明提示患者尽管还有犹豫,已经朝变化方向采取了一些行动。

---- 示例 12 ----

"我这周尝试着散步了三天。"

"我上周只吃了两顿肉食。"

"我今天少坐了一站公交车,下来走路了。"

这些行动包含了通向改变的、重要的初始行为步骤,应当鼓励这些步骤。

当你和患者讨论行为改变的话题时,将触及患者的价值观和目标。当你听到患者讨论他们的期望、能力与需求时,你将了解到患者的希望是什么、对他们的意义是什么,这为医生进一步与患者讨论更深入的价值观提供了线索。当患者说"我想健康地看着我的孩子长大时",他在告诉你在家庭在优先级中的位置,关于家庭这个重要的主题值得进一步探索,触及一个人更深层次的价值观是促使其行为改变的更强有力的动机。

当同处于矛盾心理的患者进行交谈时,你肯定会听到患者关于维持现状的争论。医生的常规反应是反驳它们,与患者进行无效的争论,并让患者向前看。但正如我们早先描述过的那样,如果医生开始争论,患者就倾向于跑到反对医生的一面。医生进行了非评判性的回应之后,患者通常就能从"反对者"的角色中回来。

示例 13：启发的对话

患者：我不确定能不能戒烟。

医生：我正想和你谈谈这个。如果打个分，0 分是完全没信心，10 分是非常有信心，你现在的信心能打几分？（需求，量化）

患者：2 分。

医生：2 分。为什么并不是 1 分或者 0 分？（矛盾，兴趣和能力）

患者：因为我以前也试过几次，戒几天还行，但是彻底戒烟太难了。

医生：过去做过尝试，成功了几天。是否如果能找到延长的方法会很有帮助？让你的信心从 2 分提高，比方说提高到 5 分？

患者：如果我妻子不在我身边抽烟的话，应该可以提高。

医生：这回给重要性打打分。你戒烟的重要性打几分？

患者：7 分。

医生：为什么这回是 7 分而不是 2 分？（需求，价值观）

患者：对孩子不好。我母亲也死于肺癌。我也讨厌抽烟。我真的需要帮助。

4. 计划（planning） 当患者表达了改变的某些意图，医生设法使他们的计划具体化是对患者很有帮助的。可以通过以下问题将计划具体化，如：患者何时开始这个改变？患者具体要做什么？患者将如何做？研究显示，当人们用更具体的术语，如"什么""何时"，以及"如何"表达他们的意图时，他们更有可能将行为改变进行到底。但是在患者没有准备好时，医生不要逼迫患者。什么征象表明现在患者准备改变，愿意改变，并且能够去行动了呢？

对改变没有做好准备的患者，医生往回退一步，使用假设性的语言与他们交谈，是更不具威胁性的，这样的谈话允许他们有更大的自由去展望改变。

示例 14：在假设性语言中使用开放式问题

"要做出决定，你可能需要什么？"

"如果你确实进行了改变，可能的获益是什么？"

"假设你确实决定改变，为了成功你将怎么做？"

"让我们设想一下你确实做了改变，你的生活会有什么不同？"

"如果重要性从 5 分增加到 8 分，你需要什么？"

"事情如果不同会怎样？"

"假设你继续这样下去，没有任何改变，你认为 5 年内会发生什么？"

以下是计划的具体实例。

示例 15

医生：你尝试过突然停止吸烟，但并不成功。通常设置中间目标很有帮助。你的想法呢？

患者:接下去的几天里我会少抽点烟。下周来的时候告诉你我少抽了多少。

医生:那我们说得更具体一些。你觉得每天可以减少几根?

患者:不确定。我现在每天1包半,也许少抽几根容易一些。你觉得呢?

医生:是的。如果每天都坚持,你想少抽几根?

患者:2根?我觉得应该能做到。

医生:所以目标是每天少抽2支烟。

患者:对,这样可行。你也说了,积少才成多嘛。这么一想,5天能少抽10根烟,相当于半包了!

医生:那我们就按这个计划走。下周见面看看计划执行得如何。

(四)促进患者健康行为动机访谈的步骤小结

第一步:澄清患者对问题的看法

1. 建立关系。主要沟通技能:保持眼神接触,倾听患者讲述,发现语言和非语言线索,总结。

2. 共情。对患者的话保持非评判性,对存在的问题保持中立,避免和患者争论。

3. 找出患者的问题清单。根据优先性列出患者认为重要的问题。

第二步:面对患者的矛盾心理

1. 如果患者的观点与你的临床观点相左,不要与患者争论。

2. 对患者面临的挑战共情。

3. 对患者所做的努力予以正向反馈,提升患者的自我效能。

4. 指出患者想法中的矛盾之处。

第三步:检查改变/不改变的理由

1. 对改变的困难表达共情。

2. 列出改变的好处与坏处,要同时看患者改变和不改变的理由。

第四步:促进决策

1. 提供信息使患者能够进行知情决策。

2. 要求反馈。询问患者对他的问题和改变有什么想法,以及他们还需要什么信息。

3. 将决策的责任交给患者——"这取决于你……这是你的决定"。

4. 帮助患者准备改变。"你需要做什么?""你需要我们能给予你什么样的支持/帮助?""什么将阻止你这么做?""你能如何应对?"

5. 帮助患者制定目标。目标应该是具体的、可测量的、层层递进的、可实现的。

三、帮助患者改变不良健康行为的医患沟通实例

示例 16

男,52岁,3个月前一次心脏病发作,此次来随访。患者为自愿,性格乐观,享受生活(吸烟、饮酒、喜欢高糖高脂的食物),被繁忙的家庭生活所围绕,有两个处于青春期的孩子。

医生想鼓励其改变很多与健康相关的行为,包括吸烟、锻炼、饮食及饮酒。

医生:我们现在能花点时间谈谈你的日常生活吗？因为这些也会影响你心脏的健康,重要的并不仅仅是药物。可以吗?(列出议题)

患者:好的。你认为我首先要做的是什么?

医生:这真的取决于你。你对自己的生活负责。我们可以讨论锻炼、吸烟、饮食、戒酒、监测你的血压、减少压力、冥想。什么对你来说是重要的呢?(强调自主性,通过提供可能的主题供患者挑选来列出议题)

患者:好的,你认为我们应该从哪里开始呢?(询问建议)

医生:你猜我想说什么?(再次尝试引出患者的观点)

患者:我打赌你会告诉我应该戒烟。

医生:很好的猜测! 我确实认为戒烟是你能做的、对寿命影响最大且见效最快的一件事情。但是你怎么想?(确认,告知,探索患者的动机)

患者:吸烟已经是我生活的一部分。

医生:戒烟对你来说是艰苦的部分——困难的起点。(解读患者的想法)

患者:我的感觉是,这件事很难马上开始。因为我刚刚经历了元气大伤的一段时间。

医生:马上戒烟对你来说太难了,你还有其他优先考虑的事情。(倾听,没有站在赞成吸烟一方)

患者:对的,我要回到工作中,每周至少几个小时。我希望在日常生活中不要有太大的压力。

医生:这是你现在最优先考虑的事——恢复工作和管理压力。(倾听、复述)

患者:好吧,我想恢复工作。但很坦率地说,有时候,我真的觉得我随时都可能再次心脏病发作,然后死掉。

医生:所以你认为现在需要休息。(倾听、复述)

患者:也不全是。我并不是所有时间都在休息。我平时也会走走,干这干那,尝试进行一点锻炼。

医生:你在设法找到平衡点。(倾听)

患者:是的,就是这个,平衡。

医生:所以到目前为止,你告诉我的是,你在服用药物,休息,还尝试进行锻炼,这对你的心脏有好处。你已经知道戒烟是你能为心脏做的最重要的事情,但现在看起来不可能。你渴望尽快回到工作中,至少是非全日制工作,让你的生活恢复平衡。我遗漏什么了吗?(小结,强调谈话主题——改变)

患者:好吧,确切地讲,不是回到平衡。在心脏病发作之前,我的生活也没有达到平衡,这也是一部分问题。我只是不确定从哪里开始才能找回好的生活。

医生:你确实也提到降低压力。你这么做的可能性有多大?

患者:我认为这次患病给了我一个机会给自己减压。我想我需要把一些工作转交给别人。我这个人一向认为"如果你想把某事做好,就需要自己亲自去做"。于是我必须做的事越来越多,压力也越来越大。

医生:我喜欢你这个观点,这次心脏病发作对你来说是进行改变的机会,也能让你思考什么对自己真正重要。我能问问你,在你的生活中,最重要的事情是什么吗? 你的生活目标是什么?(开放式问题)

患者:这是个好问题。我喜欢我的工作,我的家庭——我希望看到我的孩子们在刚开始时就走正确的路。事实上,如果我有孙辈的话,我希望我还能和他们在一起。

医生:你的工作,你的孩子们,也许某天你的孙子。其他呢? 什么对你是真正重要的?(确认,开放式问题)

患者:我在病床上思考过这个问题。我余生想要做什么呢?

医生:是的,你想要做什么呢?

患者:和我的家人在一起。帮助别人。感恩那些曾予以我帮助和爱的人。

医生:当你谈到这个话题时,你变得喜悦起来。(倾听、反馈)

患者:我之前迷失了。其实我有很多能为家庭、为别人做的事情。我曾经在小学里做过志愿者。

医生:到目前为止,我们讨论了很多东西,你列了一个很好的清单:你能做的、让你的寿命更长的、让生活更加快乐的事情。在我早先列出的清单之中,还有什么别的想要讨论的事情吗?(小结:改变方向,探索行为改变能在哪里契合生命价值这个更大的目标,回到列出议题)

患者:也许是锻炼和饮食。

医生:在锻炼和饮食上,你关注什么?

患者:我只是认为我也许应该在锻炼和饮食上做点什么。

医生:你能做很多事情。你可以对你的饮食进行小的、逐渐的改变,将摄入水果和蔬菜增加到一天5份左右。你还可以将一些温和的锻炼融入你的日常生活。这些对你来说有用吗?

患者:怎么说呢? 对锻炼我没有把握。我真的不想去健身房或类似的地方。我不想出现另一次心脏病发作!

医生:增加一些锻炼对你可能是合适的,但现在肯定不能到健身房锻炼。你现在做什么锻炼?

患者:还算不上锻炼。我只是每周散步几次,每次一小会儿。散步的时候偶尔会感觉胸部有点别扭,就会有点担心是不是运动量过大了。

医生:在患者中,这种担心还是比较常见的。以我作为一名医生的经验来说,只要患者逐渐开始改善生活习惯,就不会有害处。我们会帮助你制定一个渐进的计划来让你逐渐加强锻炼。如果你愿意的话,也可以使用医院里的设施,这样我们在你刚开始恢复锻炼的时候可以监测你的心率,以确保安全性。(给予信息)

患者:听起来不错。但我还是觉得散步更适合我。

医生:这一点很重要——找到适合你的、你也能做的活动,并将这些活动融入你的日常生活。如果你在散步时有胸部不舒服的感觉,马上停下来,休息,然后像我们以前讨论的那样进行管理。(肯定患者的观点,给予信息)

患者:好的。或许我在这里锻炼时,会使用一下监测设备。

医生:好的! 我们可以安排。好吧,我们今天在短时间内,讨论了很多内容。首先也是最重要的,你把心脏发作视为改变自己生活的机会。你希望投身于工作和家庭,陪伴你的子女,引导他们的生活,以后还可能陪伴孙子孙女。你还希望帮助他人,包括在家庭里或其他地方。为了达成这些愿望,你计划改变一些生活方式。其中之一是,随着你恢复工作,妥善安排你的工作事项,合理管理压力,让你的生活保持平衡。现在改变吸烟看起来太困难,我们会在以后讨论。在服用药物方面,你已经做得很好。你已经在散步,而且希望增加一点。我们可以在医院里为你安排温和的、受监护的锻炼。看起来你可以做很多改变。我期待下一次见到你,看看你做得怎么样,我也会提供力所能及的帮助。这是你准备做的吗? 有没有遗漏什么?(小结,指出具体的改变,要求患者承诺)

患者:看起来很对。我觉得我们处在正确的方向上,看起来我能做一些事情,让我的身体变得更好。

从以上示例中,我们可以看到,患者的改变并不容易,他有很多矛盾的想法和说法。医生需要很耐心地倾听、复述、澄清患者的想法,包括他的困难。即便只是在阅读示例时,我们也可能会产生一些急迫的想法,想灌输给患者一些观点,教育他应该怎么做。而示例中的医生很好地抵制了这些诱惑,没有把患者当作"不改变的一方",而是自己站到"改变"的立场上,跟随患者,启发动机,并最终实施行为改变。

(史丽丽　魏镜　楚小涵　刘倩丽)

参考文献

[1] 殷大奎,BLATT B C. 医患沟通[M]. 北京:人民卫生出版社,2006.

[2] 孙绍邦,DUGAN B A,张玉,等. 医患沟通概论[M]. 北京:人民卫生出版社,2006.

[3] 吴文源. 心身医学基本技能[M]. 上海:同济大学出版社,2009.

[4] ROLLINICK S,MILLER W R,BUTLER C C. 医务工作者动机访谈:促进健康行为的改变[M]. 洪霞,魏镜,译. 北京:中国轻工业出版社,2015.

[5] 魏镜,史丽丽. 综合医院精神卫生服务通用技能[M]. 北京:中华医学电子音像出版社,2018.

[6] 魏镜,唐宏宇. 综合医院精神卫生服务基本技能[M]. 北京:中华医学电子音像出版社,2014.

[7] 魏镜,史丽丽. 协和实用临床医患沟通技能[M]. 北京:中国协和医科大学出版社,2019.

[8] LANGEWITZ W,DENZ M,KELLER A,et al. Spontaneous talking time at start of consultation in outpatient clinic:cohort study[J]. BMJ,2002,325:682.

[9] 佐藤绫子. 医师接诊艺术[M]. 毕玺,译. 北京:东方出版社,2015.

[10] LLOYD M,BOR R. 医学沟通技能[M].3 版. 钟照华,译. 北京:北京大学医学出版社,2013.

[11] 曹锦亚,魏镜,FRITZSCHE K. 医学活动中患者的羞耻感及对其超越的可能性[J]. 医学与哲学,2016,37(10):75-77.

[12] 史丽丽,熊娜娜,朱丽明,等. 综合医院门诊多躯体症状患者的患病观念和医患关系特点[J]. 协和医学杂志,2016,7(1):23-27.

[13] 李涛,洪霞,熊娜娜,等. 北京协和医院门诊多躯体症状患者的疾病归因特点[J]. 中国医学科学院学报,2017,39(3):358-364.

[14] 曹锦亚,魏镜,史丽丽,等. 医学活动中的共情及困难:巴林特工作对促进共情的作用[J]. 医学与哲学:B,2015(4):4.

[15] PETRIE K J,JAGO L A,DEVCICH D A. The role of illness perceptions in patients with medical conditions[J]. Current Opinion in Psychiatry,2007,20(2):163-167.

[16] BECKMAN H,FRANKEL R. The effect of physician behavior on the collection of data[J]. Ann Intern Med,1984,101:692-696.

[17] BUCKALEW L,SALLIS R.Patient compliance and medication perception[J]. J Clin Psychol,1986,42(1):49-53.

[18] BAILE W F,BUCKMAN R,LENZI R,et al. SPIKES-A six-step protocol for delivering bad news:application to the patient with cancer[J]. Oncologist,2000,5(4):302.

[19] FINLAY I,DALLIMORE D. Your child is dead[J]. BMJ,1991,302(6791):1524-1525.

[20] MILLER W R,ROLLNICK S. 动机式访谈法:帮助人们改变[M]. 郭道寰,王韶宇,江嘉伟,译. 上海:华东理工大学出版社,2013.

第二章

非精神科医生开展精神心理工作的基本原则

　　本章主要介绍精神心理工作的一些基本原则,以帮助非精神科医生应对包括如何对患者进行精神检查,形成综合征、疾病诊断,作出鉴别诊断,给予治疗,进行风险评估等在内的一系列的临床诊疗问题,以及包括如何与患者建立关系,解释病情,协商治疗,必要时如何转诊精神科专科等在内的一系列的临床沟通问题。进行精神科诊断的主要依据还是患者的精神症状,而非客观的物理检查结果。精神症状主要通过患者的主观言语表达确认,所以与患者建立相互信任的医患关系,全面了解患者个人及其所处的心理社会环境,才能更好地评价患者的各种精神症状,了解到可能存在的自杀、暴力倾向等风险,也能更好地结合患者的价值观与患者进行协商治疗,制订最适合患者的治疗方案,使患者具有最佳的治疗依从性,得到最好的治疗效果。鉴于精神障碍的特殊社会关注度,出于对患者各种权益的最大保护,临床医生还有必要了解相关的精神卫生法律,本章也会有相应介绍。

第一节　基本临床思路

一、基于症状学的状态诊断

临床医学有三种基本诊断模式,即病因学诊断(如葡萄球菌性肺炎)、病理学诊断(如鳞状细胞癌)、症状学诊断[如严重急性呼吸综合征(SARS)]。精神障碍的病因学诊断还有待学科发展和研究的突破,临床所见大多数精神障碍病因不明。部分器质性精神障碍和精神活性物质所致精神障碍可以做病因学诊断,如明确的颅脑损伤所致的精神病性障碍、酒依赖及谵妄等;但仍有器质性疾病无法进行病因学诊断,目前只能依据症状表现进行诊断,最终也有可能依据特征性的病理学改变而进行病理学诊断,如最终诊断阿尔茨海默病的标准是脑细胞特征性病理学改变。除此之外,绝大多数所谓的"功能性"精神疾病,如抑郁障碍、焦虑障碍等,其诊断虽然有越来越多的病因学研究证据,但时至今日还不能用作诊断标准,因此依然停留在症状学诊断的层面上,相关病因学分析的结论仅作为诊断的参考而不能成为最终决定因素。国际疾病分类(ICD-10)系统中的精神和行为障碍基本采用症状学分类原则进行诊断。

症状学诊断有如下优点。

第一,避免了病因学上的争论,因为从病因上诊断精神障碍在目前的确难以做到,症状学诊断是当前最为可行的、最能取得一致性的做法,但显而易见的缺陷是它与现代临床医学的病因学诊断趋势相违背。

第二,临床医生在暂时无法确定疾病分类学诊断时,可以依据症状学诊断采取及时的治疗措施,因为多数情况下精神障碍的治疗遵循对症治疗原则。

第三,保留了观察和更换诊断的途径。依据疾病的横断面表现来做出幻觉妄想状态的判断,其正确率是较高的。病情发生变化后,原来的症状学诊断提供了一个观察对比的基础,有利于根据这些变化来确定疾病的最终诊断。

第四,有利于综合医院的非精神科医生合法地诊治精神障碍。《中华人民共和国精神卫生法》规定"精神障碍的诊断应当由精神科执业医师作出",此处所指的诊断是疾病分类学诊断,即便是精神专科医师,作出精神障碍的诊断也存在一定困难,而症状学诊断是一个非正式的、暂时的状态学诊断,不具有诊断特异性(比如,抑郁状态可见于多种疾病,并非只有抑郁障碍才有)。经过培训的综合医院的非精神科医生,对于常见的状态学诊断的准确性要远远大于做出某个疾病分类学诊断。

示例1

青年女性患者,来内科就诊,主诉睡眠差,希望开助眠药。

询问病史了解到:患者单身,与父母同住,大学文化程度,公司职员,最近2个月无明显诱因渐有情绪低落,精力下降,什么都不想干,容易焦躁不安,并且变得越来越没有耐心;1周前因为工作上出错,被上级批评,觉得心情更加糟糕;认为同事都在笑话自己,虽然大家都没有说出来;更加害怕上班。最近明显有睡眠问题,觉得脑子很乱,注意力难以集中;请假休息后症状也没有明显好转,在家也不能踏实休息,不敢出门,怕邻居会注意到自己怎么白天没去上班……

问题1：在以上这个示例中，有哪些症状值得描述？

精神科与临床上其他躯体疾病科室最大的区别就是临床研究的对象，精神科研究的是患者的精神心理活动，而了解患者精神心理活动的主要途径就是倾听患者的描述、澄清患者的感受，另外辅以对患者言谈举止的观察，相互验证来确认患者的症状。

在这个示例中，患者以失眠来诊，这是第一个值得具体澄清的症状，值得进一步询问的内容包括：每天的入睡时间、起床时间，是否存在入睡困难、易醒、早醒、总睡眠时间短，日间功能状态，有无影响睡眠的不良因素等。询问病史中，发现患者描述近2个月情绪低落，这是第二个值得澄清的症状，可以询问：低落时间的比例（是所有时间、大部分时间、少部分时间，还是偶尔），低落的程度（是闷闷不乐、不开心，还是非常痛苦、难以忍受），低落的持续性（遇到好事、有人陪是否能减轻，能否恢复到正常状态）。类似的症状还有精力下降、动力降低、注意力下降、思考能力下降，这些都值得具体澄清，尤其是与此前正常状态相比变差的程度。患者提到焦躁不安，这值得医生进一步询问患者有没有焦虑、担忧的思维；没耐心，值得医生询问是否生活中变得易怒，会否在行为上有对人发脾气或者与人起冲突；1周前被上级批评后情绪更差，就值得医生询问具体被批评的情形是什么样，进而评估该事件引发情绪低落的合理性，合理性越差，越提示患者的病理性水平高；认为同事都在笑话自己，认为邻居会注意到自己白天有没有上班，就值得医生进一步询问患者是否存在幻觉或妄想，假设患者回答"我也知道他们没道理那么关注我，只是我还是会有这个感受"，该症状就符合超价观念，但假设患者回答"我看到他们眼神就不对，在单位工作群里，还有小区业主群里，有人转的文章说什么年轻人就应当要奋斗，他们不就是在暗示我呢嘛"，该症状则为关系妄想。本示例中，医生通过询问确认患者没有幻听，但存在认为周围人都在议论自己的妄想体验。除以上患者提到的症状，在问诊中还值得补充追问其他重要相关症状，例如，自杀相关问题，自评有无下降，对未来有无悲观失望。在本示例中询问确认了患者有自评下降、悲观无助感，有活着很痛苦的感觉，觉得能理解为什么有的人会选择自杀了，但还没有主动结束生命的想法。

可观察到的患者交谈中表现为：低头，愁容，语速慢，语量正常。

问题2：如何归纳形成综合征？

患者有经典的"三低"症状：情绪低落、精力下降、动力下降，另有注意力下降，询问中还明确了患者有自评下降，悲观无助，可以确认患者符合抑郁综合征。另外，患者还存在被周围人议论的妄想体验。

问题3：由此需要有哪些诊断和鉴别诊断考虑？

精神科诊断遵循等级诊断原则，即如果存在一个高级别诊断可以解释疾病问题，就只诊断该疾病，如果不能解释，则可多重诊断。需要优先考虑和排除器质性疾病问题。本示例的抑郁综合征和妄想状态，最经典的是见于抑郁症，但鉴别诊断中也需要排除器质性精神障碍（见本章第二节），双相抑郁。还需要鉴别是否为精神分裂症，这在临床上就比较复杂困难，首先需要更加细致的精神检查，还需要结合既往史、家族史进行判断，这就要求医生有非常丰富的临床经验，即便如此，仍可能难以完全确认，还需要看患者的治疗转归。**也因此，非精神科医生可以作出状态诊断、综合征诊断，但不应作出精神障碍的诊断，依据《中华人民共和国精神卫生法》第二十九条，精神障碍的诊断应当由精神科执业医师作出。**

二、排除器质性疾病的意义

优先诊断器质性障碍是临床诊断学的一个基本原则,在精神障碍的诊断中体现为:诊断"功能性"精神障碍首先要排除躯体疾病(尤其是脑器质性疾病)和精神活性物质的滥用与依赖等导致的精神障碍。

等级诊断原则有助于提醒医生:在考虑精神障碍的诊断之前,应全面了解患者的躯体状况,仔细分析精神症状和躯体疾病之间的关系。比如,紧接"脑卒中"之后出现的"抑郁状态",应首先考虑器质性精神障碍的诊断而不是单纯的抑郁发作,恰当的诊断应当是"抑郁状态,脑卒中所致抑郁障碍",此属于"器质性精神障碍"的范畴。

需要注意的是:等级诊断实际上是试图用一元论的观点来简化复杂的临床问题,它建立在一个并不牢固的假设之上,即认为某种障碍比其他障碍更基础或者更重要。但是,精神障碍的发病机制和临床表现都十分复杂,临床上经常遇到"共病"的情况,比如躯体疾病和精神障碍共病,以及精神障碍之间的共病。机械地运用等级诊断原则来指导临床处理,就有可能出现问题。无论是在综合医院还是精神专科医院,焦虑、抑郁症状经常同时出现,综合医院的情况更为复杂,因为患者更有可能同时存在躯体疾病,很难区分哪种疾病更基础、更重要。

实际上,综合医院所见的精神障碍许多都与躯体疾病有密切的关系。一些精神障碍是躯体疾病的直接后果(如卒中后焦虑、抑郁),一些是躯体疾病或躯体情况诱发或者伴发(如产后抑郁),当然也有不少精神障碍因躯体症状而就诊(如躯体形式障碍、"隐匿性抑郁"等),这也是强调树立身心一体的理念的原因之一。

示例 1(续):排除器质性因素

患者还诉最近觉得记忆明显下降,周围人都觉得自己反应变慢,患者诉 3 年前确诊桥本甲状腺炎,2 年前开始就未再关注过,去年单位常规体检结果表明无明显器质性疾病问题……

问题 4:甲状腺功能亢进或者低下可能导致哪些精神症状? 桥本脑病可以有以上精神症状吗? 如果患者是桥本脑病,但又没有得到相应诊治,可能会出现怎样的临床不良后果?

患者 3 年前曾诊断桥本氏甲状腺炎,本例需要检查甲状腺激素水平、促甲状腺激素、甲状腺过氧化物酶自身抗体(TPOAb)和甲状腺球蛋白抗体(TgAb)水平。

甲状腺功能亢进或者低下时,甲状腺激素水平异常导致大脑功能变化,可以导致精神症状,包括抑郁症状。甲状腺功能亢进可以导致精神病性症状、激越和抑郁等精神症状。在不太严重的甲状腺功能亢进患者中,更常见的相对轻微表现包括焦虑、烦躁不安、易激惹和情绪不稳定,失眠也较常见;在已有精神障碍的患者中,症状常常恶化。甲减患者中最常见的症状包括精神状态迟钝、注意力不集中、短期记忆下降、社交退缩、精神运动性迟滞、抑郁心境和情感淡漠也很常见,少数甲减患者存在其他神经精神症状,包括精神病性症状、意识模糊和定向障碍。

而桥本脑病可能与甲状腺功能减退或甲状腺功能亢进并不直接相关,因为所报道的大部分患者在就诊时甲状腺功能正常。关于桥本脑病的病理机制,大量证据指向自身免疫性血管炎或其他炎性过程。桥本脑病的临床表现大多包括急性至亚急性起病的意识模糊伴意识改变。桥本脑病有两种表现形式。

第一种,脑卒中样类型。多发性、复发性、急性至亚急性发作的局灶性神经功能障碍,伴不同程度的认知功能障碍和意识改变。约 25% 的患者为这种类型。

第二种,弥漫性进展性类型。特征为缓慢进展的认知损害,伴痴呆、意识模糊、幻觉或嗜睡。但也有少量患者表现为单纯的精神症状。因而,桥本脑病也可能有本例中的精神症状,如认知下降、抑郁、精神病性症状,且进展较快。如果遗漏了该诊断,则患者很可能会桥本脑病加重进展,并造成不可逆后果。

三、对症处理及病情观察

与多数内科科室相比,精神障碍的生物学治疗手段大部分并不复杂。基于症状学诊断原则的对症处理,是精神科的基本且有效的治疗方式,如用抗焦虑药治疗焦虑,抗抑郁药治疗抑郁等。但是,单纯的对症处理并不符合身心一体的理念和生物-心理-社会医学模式的要求,比如焦虑、抑郁患者经常出现的治疗依从性问题依靠简单的对症治疗并不能解决,同时需要健康宣教和支持性心理治疗发挥重要作用。

示例 1(续):对症治疗

> 患者复查甲状腺功能,显示甲状腺激素和促甲状腺激素均在正常范围内,甲状腺自身抗体阴性。血常规、肝肾功能、脑电图(EEG)和头磁共振成像(MRI)等检查均正常。
> 患者要求开助眠药。
> 对这个患者的药物治疗应该如何考虑?

问题5:患者有抑郁症状、焦虑症状、失眠症状、敏感多疑症状,可以如何给予对症治疗?

患者目前基本排除器质性脑病,诊断考虑抑郁发作可能性大,但伴有能符合妄想的敏感多疑症状,对症治疗方面,对抑郁、焦虑的一线治疗药物为选择性 5-羟色胺再摄取抑制剂(SSRI)或选择性 5-羟色胺及去甲肾上腺素再摄取抑制剂(SNRI)类抗抑郁药,对失眠可以选用苯二氮䓬类助眠药或具有助眠作用的抗抑郁药或抗精神病药,对敏感多疑可以给予抗精神病药治疗。抗抑郁药和苯二氮䓬类助眠药搭配使用,或抗抑郁药和苯二氮䓬类药物、抗精神病药搭配使用的方式都是可以考虑的。具体可见第三章中抑郁、失眠等相关治疗。但需要掌握几个原则:①抑郁为核心问题,抗抑郁治疗为核心治疗;②应与患者协商治疗,解释具体药物可能产生的正作用和副作用;③滴定剂量,密切观察治疗反应,规律随诊。

四、掌握转诊时机

非精神科执业医师在处理精神障碍时,应遵循等级诊断原则、症状学诊断原则、对症治疗原则,优先诊断和治疗躯体疾病(如诊断:脑卒中,伴发焦虑、抑郁症状或者状态);对于以躯体主诉来诊的精神障碍,应在深入理解精神障碍诊治的自愿原则和知情同意原则的前提下,针对具体问题进行具体处理。如建议患者先到精神科做出诊断,或者先由接诊者予以症状学诊断,同时进行对症治疗,需要做疾病分类学诊断时,依然建议请精神专科会诊或转诊。

（一）需要转诊精神科的情况

1. 诊断不清。
2. 有自杀、攻击等风险。
3. 有精神病性症状。
4. 伴有物质依赖或戒断。
5. 冲动和攻击行为。

将患者转诊到精神科进行诊治是诊疗建议中的一个特殊问题,常常是有挑战性的工作。因此,在沟通方面需要掌握相应的技能。

（二）转诊精神科的常见障碍

1. 患者的病耻感 不论拥有何种文化背景,人们对于精神科诊断和治疗普遍具有病耻感,在大部分人的观念中,精神障碍是智能缺陷、情感失控或者精神错乱的代名词,认为只要被扣上"精神病"的帽子,就会被周围的人抛弃。患者担心被他人歧视,担心在求学、求职、晋升等机会中被排斥,因此不愿意寻求、接受、依从治疗,更难以长期维持治疗。

2. 共病躯体疾病 当患者本身患有躯体疾病,如:心脏疾病、癌症或者脑血管病等。患者和家属,甚至医生都会优先考虑躯体疾病的诊断和治疗。即使临床医师发现了抑郁症状,也可能认为那是患者对于躯体疾病的正常反应,转诊的建议往往会被耽误。

3. 医生缺乏转诊意愿 医师的态度也可能妨碍精神科转诊的建议。如果患者感受到医师对精神疾病存在的偏见,或者患者发现医师不愿意谈论心理健康问题,那么这些感受将会强化患者对心理问题避而不谈的意识。无论对于医师还是患者来说,讨论躯体症状都比精神心理问题更容易、更舒服,所以尽管医生识别了精神心理问题,却可能回避提供相应的建议。

4. 医生缺乏转诊的技能 一般来说,医学教育中不会单独培训医生如何转诊患者。其他医学专业间的转诊一般都是直截了当地提出建议,就像抽血化验一样简单。而对于转诊精神科,其复杂性和特殊性需要专门的技能培训,而很多医生没有接受过这一培训。

（三）转诊精神科涉及的沟通

1. 医生自身的准备 医生自己需要对精神科转诊持有客观的态度和观点。精神科作为医学的一个分支,也是能给患者明确问题,解决痛苦的一个专业,在本质上和外科、妇产科等是一样的。例如:医生发现了患者高血压,很自然会转诊到心内科,因此,发现患者的精神情绪问题转诊精神科也是顺理成章的。

随着时代的进步,越来越多的普通人能够了解精神心理的常识,并且主动报告症状,求助于精神/心理专业。并且认为到精神/心理科就诊体现了自己开放豁达的态度,表明自己愿意为自身健康负责,甚至是现代生活的进步。

其他各专业的医生也需要了解精神/心理科的基本工作理念和内容,有什么样的工作方式和资源。作为健康工作者,医生常常是患者的榜样,医生自己没有偏见,持有坦然、积极的态度可以给患者更多的信心。

医生如果能够了解到周围的精神/心理医疗资源,包括自己的医院、上级医疗机构、合作的精神卫生医疗机构等,可以在提出转诊建议时给予更加具体的指导,也让患者和家属更放心。

2. 与精神科合作有效沟通 最理想的状态,是能够与精神科建立起协作的关系,共同进行临床管理,从躯体和精神心理两方面提供医疗服务。不同专业背景的医生之间也可以取长补短,增加自己对于其他医疗知识的了解和临床经验。

由于患者可能有躯体疾病合并精神科问题的复杂情况,非精神科医生与精神科医生双方共同随访会更为安全和有效。在这一过程中,非精神科医生也可以通过示例进一步学习临床诊治的知识与技能。

3. 强化医患关系 当转诊具有挑战性时,强化医患关系是最为基本和重要的。患者不愿意接受转诊建议可能是他不能信服医生的解释,或者他担心医生不愿再接诊自己。在好的医患关系下,医生的转诊会被解读为"共同解决问题",而不是"急于摆脱患者"。对患者说"请精神/心理科会诊一次再来我的门诊"可以向患者传递"我和你一起解决问题"的信息,更容易转诊成功。

医生需要避免与患者直接争论,应该表达自己对于患者病痛的共情,包括对于其诊治过程的共情,及对于患者求医行为的认同和尊重。如果患者有抵触,有不理解,这恰恰是需要我们认可和共情的。共情才是进一步处理不同意见的基础。

4. 给予必要的解释和治疗建议 使用解释病情、协商治疗中的沟通技巧,清晰地给予信息,包括以下几个要点。

(1) 检查结果。

(2) 目前本科室的病情判断,如:"胃镜发现浅表性胃炎,这个病很轻,但是您的不舒服很严重。我们判断您的症状不像是由这么轻微的炎症引起的。"

(3) 医生考虑到的精神心理问题可能,如:"症状可能是焦虑/抑郁导致的。""症状伴随了焦虑/抑郁/睡眠问题。"

(4) 建议性的转诊推荐:"我建议您到精神/心理科去看一次,得到规范的评估。"

(5) 可以举出成功的例子:"以前有与您类似的患者,精神科诊断抑郁症,治疗后胸痛也缓解了。"

5. 充分挖掘患者的求助动机 在并不紧急的情况下,可以充分尊重患者的自主权,让患者参与决策。在交流中特别应该注意患者改变的动机、求治的动机、解决问题的动机。

当发现患者自己的动机后,医生可以对动机加以强化,或者加进"新的元素"。比如,患者有"找出病因,让自己好起来"的积极愿望,我们可以将"尝试一个新的不同的科室"重新解读为"为找出病因所做的不同思路的努力"。

6. 等待和坚持 有时候,尽管第一次的建议没有被患者采纳,但是医生真诚严肃的态度、良好的医患关系,以及客观合理的分析都会帮助患者做出决定;经过一段时间的考虑,或者医生的再次建议,患者就可能重新接受转诊的建议。因此,等待和坚持也是一种积极的策略。

(四) 转诊精神科涉及的评估

示例1(续):转诊

患者在服用了以上药物后,睡眠有所好转,焦躁感也有所好转,但低落感没有明显好转,最近甚至出现了更强烈的自杀观念,觉得未来一成不变,再无希望,不如结束生命。

医生评价患者有高自杀风险,决定将患者转诊到精神专科医院住院。

问题6:如何进行自杀、攻击等风险评估?

在临床实践过程中,应注意防范患者的行为风险,主要包括攻击和暴力、蓄意自伤、自杀等。早期识别与尽力防范是处理的基本原则,虽然针对具体患者的评估和防范不可能做到100%的准确和有效,但可从整体上降低风险演变成危险事实的发生率。时刻保持风险意识应当成为处理精神症状相关风险的重要原则。风险评估与防范应开始于资料收集的最初阶段,并贯穿于临床处理的整个过程。

1. 攻击和暴力风险的评估与防范 根据经验证据,攻击和暴力可分为冲动性和有预谋的两类。冲动攻击往往与认知损害、学习障碍、低言语技巧、脑损害、大脑的糖代谢模式异常联系在一起。冲动攻击是相对无计划的、自发的行为,有时是爆发性的(如发生在前额叶损害的患者)。相比较之下,有预谋的攻击常常是故意掠夺(为了某种物质利益或者-权力)或者病理行为(对错误感觉、幻觉、妄想的反应)。医生在资料搜集的过程中,应当高度重视一些与攻击和暴力行为密切相关的因素,并对这些因素进行综合评估,并优先处理最可能导致不良后果的因素。暴力风险相关因素可以分为人口学与成长环境、人格与智商因素、疾病相关因素、既往暴力因素以及其他社会心理因素等。

(1)人口学与成长环境:不良的围生期和养育经历(如儿童期被忽视或者虐待),基因的遗传和倾向性,父母角色模式不当,不良教育,负性文化影响因素和同伴的影响。

(2)人格与智商因素:各种人格障碍,如反社会型人格障碍,边缘型人格障碍,偏执型人格障碍,自恋型人格障碍,各种导致智能受损的问题,如痴呆等。

(3)环境因素:包括工作人员因素,如不礼貌,麻木不仁,训练不当;就诊环境因素,如高噪声,过分拥挤,不舒适的候诊空间;整个医疗系统导致的相关危险因素,如患者人数过多,过长的等待和处置时间,安全管理人员不足,处置敌意和攻击患者时缺乏正规训练或正规训练不足。

(4)疾病因素:精神病,如:躁狂、抑郁、精神分裂症、妄想性障碍;物质使用障碍,如:酒精、兴奋剂、可卡因;癫痫;谵妄等。

(5)既往暴力因素以及其他心理社会因素等。

2. 蓄意自伤风险的评估 蓄意自伤者,可能有,也可能没有死亡的动机。Kreitman将这一行为定义为"一种非致死性的行动,个体在此行动中蓄意自伤或服用超过任何处方或一般认为是治疗剂量的药物"。自杀行为与蓄意自伤行为存在重叠。蓄意自伤的患者中,随后12个月的自杀率大约是普通人群的100倍,而且高自杀率保持很多年。

蓄意自我划伤有3种形式:①患者有严重自杀意愿,伤口很深、很危险,常见于男性;②精神分裂症患者或有严重学习困难者的自残(精神分裂症患者自残常为对幻听的反应);③不危及生命的表浅伤口,常见于女性。

蓄意自伤的相关危险因素包括:

(1)诱发因素:有研究发现,同普通人群相比,蓄意自伤者在行动前6个月内所经历的应激性生活事件要多4倍。其中,与配偶争吵最为常见,其他事件包括与性伴侣分居或遭其拒绝、家庭成员患病、个人最近患躯体疾病和出庭。

蓄意自伤的原因包括:①想死;②逃避某种环境;③逃避不能忍受的痛苦;④表示对其他人的绝望;⑤得到解脱;⑥报复别人或使别人感到痛苦;⑦改变他人的行为;⑧寻求帮助。

(2) 易感因素:家庭和成长因素是蓄意自伤的易感因素。一些证据表明,在蓄意自伤者中,更常见父母早年丧失或被父母遗弃或虐待史。

1) 人格障碍:如边缘型人格障碍、焦虑型人格障碍、强迫型人格障碍等。其次解决人际关系问题技巧差、人际冲突也是蓄意自伤的易感因素。

2) 同配偶的长期矛盾。

3) 经济和社会环境:在失业者中,蓄意自伤率是很高的。

4) 不良健康状况者蓄意自伤也很常见。

研究提示反复蓄意自伤的危险因素包括:①既往曾有自杀未遂;②低社会阶层;③人格障碍;④有犯罪记录;⑤酒精或药物滥用;⑥有暴力史;⑦曾经接受精神疾病治疗;⑧年龄在25~54 岁;⑨失业;⑩单身、离异或分居。

(3) 精神障碍:在医院就诊的蓄意自伤患者中,90%有精神障碍。其中,抑郁障碍最常见,在男性中第二位是酒精和药物依赖或有害使用;在女性中,第二位是焦虑障碍。

3. 自杀风险的评估与防范　自杀(suicide)是一种蓄意的、有致命性后果的行为,实施者知道或希望通过这样的行为导致自己死亡。相对于自杀死亡,自杀未遂和自杀意念更为常见。抑郁障碍是最常见、最重要的与自杀关系最为密切的精神疾患,绝大多数的自杀患者在自杀死亡前有抑郁症状,其中约 60% 的患者可诊断为抑郁症。国内有关自杀的研究资料显示,自杀者常用的自杀方法为:服农药中毒或大量吞服药物(34%~66%)、自缢(8%~44%)和溺水(3%~14%)等。

(1) 关于自杀评估的误解:人们心目中存在许多关于自杀的误解,最常见的有以下几种。

误解一:询问患者关于自杀的问题会增加他自杀的风险。

这是导致医生们不敢询问自杀的最大顾虑。事实是,询问自杀想法并不会让没有自杀观念的人产生自杀想法,对于已经存在自杀念头的人,被人直接询问可以让他/她感觉被理解,并知道自杀想法是可以拿出来讨论的,而不仅是自己在默默思考和计划。

误解二:真正想自杀的人会隐藏他的想法。

当患者在考虑自杀时,他常常会给出一些与此意图相关的信息。因此,有效解读这些语言与非语言信息至关重要。

误解三:有自我伤害行为的人不过是想引起别人的注意,不见得存在自杀的风险。

错误,尽管有一部分人确实是希望通过这样的行为引起别人关注,但这一方式本身就提示该个体的自杀风险高于其他人。医生们必须认真对待这样的言语或行为,需要花时间去讨论自杀相关的想法和行为,还应该请其亲属参与进来。

误解四:一个人自杀未遂后,就会"想开了"。

一部分自杀未遂的人非常后悔自己行为失败,甚至处在极度不稳定的情绪当中,很有可能再次采取自杀的行为。

误解五:下决心自杀的人都是坚决想死的。

自杀者的认知状态通常充满矛盾与冲突,想死与不想死的念头反复斗争。这时来自外界的帮助可以给他/她巨大的支持;反之,一个小小的打击也可能成为自杀行为的一个重要扳机点。

(2)非精神科临床对自杀的识别与评估

1)了解自杀沟通的四种类型:①直接的言语沟通,直截了当地表达关于自杀的想法和计划;②间接的言语沟通,不那么清楚明白地表达自杀的想法,如"我不能像这样下去了";③直接的非语言沟通,如买安眠药;④间接的非语言沟通,突然地,没有合理理由地采取行动,如写遗嘱或安排保险等。

直接的沟通信息不难识别,如果信息是间接的,医生需要特别注意患者周围的其他人提供的报告。例如,这个人最近有没有行为或者习惯的改变?是否有整理证件或财物,同时暗示死亡可能是他解决问题的途径?只有那些与个体关系密切的人才能提供有关这类话题的信息。

2)评估自杀风险:多数患者在自杀前都会有各种心理和行为的表现,某些表现可以作为示警信号,典型的心理表现有:感知变窄、低自尊、人际活动变少。

自杀观念可以简单分为三个阶段:①有死亡的想法,没有计划、企图或行为;②有计划的自杀观念,但没有企图或行为;③潜在致命性的自杀企图,或者带有强烈企图的持续性自杀观念,或者自杀预演。

我们可以通过以下问题对自杀风险进行询问。

"你最近是否想过自杀?"

"经常吗?"

"你是否尽管没打算去想,但控制不住?"

"自杀的想法会涌入你的脑海吗?"

"你能抛开这些想法吗?"

"对于如何去做,你是否有具体的想法或计划呢?"

评估自杀风险包括探索自杀的危险因素和保护性因素(表2-1),可以使用以下问题进行询问:

表2-1 自杀的危险性因素和保护性因素

危险性因素	保护性因素
自杀行为	**内因**
当前/既往精神障碍	应对压力的能力
关键症状(快感缺乏,易冲动,无望感,焦虑/惊恐,失眠,命令性幻听)	宗教信仰
家族史	挫折耐受力
应激源	**外因**
治疗改变	对孩子和所爱宠物的责任
能获取武器	积极的治疗关系
	社会支持

"你做好准备了吗?"

"有哪些因素促使你活下去?"

"你和什么人讨论过你自杀的企图吗?"

"你尝试过自杀吗？"

"你的家人、朋友，或认识的人，曾自杀身亡过吗？"

综上所述，自杀是一个复杂的精神问题，背后可能有明显的精神障碍，甚至是多种精神障碍，抑郁是其中最为常见的病因。医生在转诊时要特别注意强调，转诊是为了获取更有效的帮助，是非精神科与精神科医生合作的一种形式。对于紧急的示例，一定要强调尽快就诊的必要性，直接使用"现在""今天""立刻"这样的词汇敦促患者和家属就诊。

（五）自杀风险患者转诊精神科的步骤

问题 7：患者出现自杀观念，你决定将患者转诊精神科，如何使患者接受你的建议去精神科就诊？

这是一个较难处理的临床情形，治疗关系维持一段时间后的转诊，对医生和患者都构成情绪压力，医生容易体会到"无能"感，而患者可能会体验到"被抛弃"感。因而，在沟通前，医生需要先整理好自己的情绪，具体沟通时可以结合第一章第五节"告知病情和坏消息"中的方法。可以参考的步骤如下。

1. 回顾治疗　与患者沟通，明确目前治疗状况。

2. 提出医生的担心　询问患者目前对治疗的看法。

3. 提出医生的看法　在患者目前看法（可能是觉得治得还不够好，也可能是对治疗进度满意）的基础上，提出医生的看法（虽有好转，但确实也出现令人担心的问题，即更强烈的自杀观念），表达医生的担忧，向患者解释这是一个需要十分重视和积极干预的问题，因而医生会建议其去精神科就诊。

4. 了解患者对转诊的看法和感受　可能患者很好地接受建议，但也可能患者会有羞耻感、会有被抛弃感。

5. 回应患者的情绪和可能的误解　再次向患者解释转诊的决定是为了患者的健康和安全。

6. 以上第 4、5 步可能需要重复数次，直到患者能够接受决定，进而向患者清楚告知具体去哪家医院就诊，在尚未能实现转诊之前，患者的治疗如何继续。

问题 8：除了这里描述的自杀、攻击等风险，还有哪些情况，医生也应该考虑将患者转诊至精神科就诊？

在出现其他一些临床急或重的高风险情况时，应毫不犹豫地转诊，例如危及生命的其他情形（如断食或进食很少）。在诊断或治疗上的不明确可能给患者带来不利影响时，当治疗反应不佳、患者病情迁延甚至加重时，也应转诊。

（曹锦亚　魏镜　马乐娟　刘倩丽　林哲涵　姜卓君）

第二节　精神心理症状的检查和记录

一、精神心理症状的问诊和检查

精神检查是精神科的一项专门技能，是综合运用临床沟通技巧和患者建立信任，进行有效交流的过程。由于综合医院的特点,精神检查难以和精神专科医疗机构一样细致,但基本的理念、内容和步骤是一致的。精神检查强调"生物-心理-社会医学模式"的理念,全面收集"病"和"人"两方面的资料。"病"的资料主要是有助于做出诊断和制定药物治疗方案的信息;"人"的资料是有助于了解患者的心理需求,弄清楚生物性疾病信息和患者的心理、社会影响因素之间的关系,可能影响治疗依从性和预后的因素,以及有关评估和防范医疗风险的全面信息。

精神检查的基本原则与注意事项包括:①以患者为中心,以医生为主导的交流方式;②尊重和同情患者;③注意运用沟通技巧;④坚持"三不"原则,即不陷入争辩、不轻易打断、不对患者所述进行法律和道德评判。

精神检查的内容一般包括四个部分:一般情况、认识活动、情感活动、意志和行为。一般情况的内容包括意识状态、定向力、与他人和环境的接触情况、生活是否自理等。认识活动的检查内容有感知觉障碍、思维障碍、注意力与记忆力、智能、自知力等。情感活动的检查内容有情感高涨、低落、焦虑、易激惹、平淡或不协调等。意志和行为的检查内容包括对将来的打算和具体的行为措施,有无特殊动作和行为。

精神检查可以分为有机联系的三个阶段:①开始阶段应注意运用观察和倾听的技巧,注意和患者建立关系,鼓励患者自主讲述,在耐心而有思考的倾听中体察患者的心理状态和基本态度,发现需要深入澄清的问题的线索;②深入阶段主要运用提问技巧,以及肯定与重构等技巧,深入澄清患者的精神症状和相关的重要心理-社会信息;③结束阶段要求进行必要的总结和解释,向解释病情与协商治疗的沟通主题进行过渡。

示例 1:精神检查

对本示例中大部分的精神症状澄清思路,可以参见本章第一节问题 1。

再次示例如何与患者确认她的自评下降症状。

患者:我现在觉得所有的人都瞧不起我。

医生:(点头)可以想象这个感受挺不愉快的。(回应和共情)

患者:(点头)是。

医生:那么这段时间你会怎么看自己呢?

患者:(停顿后哭泣)我也觉得自己特别没用,什么都做不好。

医生:你说的"什么都做不好"只是语气上这么强调,还是真的你觉得你所有的事情都做不好。

患者:我是真的觉得自己什么都不好。

医生:是吗,我会觉得没有人能把所有的事情都做好,但也没有人能所有的事情都做不好,例如工作,你说你忘了领导交代的一个任务,但其实大部分的事情你也还是在做,另外,你在生活里承担着照顾父母的角色,其实也做得不错。(反馈患者"全或无"的认知,同时检验患者的自我评价是否可调整)

患者:那些是每个人都能做好的,没什么值得说的,我现在觉得我比任何人都差,我看到周围人要么在工作,要么没工作,但人家至少挺开心的,我现在没工作,自己的情绪还没调节好,我真的觉得自己糟透了。

医生:你现在的这个感觉,觉得自己比所有人都做得差,是这段时间情绪很差之后才出现的,还是你在情绪正常时也这样?

患者:以前也不是那么自信的人,总觉得自己需要比别人更努力,但还好,没有现在这么差。

医生:好的,那我可以认为你现在对自己的评价比平常差了很多吗?

患者:是。

二、精神心理症状的描述和病历记录

　　描述重要的精神心理症状,最好附上患者的原话,而非只记录医生的高度概括。病历记录应该尽可能描述清楚患者这个人和具体的事,以帮助确认患者的精神心理症状。

示例2:精神症状描述和记录

医生需要记录患者症状的具体内容,发生背景(包括患者既往的人格背景),症状与现实的相符水平,症状给患者造成的功能损害,患者对症状的识别能力(自知力)。

本示例的病历节选如下。

主诉:情绪低落2个月,加重伴失眠、疑人议论自己1周。

现病史:患者自述,最近2个月无明显诱因渐有情绪低落,精力下降,什么都不想干,容易焦躁不安,并且变得越来越没有耐心;1周前因为工作上出错,被上级批评,觉得心情更加糟糕;认为同事都在笑话自己,"虽然大家都没有说出来";更加害怕上班。最近明显睡眠差,觉得脑子很乱,注意力难以集中;请假休息后症状也没有明显好转,在家也不能踏实休息,不敢出门,怕邻居会注意到自己怎么白天没去上班。

既往史:3年前诊断桥本甲状腺炎,近两年未复查;其余无特殊躯体疾病或精神症状史;无烟酒等嗜好;无食物药物过敏史。

个人史:本地人,独生女,单身,与父母同住,大学文化,公司职员,成长过程中父母对其要求较高,性格"努力"。

家族史:无特殊精神疾病家族史。

精神检查:接触配合,语速偏慢,语量正常,对答切题,定向正常,反应稍慢,但粗测记忆、注意可。交谈中始终低头,表情低落,容易哭泣,述情绪持续低落体验,不能改善,精力下降感,动力下降感,"什么都不想做",自评较平常明显下降,"我现在觉得我比任何人都差",对未来无助感,有活着很痛苦的感觉,觉得能理解为什么有的人会选择自杀了,但没有主动结束生命的想法。觉得周围人都在议论自己,"我看到他们眼神就不对,在单位工作群里,还有小区业主群里,有人转的文章说什么年轻人就应该奋斗,他们不就是在暗示我呢吗",否认幻听。

症状学诊断:抑郁状态,多疑,失眠。

处理:1. 向患者和家属解释病情。

2. 完善躯体方面检查。血常规,生化,甲状腺功能二项、甲状腺功能三项,心电图,脑电图,头MRI。

3. 等待躯体检查结果回报,其间注意病情变化,如有自杀等风险观念加强,应立即精神科就诊。

(曹锦亚　魏　镜　马乐娟　刘倩丽　林哲涵　姜卓君)

第三节　精神卫生法律法规

《中华人民共和国精神卫生法》《中华人民共和国医师法》(以下分别简称为《精神卫生法》《医师法》)是综合医院开展精神卫生服务需要遵循的重要法律,综合医院应依法开展精神卫生服务。

与综合医院精神卫生服务直接相关的法律条款主要包括诊疗条件、资质、权限、转诊、精神外科手术和实验性治疗、联络会诊、精神卫生宣教等几个方面。

一、关于诊疗条件、资质、权限的规定

《精神卫生法》第二十五条规定:"开展精神障碍诊断、治疗活动,应当具备下列条件,并依照医疗机构的管理规定办理有关手续:(一)有与从事的精神障碍诊断、治疗相适应的精神科执业医师、护士;(二)有满足开展精神障碍诊断、治疗需要的设施和设备;(三)有完善的精神障碍诊断、治疗管理制度和质量监控制度。"第二十九条规定:"精神障碍的诊断应当由精神科执业医师作出。"第六十五条规定:"综合性医疗机构应当按照国务院卫生行政部门的规定开设精神科门诊或者心理治疗门诊,提高精神障碍预防、诊断、治疗能力。"

《医师法》第二十三条规定:"医师不得出具虚假医学证明文件以及与自己执业范围无关或者与执业类别不相符的医学证明文件。"

以上法律法规可能会引出这样的问题:综合医院的非精神科及非精神科医师能否开展,以及如何开展精神卫生服务?

首先,《精神卫生法》的三大立法宗旨是"发展精神卫生事业,规范精神卫生服务,维护精神障碍患者的合法权益"。规范服务的目的是更好地发展精神卫生事业。我国精神卫生专业机构和专业人员严重不足,多数"轻型"精神障碍患者首诊选择综合医院,也愿意在综合医院治疗,发展精神卫生事业不能也不应该仅限于精神专科机构。但是,精神障碍的诊断不仅是一个医学问题,同时也是一个社会问题。由于精神障碍的特殊性,即便是经过严格培训和长期实践的精神专科医生,也难以确保诊断的一致性。《精神卫生法》强调精神障碍的诊断的资质,不仅是出于医学角度的考虑,也是针对社会对"被精神病"的误解和担心。

执行法律的前提是深入理解法律,并结合专业特点找到解决问题的方法。《精神卫生法》强调精神障碍诊断的个人资质,以及诊断与治疗的机构资质,没有明确规定治疗的个人资质。可以从以下方面对综合医院依法开展精神卫生服务进行理解。

第一,综合医院建立精神科,发展联络会诊精神医学和全科医学,是发展精神卫生事业的长远之计和制度建设。

第二,非精神科执业医师可以治疗经精神科执业医师诊断的常见精神障碍,而全科医生可以初步处理全科医学规范化培训内容中的精神障碍。

第三,非精神科执业医师在处理精神障碍时,应遵循等级诊断原则、症状学诊断原则、对症治疗原则,优先诊断和治疗躯体疾病(如诊断:脑卒中,伴发焦虑、抑郁症状或者状态);对于以躯体主诉来诊的精神障碍,应在深入理解精神障碍诊治的自愿原则和知情同意原则的前提下,针对具体问题进行具体处理。比如,建议患者先到精神科做出诊断,或者先由接诊者予以症状学诊断,同时进行对症治疗,需要做疾病分类学诊断时,依然建议请精神专科会

诊或转诊。

第四,坚守非精神科医生不出具精神障碍的医学诊断证明的法律底线。

第五,谨慎对待严重精神障碍。

二、心理健康指导与转诊的义务

《精神卫生法》第十七条规定:医务人员开展疾病诊疗服务,应当按照诊断标准和治疗规范的要求,对就诊者进行心理健康指导;发现就诊者可能患有精神障碍的,应当建议其到符合本法规定的医疗机构就诊。

法律将心理健康指导纳入诊疗常规,预防医源性的或躯体疾病诱发的精神障碍,适用于所有临床科室。发现"疑似精神障碍患者"应转诊到第二十五条的"符合规定的医疗机构"(包括综合医院的精神科),实际上也是对前述关于诊断资质的规定的补充和强调。

三、对精神障碍患者实施外科手术和试验性医疗的特殊规定

《精神卫生法》第四十二条规定:"禁止对依照本法第三十条第二款规定实施住院治疗的精神障碍患者实施以治疗精神障碍为目的的外科手术。"第四十三条规定:"医疗机构对精神障碍患者实施下列治疗措施,应当向患者或者其监护人告知医疗风险、替代医疗方案等情况,并取得患者的书面同意;无法取得患者意见的,应当取得其监护人的书面同意,并经本医疗机构伦理委员会批准:(一)导致人体器官丧失功能的外科手术;(二)与精神障碍治疗有关的实验性临床医疗。实施前款第一项治疗措施,因情况紧急查找不到监护人的,应当取得本医疗机构负责人和伦理委员会批准。禁止对精神障碍患者实施与治疗其精神障碍无关的实验性临床医疗。"

以上两条法律对精神障碍患者进行外科手术和试验性医疗进行了严格规定,其目的不是禁止而是规范。其中明令禁止的是对"非自愿住院治疗"的患者实施精神外科手术,这是出于社会影响的考虑,防止出现精神医学滥用的恶果。对于自愿住院治疗的精神障碍患者,无论是接受精神科治疗还是其他疾病的治疗,只要患者本人知情同意,都是可以进行的。但如果无法取得本人意见,法律就设定了非常严格、烦琐的程序。这进一步体现了"自愿原则",强调精神障碍患者的个人意愿和知情同意权,与其他躯体疾病患者应当是等同的。

四、对联络会诊的特殊要求

《精神卫生法》第四十八条规定:"医疗机构不得因就诊者是精神障碍患者,推诿或者拒绝为其治疗属于本医疗机构诊疗范围的其他疾病。"

这条法律强调履行医疗职责。应加强躯体疾病治疗机构和精神障碍治疗机构的双向的联络会诊、建立院际协调机制,根据病情的轻重缓急确定治疗地点和方式。首发症状为精神障碍表现的散发脑炎、脑外伤术后谵妄、在精神科住院的患者突发严重躯体疾病等情况的会诊与转院,应首先考虑患者能够及时得到保证生命安全的治疗;因躯体疾病在综合医院住院的精神障碍患者,在躯体疾病已经得到有效控制而精神障碍复发的,应首先考虑转诊到精神科,精神科同样不得拒绝和推诿。

五、对精神卫生宣教的要求

《精神卫生法》第六十六条规定:"医疗机构应当组织医务人员学习精神卫生知识和相关法律法规、政策。从事精神障碍诊断、治疗、康复的机构应当定期组织医务人员、工作人员进行在岗培训,更新精神卫生知识。县级以上人民政府卫生行政部门应当组织医务人员进行精神卫生知识培训,提高其识别精神障碍的能力。"

这条法律规定精神专科医师要进行继续教育,非精神专科医师同样要学习精神卫生知识,提高识别精神障碍的能力,表明法律对综合医院开展精神卫生服务予以支持的原则。

(曹锦亚 魏 镜 刘倩丽 林哲涵 姜卓君)

参考文献

[1] 魏镜,史丽丽.综合医院精神卫生服务基本技能[M].北京:中华医学电子音像出版社,2014.

[2] GELDER M,HARRISON P,COWEN P.牛津精神病学教科书[M].5版.刘协和,李涛,译.成都:四川大学出版社,2010.

[3] LEVENSON J L.心身医学[M].吕秋云,译.北京:北京大学医学出版社,2010.

[4] GOLDBLOOM D S.精神科临床评估技巧[M].王学义,译.北京:北京大学医学出版社,2010.

[5] 于欣.精神科住院医师培训手册[M].北京:北京大学医学出版社,2011.

第三章

临床常见精神心理问题的识别和处置

　　临床各科室的工作中都会涉及精神心理问题,事实上,很多出现精神心理问题的患者都会出现在非精神科科室。因此,非精神科医生识别精神心理问题并进行初步干预,能够大大提高处理精神心理问题的医疗服务能力。

　　本章聚焦于非精神科医生在临床工作中常见的精神心理问题,包括抑郁状态、焦虑状态、兴奋状态、激越状态、功能性躯体症状、失眠及相关问题、谵妄状态、认知损害和痴呆、应激反应、患者心理危机,分10节分别介绍这些精神心理问题是什么,对临床工作有什么影响,如何识别、评估、进行鉴别诊断和干预。每一节的内容穿插着临床示例,帮助读者对精神心理问题有更加直观的了解,如症状表现、评估结果、临床处置的示范等。

第一节 抑郁状态

示例 1

抑郁症患者描述自己的体验如下：

刺耳尖锐的闹铃声响起,我想去关掉它,奈何我的手臂像绑了千斤石一般,粘在了床单上,尝试了大概几秒钟后,我果断放弃挣扎。

我呆呆地望着出租屋泛黄且有裂痕的天花板。

屋外,天亮了,可屋内似乎还是漆黑一片。

从头到脚充斥着疲倦,我似乎是一夜无眠,又似乎是从噩梦中醒来。

终于,令人讨厌的闹铃声停了,屋里很静,我能感受到自己加快的心率,沉重的呼吸,以及疼得快要炸掉的头。

厌烦透了,人为什么要有这多余的呼吸、心跳。

人为什么要活着? 为什么要创造人这个物种?

好像很快,又好像很慢,刺耳尖锐的闹铃声又响了。

我想起床,可是我动弹不了。

我的身体僵硬而疲惫,完全不受控制。

我发了一会呆,叹了几口气……从什么时候开始,我连基本的工作都无法完成了? 我真是个废物。

我看向窗外,如果我从这里跳下去,那么是不是一切都能解脱了?

抑郁障碍是一种常见的心境障碍,可由各种原因引起,以显著而持久的心境低落为主要临床特征,且心境低落与其处境不相称,临床表现可以从闷闷不乐到悲痛欲绝,甚至发生木僵;部分病例有明显的焦虑和运动性激越;严重者可出现幻觉、妄想等精神病性症状。多数病例有反复发作的倾向,每次发作大多数都可以缓解,部分可有残留症状或转为慢性。

抑郁障碍的分型主要包括抑郁症、恶劣心境、心因性抑郁症、脑或躯体疾病患者伴发抑郁、精神活性物质或非成瘾物质所致精神障碍伴发抑郁、精神病后抑郁等。

而我们常规所提到的抑郁状态与单纯的抑郁症症状重叠较多,患者主要表现为在固定的某段时间内出现典型心境低落,但持续时间可能不长。此类患者通常在非精神科科室就诊,如不加重视很容易被当作正常的低落情绪而被忽视,延误治疗时机。

一、什么是抑郁状态

首先,不是所有的负面情绪都能被称为抑郁状态。比如你在某次查房观察到某患者偷偷落泪,发现他此刻确实存在明确的心情差、压抑、绝望感、兴趣/动力减退的问题,但详细询问后发现他这几天有明确的失业的诱因,暂未尝试方法自行调整,饮食、睡眠暂未出现明显影响,且状态仅持续 2 天左右。我们仅认可该患者目前表现为应激事件后的情绪反应,而非需要积极识别和处理的抑郁状态。

抑郁状态虽然是一组以情绪低落、兴趣/动力减退、精力不济等情感症状为核心表现的疾病状态,但同时需注意,它是以显著而持久的心境低落为主要临床特征,且心境低落与其现实处境不相符合。它可影响全身,从情绪体验到躯体感受,导致思维、情绪、行为和自我感知等多方面发生异常改变。

抑郁状态往往以显著而持久的情感低落为主要表现,伴有兴趣缺乏、快感缺乏、思维迟缓、意志活动减少、精神运动性迟滞或激越、自责自罪、自杀观念和行为、早醒、食欲减退、体重下降、性欲减退、抑郁心境晨重夜轻的节律改变等。多数患者的思维和行为异常与低落的心境相协调。

二、为什么识别抑郁状态很重要

据国内调查,抑郁障碍的患病率近年来一直呈上升趋势。2014 年《自然》杂志报道全球抑郁症流行病学情况,中国的抑郁症患病率为 3.02%。2019 年,北京大学第六医院黄悦勤教授等在《柳叶刀》发表的中国精神卫生调查(CMHS)的患病率数据显示,在中国,抑郁症发病率达到 2.1%。抑郁症的终身患病率(在一生当中得过抑郁症的人所占总人口比例)为 6.8%,12 个月患病率(12 个月内得过抑郁症的患者所占总人口比例)为 3.6%。照此计算,超过 9 500 万中国人一生当中得过抑郁症。但事实上,接受了有效治疗的患者不足一半。国内费立鹏等人对 4 省的流行病学调查资料(2009)显示[诊断标准为《精神障碍诊断与统计手册(第五版)》(*Diagnostic and Statistical Manual of Mental Disorders*, DSM-5)],调整后的心境障碍的月患病率为 6.1%,其中抑郁症为 2.06%,恶劣心境为 2.03%,虽然患病率高,但治疗率不到10%。

对于抑郁障碍,如给予及时恰当的治疗,能提高临床治愈率,但目前诊治的情况不容乐观,我们对抑郁障碍的总体识别率较低,尤其是在综合医院。WHO 的多中心合作研究显示,15 个不同国家或地区的内科医生对抑郁症的识别率平均为 55.6%,中国上海的识别率为21%,远低于国外平均水平。大多数抑郁症状并未引起患者、家属及医生的重视,大多数躯体疾病伴发的抑郁障碍被忽视,而对抑郁障碍引发的自杀、自伤和药物、酒精依赖等问题的治疗/干预率则更低。

虽然有如此高的患病率但少有人就诊,其中的原因较多。一部分来自患者的病耻感。公众对精神疾患普遍存在偏见与污名现象(含自我污名),哪怕是在一线城市上海,也只有41.6% 的人能正确识别出抑郁症。大量患者直到变成重症后,自己和家人才意识到问题的严重性,难免最终酿成悲剧。很多人对抑郁症的看法是,抑郁无非是人对于生活感到失望和悲伤,就像是生活中的一些不顺心的小事,比如工作压力逼退发际线,爱情举步维艰……所以个体一旦抑郁,似乎就被戴上了"脆弱"的标签。那些躲不开的同事、同学和普通朋友的议论会一直萦绕在耳边——"你干吗想那么多""没必要""会自杀吗""你的事情解决了就好了"。但事实上,抑郁是即使所有的事情都很顺利依然会感到悲伤。如此,他们的情绪被当成小孩子的无理取闹,而不是一种疾病加以重视,同龄人不理解,父母更不理解。他们常常感到孤独,即便和最亲密的人接触,他们也敏感地保持着微妙的距离,更别说来到医院戴上名为"抑郁症"的这顶帽子。

但除此之外,识别率低更大一部分的原因可能依然来自疾病本身的特点,就是抑郁本身的"懒惰"。多数人的懒惰是一种行为习惯,这种懒惰通常是有选择性的,大多是不愿去做那些费心、费力又吃苦的事情,或者不愿去做自己不喜欢的事情,而对于自己喜欢的事情则乐此不疲。而抑郁状态的"懒惰"是没有选择性的,是普遍性的,即无差别地不愿做任何事情。

一些严重的抑郁症患者,几乎不能做任何事,包括吃饭、如厕等日常活动……即使以前喜欢的事情,也引不起患者的兴趣。患者往往感觉行动不起来,或力不从心,或一拖再拖。有的患者即使打起精神去做喜欢的事情,也无法享受以往快乐的感觉。

除此之外还有一种非典型的抑郁表现形式——微笑型抑郁。在你看不见的地方、有些被忽略的言行里,他们自己先躲了起来,他们在别人面前表现得很开心,但在微笑和乐观的背后,充满了无价值、残缺和绝望感。

由此不难发现,个体在抑郁状态下,除了所体会到的极端痛苦,其社会功能受到的影响也是巨大的。你无法正常集中注意力去学习和工作,负面情绪会持续影响周围关心你的群体,比如你的父母、爱人、子女或朋友,不良影响可迅速扩大。如未得到及时的识别和处理,因功能的受损进一步自我否定,使情绪陷入恶性循环,极容易导致出现冲动行为,比如自杀自伤。

抑郁障碍者的自杀、自伤,甚至杀害亲人(如抑郁的母亲带着孩子跳河)的危险性增高,2/3 的抑郁症患者曾有自杀想法与行为,15%~25% 抑郁症患者最终自杀成功。自杀在青年及老年人中发生率较高。据世界卫生组织统计数据,每年有 80 万以上的人死于自杀,相当于每 40 秒有 1 人自杀,死亡原因高居第十五位,也是 15~29 岁年龄人群中第二位的致死原因,是 10~14 岁年龄人群中第三位的致死原因。中国的自杀率目前为 22.2/10 万人。

最近的 1 项超过 10 年的前瞻随访研究证实,抑郁障碍的自杀率为 4%~10.6%;Meta 分析资料也显示,抑郁障碍的终身自杀风险为 6%,而过去的资料一般认为是 10%~15%,目前看来社会有高估抑郁自杀风险的趋势。在这里需要单独指出高估抑郁自杀风险的趋势这点,近年来对于抑郁症的科普宣传增多,加上网络媒体的全面覆盖,让不少个体(尤其是青少年)误解了抑郁症的相关概念。不可否认,部分个体存在自我引导抑郁情绪的倾向,而我国精神科起步较晚,专业的精神科医生极度匮乏,这就导致出现了很多扩大化的非专业的抑郁症诊断,比如现在因抑郁休学的学生群体明显增加,往往学生仅仅短暂出现厌学、自伤想法等短暂情绪,经过学校咨询师或量表筛查等初步评估就请假,甚至休学,而休学后复学难度极大,这一现象给学校和家长都带来了很大困扰。因而对于抑郁障碍的精准和规范化识别是未来需要不断强化的领域。

三、抑郁状态的识别

示例 2

患者,女性,58 岁,已婚,企业管理人员,因"反复心情差、睡眠差 13 年余,再发 10 月余"入院。
患者于 2005 年 1 月初开始在县城工厂打工。当车间主任的时候,因总是担心自己的事情干不好,感觉心有余而力不足,且工作压力大,逐渐出现心情不好、干什么事情都提不起兴趣、没有力气、入睡困难、睡眠时间缩短、早醒等情况,每日睡眠时间 2~4 小时,状态持续 2~3 个月后逐渐出现情绪失控,于 2005 年 4 月在家将衣服、被子撕成布条,有割腕自杀行为,遂至市级脑科医院急诊科就诊后住院治疗。2007 年 1 月初开始,患者出现感冒发热,自觉好不了了,总是控制不住自己往坏处想,心情转差,逐渐出现睡眠不好,入睡困难、早醒,时有乱动、讲胡话等行为,需强迫自己努力去控制自己的行为,遂转院至市级脑科医院住院治疗。2013 年 7 月开始患者因发现视力变差,需近前方可看清事物,遂就诊于眼科,考虑"视神经病变。屈光不正?"之后患者总担心自己的眼睛治不好,逐渐出现睡眠不好,心情转差,但一直未服药。至 2017 年 7 月,患者女儿的二胎出生,发现其发育迟滞后,总是担心其以后不聪明,担心女儿以后的幸福,自责,以为是自己害了自己的女儿(因是自己要求女儿生二胎的),自己的眼睛不好,认为自己是个累赘,连累了自己的丈夫及女儿,有不如死了一了百了的想法,睡眠逐渐转差,做事总是怕出错而紧张、出汗,治疗后心情及睡眠改善不明显,时有自责的想法及不如死了一了百了的想法,2018 年 5 月 9 日因"抑郁症"入院治疗。

(一) 抑郁状态的临床表现
我们一般从情感、躯体和行为症状方面分别描述抑郁状态的主要表现。

1. 情感症状　情感症状是抑郁的主要表现,包括自我感受到或他人可观察到的心境低落,高兴不起来,兴趣减退甚至丧失,无法体会到幸福感,甚至会莫名其妙感到悲伤。低落的心境几乎每天都存在,一般不随环境变化而好转。但一天内可能出现特征性的昼夜差异,如有些患者晨起心情低落最为严重,傍晚开始好转。有些患者还伴有焦虑、痛苦、运动性激越等体验,"心乱如麻",坐立不定,来回走动,导致注意力不集中更加突出。有时这些体验比抑郁心境更为突出,因而可能掩盖抑郁心境,导致漏诊或误诊。

2. 躯体症状　躯体症状在许多抑郁患者中并不少见,包括体重、食欲、睡眠和行为活动表现等方面。国外也有学者将这些躯体症状称为生物学症状,其典型的表现包括:①对通常能享受乐趣的活动丧失兴趣和愉快感;②对通常令人愉快的环境缺乏情感反应;③早晨抑郁加重;④存在精神运动性迟滞或激越;⑤早上较平时早醒 2 小时或更多;⑥食欲明显下降;⑦1 个月中体重降低至少 5%;⑧性欲明显减退。此外,部分患者还存在疼痛、心动过速、便秘等症状。

3. 认知症状　许多抑郁患者会描述存在思维迟缓、注意力不集中、分心、信息加工能力减退、对自我和周围环境漠不关心等情况。一般而言,这种抑郁性认知损害往往是一过性的,尤其是注意范围、注意力集中、记忆储存和再现等。神经心理测验或全面的精神检查可以发现这些认知损害表现。当抑郁症状缓解后,这些一过性认知功能损害可恢复到病前正常水平。

那么我们究竟如何结合临床表现判断患者是否处于抑郁状态呢?一般来讲症状标准中要求出现下列 5 种表现以上,其中至少 1 项是情绪低落或兴趣减退,才能符合。

(1) 几乎每天大多时间情绪低落:比如心情差、高兴不起来,总提不起劲来,很难感到开心等。

(2) 明显丧失兴趣和乐趣:比如原来感兴趣的事,现在不愿意做了,或者觉得没意思了,即使强撑着也没有那么大的动力或乐趣。

(3) 虚弱或精力不足:总感觉疲乏无力,容易劳累、困倦,做起事情来心有余而力不足。

(4) 感觉没有价值或过度自责:可能原来是个很自信的人,但突然变得没信心,甚至觉得自己这也不行、那也不行,一无是处,给自己很低的评价。觉得自己活着没有价值,是他人和社会的负担。

(5) 思考能力减弱:比如学习、工作难以保持注意力,很容易分心,效率降低,或是觉得脑子跟生锈一样转不动了,以前做起来很轻松的事,现在觉得非常难。

(6) 显著的体重下降或增加:比如对美食也丧失兴趣,在不是刻意节食的情况下也出现体重下降,日渐消瘦。也可能出现食欲和体重的增加。

（7）失眠或嗜睡：突出表现为早上醒得很早，醒来后情绪也很低落，不知道这一天要干什么，内心茫然、苦恼。或者表现为入睡困难，即使好不容易睡着了也很容易被吵醒，或觉得睡眠很浅、总做噩梦等。还有的人会表现为即使睡眠时长充足了，白天也依然很困倦想睡。

（8）精神躁动或迟滞：比如出现脾气大，容易生气，稍微有一点不愉快、不如意就"易燃易爆炸"。

（9）无望感：对未来感觉不到希望，悲观地觉得未来一定是糟糕的、没有奔头，认为自己前途黯淡。

（10）反复想到死亡：可能会有轻生的想法或计划，甚至有时可能采取行动，还有一些人会自残、自我伤害。

另外，抑郁状态也可能伴随出现紧张、担心、坐立不安等焦虑的症状，身体上出现各种疼痛不适，如胃肠道不适、气促、胸闷等等，但到各个科室、各个医院反复检查却没有什么异常，或检查结果无法解释主观上躯体不适的感受。

除了症状标准，还需符合上述症状对日常生活产生了明显的影响，或导致社交、职业，或其他重要方面的功能缺损的严重程度标准。

对于抑郁状态的诊断，病程上要求符合上述症状标准和严重程度持续 2 周或 2 周以上。还需要注意排除以下问题：由于某种物质或躯体性疾病所直接导致的症状，不能归于分裂情感性障碍、精神分裂症、精神分裂样障碍、妄想性精神障碍，或其他注明的或未注明的精神障碍以及其他精神病性障碍。

只有通过以上层层筛查才能最终判断患者处于抑郁状态。诊断过程中需要详细筛查符合的症状条目数，同时强调病程持续时间的标准才能做出判断。一般我们对于抑郁状态不必过分强调严重程度的标准划分，一般以对社会功能的损害程度作为轻中重的判断标准，轻度指对患者的日常工作损害程度较轻；中度指患者感持续工作困难，但仍坚持；重度指患者停止或难以胜任正常工作。

（二）抑郁类型

1. 根据临床表现分类　抑郁根据其不同的临床表现可分为多种不同类型。在此主要介绍几种常见的类型。

（1）伴焦虑特征

示例 3

患者，男性，26 岁，已婚，无业，主诉：心慌胸闷、心情差 4 月余。2018 年 1 月中旬患者无明显诱因突觉心慌胸闷、呼吸困难，急诊送入当地医院。出院后仍不时阵发性觉胸闷、心慌，一到人多的地方就更觉呼吸困难、头晕、乏力，并觉心情不好，整日无精打采，精力下降，以前感兴趣的事情也不愿去做，也没有什么事情能让自己高兴，觉得脑袋"似乎被浆糊糊住了"，反应速度明显下降，早上起床时症状更加明显。因担心自己患有不治之症，多次于各级医院门诊诊疗，予以 24 小时动态心电图、心脏彩超、肺功能测试等检查，结果均无明显异常。2018 年 4 月上述症状进一步加重，整日觉胸闷、乏力，有时甚至需要他人搀扶方能行走，情绪低落并紧张不安，总担心自己的疾病治不好，进食差，每餐仅进食数口，睡眠差，入睡困难且易惊醒，因此无法工作，只能辞职回家休养。

（2）伴精神病性症状特征

示例 4

患者,女性,42 岁,已婚,农民,主诉:心情差、言行异常、少与人交往 1 年余,再发 20 天。患者于 2016 年 12 月初开始出现怕见人、紧张,诉"自己做了很多对不起家人及朋友的事情,不孝顺老人,不知道该怎么挽回",白天常自说自话,晚上常常胡思乱想,担心很多事情不能入眠,感到自己犯错、违法,公安机关会抓自己坐牢,时常很紧张。并感到自己活着没有意思,咬破口腔企图自杀,生活懒散,不做家务活,不关心家庭及亲友,日常生活需督促,担心自己对不起的人会加害自己。

2~3 个月后担心自己得了尖锐湿疣,躺在床上自言自语,一会儿说房子矮了 5 寸,一会儿又说房子会倒塌,压死自己,反复担心不好的事情会发生在自己身上。心情差,焦虑,高兴不起来,兴趣下降,什么都不想做,夜间睡眠差。

（3）伴混合特征

示例 5

患者,男性,15 岁,未婚,高一学生,主诉:情绪低落、睡眠差半年余。患者因 2022 年 2 月父母离异缓起心情差、开心不起来,喜哭泣,做什么事都提不起兴趣,不想学习,不愿与同学交流,上课无法集中注意力,记忆力下降,有消极的想法,家人一直未予以重视。其间曾有无故兴奋、话多、想找人聊天,持续约 2 周时间,后又开始情绪低落,感觉周围环境不安全,认为周围的人都在议论自己的长相,耳边有"嗡嗡声",多为陌生男女、小孩的声音,有消极想法,感觉活着没意思,看不到未来,曾在凌晨 2 点去楼顶企图跳楼,后被人发现并予以阻止。2022 年 8 月 14 日曾发短信及跳楼的图片给父亲,后自己放弃。睡眠差,害怕睡觉,诉夜晚做梦多,梦中内容多为白日发生之事,醒来多次,食欲差,一天只吃 1~2 顿饭。

---

2. 根据人群分类 除了根据临床表现有不同分型,不同的特殊人群表现出的抑郁状态也有所不同。

（1）儿童青少年的抑郁:儿童和青少年可能不会像成人一样描述自己的悲伤或抑郁情绪,有时通过厌烦、孤僻甚至愤怒表现来表达悲伤。儿童还不具备和成人一样的描述及理解情绪的语言能力,因而,他们往往通过行为来表达抑郁心情。

不同的发育阶段常见的表达抑郁的行为或方式为:①学龄前期,违拗行为、攻击行为或退缩行为、与其他儿童交往困难、睡眠和饮食问题;②小学期,不愿上学、学习成绩差、躯体疾病如头痛和胃痛、与伙伴和成人关系不良、做白日梦、躯体攻击行为;③青少年期,进食障碍(尤见于女孩)、躯体攻击(尤见于男孩)、自杀念头、酒精/药物的使用、反社会行为如偷窃撒谎、一些类似于成人的抑郁症状(如悲伤、自我感觉差以及对以往喜欢的活动丧失兴趣等)。

（2）女性的抑郁:受性腺功能改变的影响,女性往往更容易出现焦虑、烦躁、激动等症状。其中非典型抑郁症状(如多眠、体重增加、食欲和性欲亢进、对药物反应不典型)在女性中更多见。女性存在几个与抑郁情绪有关的特殊时期。

经前期女性常出现抑郁情绪,主要表现为烦躁、易激惹,易与他人或家人发生矛盾,对紧张的工作感到力不从心。此外,还有许多躯体不适,如头痛、失眠、注意力不集中、疲乏、无力、感觉异常等,严重时可符合抑郁的诊断标准。

妊娠的 3 个月后,由于激素水平变化等原因,抑郁障碍的危险开始增加。产后 1 个月的抑郁障碍发病率是非分娩女性的三倍。除了分娩后血中激素的剧烈变化外,社会心理因素也与产后抑郁症的发生密切相关。抑郁的母亲往往不能有效地照顾婴儿,患者往往会因此感到自责自罪。有严重抑郁障碍的母亲可能有伤害自己或婴儿的危险。

围绝经期间抑郁的患病率并不增加。但在有紧张性生活事件、缺少社会支持、既往有抑郁障碍史及社会经济地位低下的情况,围绝经期女性患抑郁障碍的危险会有所增加。

(3)老年期的抑郁:老年期抑郁障碍除了具备一般抑郁障碍的主要症状外,往往还具有如下特点。

1)疑病症状:表现为以自主神经症状为主的躯体症状。常以某一种不太严重的躯体疾病开始,虽然躯体症状日益好转,但抑郁、焦虑却与日俱增。

2)焦虑、激越:担心自己和家庭将遭遇不幸,大祸临头,搓手顿足,坐卧不安,惶惶不可终日。

3)躯体症状:主要表现为自主神经功能障碍或有关内脏功能障碍,如厌食、腹部不适、便秘、体重减轻、胸闷、喉部堵塞感、头痛和其他躯体各部的疼痛、性欲减退、失眠、周身乏力等。此外,入睡困难,睡眠浅,尤其是早醒更多见。

4)精神运动性迟滞:思维迟缓,思考问题困难,思维内容贫乏、缄默、行动迟缓。重则双目凝视,情感淡漠,呈无欲状,对外界动向无动于衷。

5)妄想:尤以疑病及虚无妄想最为常见,其次为被害妄想、关系妄想、贫穷妄想、罪恶妄想等。

6)认知损害:可表现为各种不同类型的认知功能损害,严重时与痴呆相似,患者对自己智能降低表现出特征性的淡漠,但常有较好的定向力,且无病理反射。

7)自杀倾向:老年抑郁障碍自杀的危险比其他年龄组大得多。有报告显示,55% 老年患者在抑郁状态下自杀。自杀往往发生在伴有躯体疾病的情况下,且成功率高。导致自杀的危险因素主要有孤独、酒精中毒、疑病症状、激越、谵妄等。

(三)抑郁状态的风险评估

在熟悉抑郁的症状识别和基本分型后,作为医务工作者,我们仍需对相关风险保持高度警惕。对于抑郁状态,自杀风险评估是最重要的一环。在察觉到患者处于抑郁状态的情况下,通常都需要询问当下或过往存在的自杀想法、自伤行为、自杀计划以及自杀未遂史,并同时在给予共情和支持的情况下详细了解症状的出现时间、持续时间、发作频率、实施次数等具体情况。一般我们认为在抑郁情绪影响下,出现一过性的或短暂的自杀想法是常见并能够被理解的,属于自杀风险低的范畴。而自伤行为分为宣泄情绪式和深思熟虑式两种类型,再结合行为的总次数以及频率,一般属于自杀风险中度的范畴。而一旦存在明确的自杀未遂史或近期有详细的自杀计划,这种情况需保持高度警惕,及时与照顾者取得联系并告知风险,建议患者住院治疗。

四、评估工具的使用

对于抑郁状态的评估量表有很多,大多可分为自评和他评两大类型。常见的评估工具参照表 3-1。

表 3-1　临床常见的抑郁状态评估工具

评估方向	评估内容	推荐工具	性质
诊断	诊断正确性,避免误诊,漏诊	DSM-Ⅳ轴Ⅰ障碍用临床定式检查(研究版,SCID-Ⅰ) 简明国际神经精神访谈(MINI)	他评
症状	严重程度,药物疗效	汉密尔顿抑郁量表(Hamilton Depression Scale,HAMD) 蒙哥马利抑郁评定量表(MADRS)	他评
		患者健康问卷抑郁量表(PHQ-9) 抑郁自评量表(self-rating depression scale,SDS) 贝克忧郁量表(Beck Depression Inventory,BDI) 快速抑郁症症状自评问卷(QIDS-SR)	自评
	自杀风险	哥伦比亚自杀严重程度评定量表(C-SSRS) MINI 量表 C 模块	他评
	转躁风险	轻躁狂症状自评量表(HCL-32) 心境障碍问卷(MDQ)	自评
		杨氏躁狂评定量表(YMRS)	他评
治疗	药物疗效	见上文"抑郁状态的临床表现"相关内容(评价改善、有效、完全缓解等指标标准)	
	不良反应	副反应量表(TESS) Asberg 氏抗抑郁剂副反应量表(SERS)	他评
		亚利桑那性体验量表(ASEX)	自评
	服药依从性	药物依从性评定量表(MARS)	他评
		简明依从性评定量表(BARS)	自评

对于非精神科医生,建议以简明国际神经精神访谈(MINI)的抑郁模块作为定式访谈式的筛查手段,辅助采用抑郁自评量表(SDS)评估严重程度,必要时使用 MINI 自杀模块访谈和轻躁狂症状自评量表(HCL-32)评估相关自杀和转躁风险。

我们将之前的示例 2 作为样例来进一步熟悉抑郁状态的评估流程,以下为该患者各量表的评定结果。

(一) 简明国际神经精神访谈(MINI)——抑郁诊断模块

简明国际神经精神访谈是一种简单、有效和可靠的定式访谈工具,主要用于筛查诊断精神疾病,其中包含了抑郁、躁狂、自杀、精神病性症状、焦虑、强迫、创伤后应激障碍等多个模块的诊断。MINI 中每种诊断为一组问题,大部分诊断都有排除诊断的筛查问题。操作简便,按顺序依次对患者进行访谈,勾选是否选项,通过条目进行综合判断,最终得出诊断。已有研究进行了 MINI 与 SCID-P 的信度和效度比较,结果显示其具有较好的信度和效度。

（二）抑郁发作诊断模块

指导语：请回忆在你的一生中（包括现在），是否还有过一段时间，超过两周，你感到心情压抑或情绪低落或者对大多数事情丧失兴趣，如有请仔细填写表 3-2 与表 3-3。

表 3-2　简明国际神经精神访谈（MINI）——抑郁诊断模块

序号	项目	是	否
A1	最近的两周内，你是否几乎在每天的大部分时间感到心情压抑或情绪低落	☐	☐
A2	最近的两周内，对于平日你所喜欢的事情，你是否失去了兴趣或愉快感	☐	☐
	A1 或 A2 编码"是"吗？（注此项选"否"则跳至诊断框"否"）	☐	☐
A3	最近的两周内，当你感到抑郁和/或丧失兴趣时：	☐	☐
a	你是否几乎每天都有食欲减退或者增加？或者尽管你没有刻意改变饮食，但是体重仍下降或体重增加？（如：体重变化超过 5%，如果一个体重为 70kg 的人，在 1 个月内体重变化超过 ±3.5kg）。如果任一个问题回答"是"，编码"是"	☐	☐
b	你几乎每晚都有睡眠困难吗？（入睡困难、夜间易醒、早醒或睡眠过多）	☐	☐
c	你是否每天说话或动作明显比过去缓慢，或者感到烦躁、坐立不安、难以静坐？	☐	☐
d	你是否几乎每天都觉得疲倦或者精力减退吗？	☐	☐
e	你是否几乎每天都有无价值感或者不切实际的罪恶感？	☐	☐
f	你是否几乎每天都难以集中注意力或犹豫不决，很难做决定？	☐	☐
g	你是否反复想要伤害自己、自杀或者希望自己死去？	☐	☐
	如果 A1 或 A2 编码全为"是"，A3 中有三项或三项以上回答编码"是"，或者如果 A1 或 A2 编码有一个为"否"，A3 中有四项以上回答编码"是"	否 抑郁发作现患	是

表 3-3　简明国际神经精神访谈（MINI）——自杀诊断模块

	在最近 1 个月内：	是	否	评分
C1	你是否觉得死了会更好或者希望自己已经死了？	☐	☐	1
C2	你是否想要伤害自己？	☐	☐	2
C3	你是否想到自杀？	☐	☐	6
C4	你是否有自杀计划？	☐	☐	10
C5	你是否有过自杀未遂的情况？	☐	☐	10
	在你一生中：			
C6	你曾经有过自杀未遂的情况吗？	☐	☐	4
	上述至少有一项编码"是"吗？	☐	☐	
	如果是，请对 C1~C6 中评为"是"的项目，按其右侧的评分标准赋分，然后对评分进行合计，根据合计得分，（按下面标准）评定自杀风险等级：	否	是	
		自杀风险现患		
	低风险	☐ 1~5 分		
	中风险	☐ 6~9 分		
	高风险	☐ ≥10 分		

由以上评估初步筛查可评定该患者目前为抑郁发作现患,低自杀风险。

（三）抑郁自评量表（SDS）

由 Zung（1968）编制的抑郁自评量表（SDS）（表 3-4）,是目前使用最广泛的抑郁症自测工具之一。它的使用和计分简便易行,20 道题目都按症状本身出现的程度分为 4 级。患者可根据自己的感觉,分别作出"没有""很少时间有""大部分时间有"或"全部时间都有"的应答。

表 3-4 抑郁自评量表（SDS）

指导语	最近一周以来,你是否感到	没有	有时	经常	总是
1	我觉得闷闷不乐,情绪低沉	1	2	3	4
2	我觉得一天中早晨最好	4	3	2	1
3	我一阵阵哭出来或觉得想哭	1	2	3	4
4	我晚上睡眠不好	1	2	3	4
5	我吃得跟平常一样多	4	3	2	1
6	我与异性密切接触时和以往一样感到愉快	4	3	2	1
7	我发觉我的体重在下降	1	2	3	4
8	我有便秘的苦恼	1	2	3	4
9	我心跳比平常快	1	2	3	4
10	我无缘无故地感到疲乏	1	2	3	4
11	我的头脑跟平常一样清楚	4	3	2	1
12	我觉得经常做的事情并没有困难	4	3	2	1
13	我觉得不安而平静不下来	1	2	3	4
14	我对将来抱有希望	4	3	2	1
15	我比平常容易生气激动	1	2	3	4
16	我觉得做出决定是容易的	4	3	2	1
17	我觉得自己是个有用的人,有人需要我	4	3	2	1
18	我的生活过得很有意思	4	3	2	1
19	我认为如果我死了,别人会生活得好些	1	2	3	4
20	平常感兴趣的事我仍然照样感兴趣	4	3	2	1
总分					

患者应根据过去一周内自身的情况作答,并按照表中分值计算出总分。将总分乘以 1.25 后为最后得分。最后得分在 50 分以下为正常,50~59 分提示轻度抑郁,60~69 分提示中度抑郁,70 分以上提示重度抑郁。

如该示例的自评量表得分是 61 分,表明抑郁严重状态处于中度。

对于所有抑郁患者建议采用量表筛查轻躁狂的表现,排除双相障碍的可能性。量表使用时一定需要向患者详细说明描述的是自己"高亢"时候的状态,而非现在,因为抑郁患者当下往往感觉是非常差的,肯定很少出现量表中各条目的表现。

(四) 轻躁狂症状自评量表(HCL-32)

轻躁狂症状自评量表(HCL-32)(表 3-5)有 32 项症状条目,由瑞士 Jules Angst 编制。国内 12 个中心参与的研究显示中文版 HCL-32 信效度较佳,对双相障碍与单相抑郁障碍区分的最佳划界分为 14 分,该划界分与 HCL-32 在欧洲多中心的精神科门诊研究结果一致。但上述国内研究在进行双相 II 型障碍与单相抑郁障碍分析时发现,二者最佳划界分为 12 分。因此推荐使用 12 分作为双相障碍与单相抑郁障碍的筛查划界分(对应敏感性及特异性分别为 0.86、0.69)。

表 3-5 轻躁狂症状自评量表(HCL-32)

指导语:每个人在一生中的不同时间点上都会体验到精力、活力上的变化与情绪上的波动(我们称为"高亢"与"低落")。

1. 首先,跟平常的状态比起来,您今天感觉如何?(请用"√"选出下列其中一项)
   比平常差多了 比平常差 比平常差一点 跟平常一样
   比平常好一点 比平常好 比平常好很多

2. 您通常感觉您的精力、活力、情绪与其他人相比。(请用"√"选出下列其中一项,这里是指您平时大部分时间的感觉)
   总是相当稳定 通常比较高亢一些 通常比较低落一些 反复出现高亢与低落表现

3. 请试着回忆当您处于高亢状态的那一段时间,当时感觉如何?(不要管您现在的状态如何),请用"√"选择

序号	项目	是	否
1	我需要的睡眠时间比较少	☐	☐
2	我觉得比平常更充满精力和活力	☐	☐
3	我会变得比较充满自信	☐	☐
4	我会更喜欢我的工作	☐	☐
5	我会变得有较多的社交行为(打电话次数变得比较多、比平时更喜欢外出)	☐	☐
6	我会想要旅行,而且的确比较常旅行	☐	☐
7	我会开车开得比较快或开车时会比较不顾危险	☐	☐
8	我会花比较多的钱或很多钱	☐	☐
9	在日常生活中,我会从事比较多的有冒险性的活动(在工作上或/和其他活动上)	☐	☐
10	我的活动量会增多	☐	☐
11	我会有比较多的打算,或计划比较多的活动	☐	☐
12	我会有比较多的点子,更具有创造力	☐	☐
13	我会比较不害羞、不羞怯	☐	☐
14	我会穿颜色比较鲜艳的衣服,打扮得比较夸张	☐	☐
15	我会想要和更多人接触,也的确认识更多人	☐	☐
16	我会对"性"比较有兴趣,或性的念头增多	☐	☐
17	我会比过去喜欢找异性聊天或性活动比过去多	☐	☐
18	我会话比较多	☐	☐
19	我的思考速度会变快	☐	☐

续表

序号	项目	是	否
20	当我正在讲话时会开比较多玩笑,或说比较多双关语	☐	☐
21	我会比较容易分心	☐	☐
22	我会参与许多新奇的事物	☐	☐
23	我的思绪会加快,容易从一个主题跳到另外一个主题	☐	☐
24	我做事情的速度会变快或更顺手	☐	☐
25	我会比较不耐烦且/或更容易生气	☐	☐
26	我会比较容易对别人发脾气	☐	☐
27	我会卷入比较多的争吵中	☐	☐
28	我的情绪会比较高亢,变得更乐观	☐	☐
29	我会喝比较多的咖啡	☐	☐
30	我会抽比较多的烟	☐	☐
31	我会喝比较多的酒	☐	☐
32	我会服用比较多的药物(镇静剂、抗焦虑剂、兴奋剂等)	☐	☐
阳性条目总数			

示例 2 中患者的阳性条目数正好在 12 分的分界值。该量表只是筛查轻躁狂的可能性,仅用于提醒医生患者有双相障碍可能,在后续随访的过程中,对于治疗方案的选择可能会针对性地规避转躁狂的风险。

五、非精神科医生的鉴别思路

(一) 正常的悲伤

几乎每个人一生中都会有悲伤的体验,人们平常说到的抑郁,大多时候只是抑郁情绪而已,而非抑郁症。这两者的区别主要表现在以下方面。

1. 发作的原因 抑郁情绪往往是有外在原因的,而抑郁症则可能在没有明显原因的情况也会莫名出现。

2. 持续时间 一般人的情绪变化是有一定的时限性的,通常一到两周内,人们可以通过自我调节使抑郁情绪得到缓解,抑郁症则不然。

3. 严重程度 一般来说,抑郁情绪下的情绪低落程度较轻,而抑郁症更明显、更重。

4. 躯体症状 抑郁症常常伴有明显的躯体不适的症状,如持续失眠,食欲下降,或全身多处出现难以描述的各种不适,检查结果往往不能解释不适体验,而这些症状在抑郁情绪中往往不明显。

5. 变化规律 典型的抑郁症还可能出现节律性的症状波动,比如昼重夜轻;而抑郁情绪则无。

6. 发作倾向 抑郁症往往呈反复发作倾向,且每次发作的基本症状相似,随发作的进展后期发作常没有直接诱因,而抑郁情绪则是单次出现更多见,症状因诱因事件不同而表现不同。

7. 家族病史　抑郁症有一定的遗传倾向,但抑郁情绪没有。虽然有的人天生气质中可能带有多愁善感的性格成分,但却不一定会发展为抑郁症。

（二）躯体疾病或药物所致的抑郁

躯体疾病共病抑郁障碍的发生率很高。内科门诊患者具有抑郁障碍者占 12%~36%。内科住院患者约 1/3 有中等程度的抑郁症状,11%~26% 在住院初期呈现抑郁。根据诊断标准里的排除标准,在筛查出存在抑郁症状的患者后,首先我们仍需考虑是否存在原发疾病对情绪的影响,比如癫痫发作、脑卒中、帕金森病、颅脑损伤、库欣综合征、艾迪生病、甲状腺功能减退、甲状旁腺功能减退症等。此类疾病本身发病机制对于情绪症状存在明确影响,应以积极治疗原发疾病为主,仅是对症处理抑郁症状,原发疾病好转后可较快停药。而在其他比如心血管内科的高血压、内分泌科的糖尿病、消化内科的肠易激综合征等疾病出现抑郁状态,更多应考虑为合并原发疾病的抑郁状态,治疗周期按规范的抑郁治疗进行,一般建议维持更长时间的药物治疗的时间一般建议更长。

（三）痴呆

老年抑郁症患者的情感症状可能不典型,就诊时可能以认知损害为特征,严重者可达类痴呆程度,容易被误诊。针对此类型的患者,规范全面的神经心理测验及精神检查十分重要。比如进行精神检查时关注定向力、计算力、逻辑思维、抽象概括、记忆力的测定。测验方面可以通过简易精神状态检查（Mini-Mental State Examination, MMSE）等痴呆量表测验评估痴呆的严重程度。同时完善头部脑电图、磁共振等检查。痴呆是以认知损害为主要表现,而抑郁状态是以核心的情感症状为特征,通过详细完整的评估就能把握好核心鉴别点的不同。

（四）双相障碍

国外学者报道,超过 40% 的双相障碍患者首诊被误诊为单相抑郁,而我国对某精神专科医院就诊的当前为抑郁发作的双相障碍患者（n=247）的误诊情况及就医轨迹发现,70.85% 的患者没有得到正确诊断,其中误诊为单相抑郁障碍的最多（64.00%）。

目前的诊断标准未区分抑郁症与双相障碍的抑郁发作,但二者的临床特征存在差异。双相抑郁发作频繁、急性起病或快速缓解、首发年龄小（通常小于 20 岁）,情感波动性、伴精神病性症状、非典型症状（嗜睡和/或白天小睡时间增加;暴饮暴食和/或体重增加;铅中毒瘫痪）、明显激越、频繁自伤、共病、烟酒等物质依赖、双相障碍家族史等。因此对于临床上诊断抑郁状态的患者,若同时发现以上特征,需警惕双相障碍的可能性,强化评估轻躁狂症状自评量表（HCL-32）及心境障碍问卷（MDQ）,可以辅助区分两者。

六、抑郁状态的干预

抑郁障碍的治疗目标在于尽可能早期诊断,及时规范治疗,控制症状,提高临床治愈率,最大限度减少病残率和自杀率,防止复燃及复发。抑郁症复发率高达 50%~85%,其中 50% 的患者在疾病发生后 2 年内复发。为使这种高复发性疾病预后良好、防止复燃及复发,目前倡导全病程治疗。全病程治疗策略分为:急性期治疗、巩固期治疗和维持期治疗。

急性期治疗（8~12 周）:控制症状,尽量达到临床治愈。急性期的疗效决定了患者疾病的结局和预后,需要合理治疗以提高长期预后和促进社会功能康复。

巩固期治疗（4~9 个月）:在此期间,患者病情不稳定,病情反复风险较大,原则上应继续使用急性期治疗有效的药物,并强调治疗方案、药物剂量、使用方法等保持不变。

维持期治疗:维持治疗时间的研究尚不充分,一般倾向于至少2~3年,多次复发(3次或以上)以及有明显残留症状者主张长期维持治疗。

持续、规范的治疗可以有效地降低抑郁症的复燃/复发率。维持治疗结束后,病情稳定,可缓慢减药直至终止治疗,一旦发现有复发的早期征象,应迅速恢复原治疗。

伴有焦虑特征的抑郁障碍,类似的患者在非精神科较为常见,常常以躯体不适等焦虑症状起病,就诊于急诊或各个内科,随后症状一直不能缓解,从而逐渐出现明显的抑郁症状,最终严重影响社会功能后才给予重视,前往精神科诊治。

首先,抑郁障碍的诊断和治疗均要有良好的医患关系作为基础。治疗联盟本身就是基本的治疗措施之一,建立治疗联盟包括对患者及其家属进行疾病相关知识的教育,使其能够清楚地认识病情,并对抑郁症的严重性有足够的认识,最大程度地去掉患者和家属的疾病病耻感,维持良好的就诊依从性。同时需要告知患者治疗目标、适宜的治疗方法,各种方法的利弊及起效所需时间。如选择药物治疗,须向患者及家人阐明药物性质、作用和可能发生的不良反应及对策,获得患者的主动配合,遵医嘱按时、按量服药。

健康教育对话举例

抑郁症是一种真实的疾病,它并不只是简单的心情不好,或者只针对那些内心不坚强的人,我们通常把它比作为情绪上的"感冒",这意味着有时候它不经过治疗也会自行好转。但同时我们依然需要时刻警惕"感冒恶化成严重肺炎"的风险,同样的,抑郁症严重时候可能产生的自杀风险是我们都不愿意冒的风险。既然称之为疾病,就意味着存在生理状态的变化,会需要药物的治疗,抗抑郁药物没有大家想象的成瘾性或者那些可怕的副作用,它起效的时间一般较慢,往往最早也需要一两周,其间也需要定期监测对身体的影响,但绝大多数时候这些药物都是安全的。

针对示例5,临床医生须先阐述焦虑和抑郁属于人类正常应激情况下的情绪反应之一,很多时候焦虑甚至是一种保护性因素,它用一种轻微躯体不适的方式在提醒你可能需要纠正某些不健康的生活方式。这样的表达能使患者先卸下对疾病的恐惧心理,与这些不良情绪和平共处。其次,需要鼓励患者开始寻求周围人的支持和帮助,尝试采用既往常用的调整情绪方法,充实生活,转移注意力、宣泄等方式,其间观察情绪反应,定期评估。观察周期不宜过长,一般不建议超过1个月。如无明显效果,甚至恶化,那极可能意味着目前的状况超出了个体自身调节的能力,需要采取更积极的治疗方法,主要分为心理治疗和药物治疗两大类型。

此时我们需要对患者个体化的症状进行全面的评估,包括评估症状严重程度和进展,以及全面回顾既往药物和其他治疗方式及疗效,在此基础上采取综合的治疗方式。同时医生需要在治疗中监测以下项目,包括:①症状严重程度,是否有残留症状,包括社会功能及生活质量;②对自己或他人的"危险"程度;③转躁的线索;④其他精神障碍,包括酒依赖或其他物质依赖;⑤躯体状况;⑥对治疗的反应;⑦治疗的副反应;⑧治疗的依从性。

(一) 心理治疗

对于抑郁障碍患者,可采用的心理治疗种类较多,常用的主要有:支持性心理治疗、动力学心理治疗、认知治疗、行为治疗、人际心理治疗、婚姻和家庭治疗等。对于抑郁障碍各种心理治疗的选择适应证如下。

1. 一般适应证 感到失望和无助;冷淡、兴趣减退或快感丧失;对自我期望过高或理想化;睡眠过多,多梦或噩梦;感到焦虑不安或活动迟缓;动机或需要缺乏;自卑、不恰当地或过分地自责和惩罚自己;想到死;社交回避,害怕被人拒绝或出丑;躯体不适、疑病。

2. 不同类别心理治疗适应个体

(1) 精神动力学治疗:长期的空虚感和低估自己的价值;童年期的丧失或长期与父母分离;既往关系(如与双亲、性伴侣)的冲突;有内省能力;有改变自我的能力;有表现压抑的能力;能评价梦与幻想;几乎不需要提示和指导;有相对稳定的外部环境。

(2) 认知行为治疗:明显的对自我、世界和前途的偏见;固执己见的思维方式;现实的不适应(包括对其他心理治疗效果不好者);需要中到高度的提示和指导;对行为训练和自我帮助有效果。

(3) 人际心理治疗:最近与家庭成员或他人发生争执或不和;有社交或交往方面的问题;近来发生角色转换或生活改变;有不正常的悲伤反应;需要低到中度的提示或指导;对环境改变有效果者(建立可能的支持性社会关系)。

以下几种情况比较适用心理治疗:①自愿首选心理治疗或坚决排斥躯体治疗者;②有明显抗抑郁药的使用禁忌;③有明显的社会心理性应激源导致抑郁的证据。

针对示例5的青少年患者,尽管我们发现他存在父母离异等生活事件的诱因,在同学的人际交往中也存在问题,因为认知的不全面出现明显的情绪不稳,这些都提示其存在心理治疗的需求。但是同时,我们需要更警惕她的自杀自伤风险,甚至出现了可疑的精神病性症状,故应优先处理更严重的症状与风险情况,等待状况稳定后再合并规范的长程心理治疗,长远来看依然能为患者提供正向作用。这些正向作用包括:①减轻和缓解社会心理应激源相关的抑郁症状;②增加正在接受抗抑郁药治疗患者对服药的依从性;③矫正抑郁障碍继发的各种不良社会心理性后果,如婚姻不睦、自卑绝望、退缩回避等;④最大限度地使患者达到社会心理功能和职业功能的康复;⑤协同抗抑郁药维持治疗,预防抑郁障碍的复发。

(二) 药物治疗

抗抑郁药是当前治疗各种抑郁障碍的主要药物,能有效解除抑郁心境及伴随的焦虑、紧张和躯体症状,有效率60%~80%。根据国内外抑郁障碍药物治疗相关指南,急性期推荐使用新型抗抑郁药,如选择性5-羟色胺再摄取抑制剂(SSRI),选择性5-羟色胺及去甲肾上腺素再摄取抑制剂(SNRI),去甲肾上腺素和特异性5-羟色胺能抗抑郁药(NaSSA)等类药物。

在示例5中,该示例患者属于年轻的高功能需求的学生人群,需要较好的认知能力,对于药物副作用也较为敏感,同时患者伴有情绪不稳定等混合特征以及精神病性症状,且存在高度的自伤风险,综合各种个体化的因素分析,药物治疗应当是迫切需要、快速缓解症状、保证安全的做法。综合考虑该患者需要,可选择不良反应少、转躁风险低的抗抑郁药,同时可合并低剂量的抗精神病药物。药物治疗可消除急性期抑郁心境以及伴随的焦虑、紧张和躯体症状,并可预防复发。患者易于接受,疗程比心理治疗短,相比电抽搐治疗,较少引起恐惧不安。

根据对抑郁障碍的基本知识和多年临床实践,抗抑郁药的治疗原则有以下几点。

第一,诊断要确切。

第二,全面考虑患者症状特点、年龄、躯体状况、药物的耐受性、有无合并症,因人而异地进行个体化合理用药。

第三,剂量逐步递增,尽可能采用最小有效剂量,使不良反应减至最少,以提高服药依从性。

第四,小剂量疗效不佳时,根据不良反应和耐受情况,增至足量(药物有效剂量的上限)和足够长的疗程(至少8周)。

第五,如仍无效,可考虑换药,改用同类其他药物或作用机制不同的另一类药物。应注意氟西汀需停药5周才能换用MAOI,其他SSRI需停药2周。MAOI停用2周后才能换用SSRI。

第六,尽可能单一用药,应足量、足疗程治疗。当换药治疗无效时,可考虑2种作用机制不同的抗抑郁药联合使用。一般不主张联用2种以上抗抑郁药。

第七,治疗前向患者及家人阐明药物性质、作用和可能发生的不良反应及对策,争取他们的主动配合,使患者能遵医嘱按时按量服药。

第八,治疗期间密切观察病情变化和不良反应,并及时处理。

第九,根据生物-心理-社会医学模式,心理应激因素在本病发生发展中起重要作用,因此,在药物治疗基础上辅以心理治疗,有望取得更佳效果。

第十,积极治疗与抑郁共病的焦虑障碍、躯体疾病、物质依赖等。

急性期A级推荐药物包括:SSRI、SNRI、NaSSA,去甲肾上腺素-多巴胺再摄取抑制剂(NDRI),选择性5-羟色胺再摄取激活剂(SSRA),选择性去甲肾上腺素再摄取抑制剂(NRI),可逆性A型单胺氧化酶抑制剂(RIMA)。B级推荐药物包括:5-羟色胺平衡抗抑郁药(SMA),三环类抗抑郁药(TCA),四环类抗抑郁药;轻度、中度抑郁症患者也可以选择中草药,如舒肝解郁胶囊、圣·约翰草提取物片等。以下仅介绍几种临床常用的几种药物类型。

1. SSRI　SSRI是近年临床上广泛应用的抗抑郁药,具有疗效好,不良反应少,耐受性好,服用方便等特点。主要有氟西汀、帕罗西汀、舍曲林、氟伏沙明、西酞普兰、艾司西酞普兰(表3-6)。SSRI镇静作用较轻,可白天服药,如出现困倦嗜睡、乏力也可改在晚上服,为减轻胃肠刺激,通常在早餐后服药。年老体弱者宜从半量或1/4量开始,酌情缓慢加量。

表3-6　常用选择性5-羟色胺再摄取抑制剂类药物的推荐剂量和用法

药名	规格/mg	常用治疗量/(mg·d⁻¹)	最高剂量/(mg·d⁻¹)	用法	血药浓度/(ng·ml⁻¹)
氟西汀	20	20~40	60	q.d.	100~300
帕罗西汀	20	20~40	60	q.d.	30~100
舍曲林	50	50~100	200	q.d.	25~50
氟伏沙明	50	100~200	300	q.d. 或 b.i.d.	250
西酞普兰	20	20~60	120	q.d.	60
艾司西酞普兰	5,10	10	20	q.d.	25~125

在不良反应方面,抗胆碱能不良反应和心血管不良反应较轻。主要有:头痛,头晕,焦虑,紧张,失眠,乏力,困倦,口干,多汗,震颤,痉挛发作,兴奋,转为狂躁发作。少见的严重神经系统不良反应为中枢 5-羟色胺综合征,这是一种 5-HT$_{1A}$ 受体活动过度的状态,主要发生在 SSRI 与单胺氧化酶抑制剂合用情况下。两者合用可出现腹痛、腹泻、出汗、发热、心动过速、血压升高、意识改变(谵妄)、肌阵挛、动作增多、易激惹、敌对和情绪改变。严重者可导致高热、休克,甚至死亡。所以用药过程中仍需注意药物之间的相互作用,防止血药浓度升高导致的毒副作用。

2. SNRI 主要有文拉法辛、度洛西汀及米那普仑。该类型起效时间快,对难治性抑郁也有较好的治疗作用。适应证:主要为抑郁症、伴焦虑症状的抑郁障碍及广泛性焦虑症。文拉法辛最小有效剂量 75mg/d,治疗剂量为 75~300mg/d。而度洛西汀起始剂量为 20mg/d,建议逐渐加量,最大剂量为 120mg/d(1 日 1 次或 60mg,1 日 2 次)。

3. NaSSA 米氮平是代表药。适应证:各种抑郁障碍,尤其适用于重度抑郁和明显焦虑、激越及失眠的抑郁患者;用法和剂量。开始 30mg/d,必要时可增至 45mg/d,日服 1 次,晚上服用。本药耐受性好,不良反应较少,无明显抗胆碱能作用和胃肠道症状,对性功能几乎没有影响。常见不良反应为镇静、嗜睡、头晕、疲乏、食欲和体重增加。

4. SMA 主要有曲唑酮和萘法唑酮两种。其中曲唑酮适应证为各种轻、中度抑郁障碍,重度抑郁效果稍逊;因有镇静作用,适用于伴焦虑、失眠的轻、中度抑郁。曲唑酮禁忌证为低血压、室性心律失常。曲唑酮剂量和用法:起始剂量为 50~100mg,每晚 1 次,每隔 3~4 日增加 50mg,常用剂量 150~300mg/d,分 2 次服。它可加强中枢抑制剂,包括酒精的抑制作用,不宜和降压药联用。

临床上需要根据各抗抑郁药物在抗抑郁、抗焦虑和抗强迫症状、镇静作用和药代动力学方面的特点,结合患者具体病情以及使用其他药物情况选药。具体策略包括以下几点。

(1) 伴有明显激越:选用以下具有镇静作用的药,NaSSA 的米氮平,SSRI 中的帕罗西汀、氟伏沙明,SMA 的曲唑酮,SNRI 中的文拉法辛,TCA 的阿米替林、氯米帕明。

(2) 伴有强迫症状:常用较大剂量的 SSRI 或氯米帕明。

(3) 伴有精神病性症状:可用阿莫沙平、氟伏沙明等抗抑郁药(不宜使用安非他酮),或合并使用第二代抗精神病药。

(4) 伴有躯体疾病:可选用不良反应和相互作用较少的 SSRI、SNRI、米氮平或安非他酮。

与抑郁相互影响常见疾病有冠心病、脑卒中、糖尿病、高血压、肾病综合征等,所选择的抗抑郁药不应该影响原有疾病,使用的抗抑郁药物与原来使用治疗躯体疾病的药物没有或较少相互作用。

尽量单一用药,从小剂量开始,根据病情需要和患者耐受情况,逐步递增剂量至足量和足够长的疗程(至少 6 周)。药物治疗一般 2~4 周开始起效,如果使用某种药物治疗 4~6 周无效,可改用同类其他药物或作用机制不同的另一药物。急性期药物治疗的疗程一般为 6~8 周。

STAR*D 研究表明:①抑郁症的治疗可参照高血压等其他慢性病的治疗指南的相似策略;②在一种 SSRI 治疗无效后,无论转换成与 SSRI 作用机制相同或不同的药物,所得到的疗效相当;③而对于 SSRI 疗效不佳后增效治疗,不同种类的抗抑郁药或非抗抑郁药物增效剂所产生的疗效差别不大。换药无效时,可考虑联合使用 2 种作用机制不同的抗抑郁药,一般不主张联用 2 种以上抗抑郁药物。

除此之外,当足量足疗程药物治疗后作用仍有限时,还可以选择物理治疗等其他治疗方法增效治疗,包括改良电休克治疗(MECT)、重复经颅磁刺激(rTMS)及补充或替代药物治疗。

MECT 可以快速缓解症状,尤其适用于拒食、自杀等紧急情况;以下几种临床状况需要合并 MECT 与药物治疗:伴有忧郁的重度抑郁症,特别是有强烈自伤、自杀行为或明显自责、自罪患者;原先抑郁发作时,用充分的抗抑郁药治疗无效,进一步的药物治疗仍可能无效;伴有妄想(通常是偏执性、躯体性或自我负性评价)的抑郁症;以及因躯体疾病不能给予药物治疗的患者可考虑使用。

补充或替代药物治疗(complementary and alternative medicine,CAM)。CAM 具体包括以下几类:物理治疗法,例如光照疗法,加拿大指南指出一些随机对照试验证据表明光照疗法可以用在季节性抑郁症的急性期治疗、睡眠剥夺、运动治疗、针灸治疗、营养食品疗法[ω-3 脂肪酸、S-腺苷基甲硫氨酸(SAM)、脱氢表雄酮(DHEA)、色氨酸、叶酸等]。

作为非精神科医生,在应对伴有抑郁状态患者时,首先需要清楚抑郁障碍诊断标准中的排他性标准,应先完善检查排除躯体疾病所致情绪变化的因素,选择合适的会诊时机。一般察觉到患者的情绪变化,首先可考虑采用抑郁自评量表明确其严重程度,再通过 MINI 的抑郁模块定式访谈进一步明确诊断,注意 2 周持续时间的界限标准,一旦筛查诊断明确,可考虑请精神科会诊共同制定进一步治疗方案。

抑郁的治疗最开始建议可以 SSRI 单药治疗为主,如无必要的风险不需优先考虑转科治疗,会诊指导下维持药物治疗即可。如出现以下指征:高自伤自杀风险;冲动毁物或伤人风险;躯体疾病稳定情况下,仍存在重度抑郁症状,则建议转诊至精神科病房进一步治疗。如前述提到的示例 5 中有高度自伤风险并伴有精神病性症状的青少年。

七、小结

总体来说,抑郁状态是精神科中非常常见的一种情绪障碍,它主要以持续性的情绪低落和兴趣减退为核心症状,需要严格把握持续性超过两周的时间窗口,而不至于过度扩大化抑郁的诊断。抑郁的临床症状可分为情感症状、躯体症状、认知症状三大类,表现形式也十分多样,分为伴焦虑特征、伴精神病性特征、伴混合特征等多种类型,在儿童、女性、老人等特殊人群中也各有特征表现,需详细区分鉴别。自杀是其中最需警惕的风险,由最轻的一过性的自杀观念、中间程度的自残行为、到最严重的存在自杀计划以及自杀未遂史,自杀风险是医务人员必须询问和把控的重要内容。在实际的临床工作中,我们可选用规范化的 MINI-抑郁发作诊断筛查工具,借助自评量表的辅助,初步明确患者当下的实际状态以及严重程度。

抑郁状态的治疗以药物治疗为基础,其中 SSRI 和 SNRI 类药物为核心代表,可快速有效地改变症状。但同时,在抑郁状态的治疗中也需要非常重视医患联盟的建立,医生需要与患者进行规范的健康教育对话,健康教育的内容包括很多,比如药物起效是缓慢的,需要耐心等待,服药一周以内可能出现药源性的不适感,服药后警惕转躁狂,等等。诊治过程中医生的解释工作会显得尤为重要。这也是为何应对症状较轻的抑郁患者时,心理治疗是一种安全、有效的治疗方法。而对于重度的,如伴有自杀风险的患者来说,物理治疗,如电休克治疗则是更合适的选择。

对于非精神科医生来说，一般情况下，按照标准的评估流程识别出抑郁状态后，可采用联络会诊的形式，在最开始以 SSRI 单药维持治疗的基础上，如后期出现治疗无效甚至症状加重，出现高自伤自杀、冲动毁物或伤人风险时，需建议转诊至精神专科病房进一步治疗。

（向 慧 周建松 史丽丽 魏 镜 刘倩丽）

第二节　焦虑状态

示例 1

患者，女，47 岁。因"心慌、胸闷、四肢乏力 1 个月"前来就诊。1 个月前患者在工地干活期间突感心跳加速、呼吸不畅、四肢乏力，继而昏倒在地，被送至急诊，完善头部 MRI、胸部 CT、腹部及甲状腺彩超等检查未见明显异常，血钾低（3.1mmol/L），给予补钾等对症处理后好转，但未能明确低钾原因。此后，患者经常提心吊胆、忐忑不安，整个人难以放松，担心病情复发，随身携带氯化钾，只要觉得不舒服立即服用，害怕独处，希望随时都有人陪伴自己，容易烦躁，常因小事和家人发脾气。担心自己得了不治之症，会拖累子女，看着身边的工友都在上班挣钱，认为自己一无是处，心里像有座山在压着，无法排遣，经常感到头痛、头昏，提不起精神，不想做事情。经常感觉胸闷气短、心慌，一身冷汗，甚至双手不由自主地颤抖，有时感四肢、头皮、舌头等全身多处发麻。睡眠差，主要表现为入睡困难，经常凌晨 1~2 点才能睡着，即使睡着了，很轻的响动也能惊醒，再入睡困难。食欲下降，食而无味，近 1 个月体重下降 2kg，余无特殊。

焦虑障碍是一种常见的精神障碍，可由各种原因引起，以过度的恐惧、焦虑以及相关的行为紊乱为主要临床特征，临床表现可以心理警觉性增高为主，如提心吊胆、紧张不安、易激惹、注意力不集中、失眠等；可以自主性警觉增高为主，如口干舌燥、胃肠胀气、胸闷气短、心率增加、出汗增多、头晕头痛、四肢发麻、尿频尿急等；部分病例可表现为躯体性焦虑，如运动性不安（搓手顿足、不能静坐等）、肌紧张（严重时有肌肉酸痛）等。多数病例表现为反复发作，症状迁延，病程漫长者社会功能下降。

焦虑障碍有多种分型，主要包括：广泛性焦虑障碍、惊恐障碍、场所恐惧障碍、社交焦虑障碍、分离性焦虑障碍、脑或躯体疾病患者伴发焦虑、精神活性物质或非成瘾物质所致精神障碍伴发焦虑等。

然而我们平常所提到的焦虑状态与单纯的焦虑障碍症状重叠较多，患者主要表现为在固定的某段时间内出现紧张、担忧、恐惧，持续时间可能不长，也可能继发于或与某种躯体疾病存在一定关联。此类患者通常在非精神科科室就诊，若不加重视，很容易被当作正常的焦虑情绪而被忽视，从而耽误了最佳治疗时机。

一、什么是焦虑状态

> **示例 2**
>
> 患者 1：我每天都心里不踏实，遇到什么都担心，前怕狼后怕虎，走在路上都怕树叶掉下来砸到我。
> 患者 2：我平时都很正常，就是害怕开车上高速路，平常的道路怎么开都行，一上高速路就手心出汗、浑身紧张。

焦虑状态是指过度担心、恐惧，以及相关的行为异常综合征。恐惧是指面临具体不利的或危险的处境时出现的焦虑反应，焦虑是指缺乏相应的客观因素下出现内心极度不安的期待状态，伴有紧张不安和自主神经功能失调症状。

正常的恐惧和焦虑是生理心理的警报信号，有助于个体对危险事件做出反应，动员身体快速行动，准备好逃离及躲避。恐惧是我们生活中正常和必要的一部分，通过行为、思维、感觉和躯体反应表达和保护个体的安全。而当恐惧和焦虑超出合理的范围，例如与客观环境不相称的强烈，长期反复出现，个体无法控制恐惧和焦虑，开始回避让自己感到害怕的情境，扰乱了工作、社交或家庭生活的节奏，甚至感觉无助、无望。这时，恐惧和焦虑远远超出了正常范围，成为精神心理症状，需要及时识别和干预。

二、为什么识别焦虑状态很重要

2019 年，北京大学黄悦勤教授团队牵头完成的我国全国性精神障碍流行病学调查，涉及全国 31 个省（自治区、直辖市）157 个县/区的 32 552 人，结果显示焦虑障碍的患病率最高，其终身患病率 7.6%，12 个月患病率 4.98%。相比于焦虑障碍，焦虑状态是一种更常见的异常情绪状态，常与躯体疾病并存。据报道，在心衰或卒中的女性和男性患者中，焦虑的检出率分别为 13.8% 和 8.4%，炎症性肠病患者的焦虑检出率为 32.1%，约 14% 糖尿病患者患有广泛性焦虑障碍，其中约 65% 的 2 型糖尿病患者存在焦虑症状。此外，肿瘤患者是焦虑的高风险人群，据报道肿瘤患者的焦虑检出率约 15%，女性高于男性，而中枢神经系统肿瘤患者焦虑的患病率高达 42.8%。

由于症状的重叠，绝大多数焦虑患者首诊或一直就诊于非精神科，如心脏内科、消化内科、内分泌科和神经内科等。2009 年发表的一项对中国四省精神障碍的流行病学调查显示，所有可诊断精神障碍的患者中，仅有 5% 的个体曾于精神科就诊。非精神科医师对焦虑的识别率较低，尤其是当焦虑与躯体疾病并存时，其识别和治疗率更低。据报道，即使是在社会发达的北京和上海，非精神科医师对焦虑、抑郁的识别率也仅在 20% 左右。2019 年发表的一项针对四川大学华西医院 10 个非精神科住院患者的问卷调查显示，非精神科医师准确识别患者情绪问题的比例大约为 55.12%，而且医护人员对患者的情绪问题的识别一致性极低（Kappa=0.089）。未能被及时识别的焦虑等情绪问题将使临床信息复杂化，导致过度的检查，这不仅明显增加患者的医疗支出、住院周期和医疗资源的浪费，同时可能破坏患者的治疗依从性和医患关系，影响疾病预后。四川大学华西医院的研究团队分析了焦虑和/或抑郁对非精神科住院患者的住院周期的影响，他们发现患者存在焦虑和/或抑郁症状将显著延长其平均住院日(约 2 天),而早发现和有效管理将最大程度地节约医疗资源。因此,及时并正确地识别焦虑对非精神科医务工作者极为重要。

三、焦虑状态的识别

焦虑是在危险情景下正常的反应,但当焦虑的程度与环境的危险威胁性不相称或持续时间过长时,则被视为异常状态。病理性焦虑常具有以下几个特点:①其开端往往缺乏明确的诱发因素,或者是由对某种危险的担心所引起,但焦虑的持续时间与此诱发因素并不相称。这与面对生活中的困难和不知所措的忧愁和烦恼有所不同,后者随着问题的解决而消失;②焦虑的严重程度常常过分超出实际情况,例如,仅仅感觉到心跳加速就引发对可能会猝死的恐惧;③焦虑通常源于对未来的不确定,这与面对当前实际威胁的恐惧不同,后者常常引发回避行为以缓解紧张和恐惧;④病理性焦虑不仅仅是情绪体验,还有可能伴有身体症状,可包括但不限于坐立不安、频繁踱步、叫喊、颤抖,以及出汗、口干、恶心、呕吐、头晕、乏力、心悸、吞咽困难、胸闷气短、呼吸困难、尿频尿急、睡眠紊乱等;⑤病理性焦虑通常会导致明显的痛苦感受,并且降低了个人在日常生活、工作和学习等方面的效率。

焦虑状态是一种令人不快的病理情绪状态,通常包含以下 3 个方面:①心理成分,主观体验到的紧张不安、提心吊胆,似乎将要遭遇不幸,警觉性增高,关注潜在的危险,易被激惹;②躯体成分,肌肉紧张、震颤、呼吸加快、可能出现头晕和过度呼吸,以及坐立不安、搓手顿足、来回走动等;③自主神经成分,心率增高、出汗、口干、面色改变,以及急尿和便意紧迫等。临床上,通常表现为广泛性焦虑障碍、惊恐障碍、场所恐惧障碍、社交焦虑障碍、特殊恐惧障碍、分离性焦虑障碍几种形式。

示例 3

患者,女,42 岁,已婚。因"紧张、担心、眠差 8 个月"来诊。8 个月前患者不明原因开始感到紧张,总感觉会发生不好的事情,比如失业、罹患疾病或遭遇车祸等意外,害怕不能陪伴子女长大,很难放松下来。感觉心跳加速,胸口像压了一块石头,喘不过气,有时在房间来回走动,烦躁不安,经常因小事与家人发生冲突,发脾气。睡眠差,主要表现为入睡慢、眠浅易醒,日间精神状态欠佳,感困乏,注意力难以集中,经常走神,工作效率明显下降。头部 MRI、胸部 CT、心电图及心脏彩超等相关检查未见明显异常。

广泛性焦虑障碍,焦虑症状往往是持续性的,并且不受任何特定环境的限制或因环境而加重,上述所有症状均可见于广泛性焦虑障碍,典型的临床表现包括:①难以控制的担心和忧虑;②心理警觉性增加,可表现为易激惹、注意力下降和对噪声敏感;③自主神经系统过度活跃,常表现为出汗、心悸、口干、上腹不适和眩晕等;④肌紧张,可表现为坐立不安、颤抖、不能放松、头痛及肩背部疼痛等;⑤过度换气,可导致头晕、肢端刺痛或麻木等;⑥睡眠紊乱,可表现为入睡困难和对睡眠的持续担忧;⑦其他症状,如疲倦、抑郁、强迫和人格解体等。通常我们可以观察到患者面容紧张、皱眉、姿态僵硬、坐立不安、发抖,皮肤苍白出汗(尤其是双手、双脚和腋窝)等。

示例 4

患者,男,41 岁,已婚。因"害怕乘坐飞机,惧怕心脏病发作 1 年"来诊。1 年前患者在乘坐飞机时,突然感觉心跳加速、胸前区刺痛、呼吸困难,伴出汗、浑身发抖、四肢麻木、头晕目眩。在乘务人员帮助下,同乘的医务工作者给予对症处理,落地后在医院急诊查心电图、心脏彩超等均未发现异常。此后数月,患者在乘坐飞机时均有类似发作,因此不敢乘坐飞机,甚至不敢独自外出,担心发病时无法获得救治,严重影响其工作和生活。

惊恐障碍,又称急性焦虑障碍,其主要特点是突然发作的、不可预测的、反复出现的、强烈的恐惧体验,表现为患者在无特殊的恐惧性处境时,突然感到一种突如其来的紧张、害怕、恐惧感,伴有濒死感、失控感、大难临头感,患者肌肉紧张、坐立不安、全身发抖或全身乏力等,常伴有自主神经功能失调的症状,如出汗、心悸、胸闷、呼吸困难或过度换气、四肢发麻、头晕、头痛和感觉异常等症状,一般历时 5~20 分钟,极少超过 1 小时。在发作间歇期,患者常有预期焦虑,担心再次发作和/或发作的后果,因此尽量回避焦虑发作的场所或情境,如独自离家、排队、过桥、乘坐交通工具等。

场所恐惧障碍,所恐惧的对象是特定的场所或处境,如在出现惊恐发作和其他尴尬情况下难以逃离或不能得到帮助的场所或情境,尽管当时并无危险。患者害怕处于受困、窘迫或无助的环境,在这些自以为难以逃离、无法获助的环境中恐惧不安,常见的场所包括乘坐公共汽车、地铁、飞机等交通工具,拥挤的人群,商场、剧院、电梯等公共场所,广场、山谷等空旷地方。患者常有期待性焦虑,持续地恐惧发作的可能场合和后果,并因此回避这些环境,甚至完全不能离家,不敢出门,严重影响其社会功能。

示例 5

患者,女,31 岁,未婚,公司职员。因"见人紧张,不敢在公共场合讲话 3 年"来诊。3 年前,患者被提升到单位管理职位后,自觉压力增加,逐渐出现紧张情绪,特别是给上级领导汇报工作和召开部门会议时,总感觉害怕,面红耳赤、讲话结巴、身体发抖,担心自己讲不好,被人嘲笑她总是"说些愚蠢的事情",多次回避会议。思量再三,1 年前辞去管理职位。朋友、家人安排的人际交往活动不敢参加,害怕自己犯些社交失礼的错误,曾被家人强制带到相亲现场,完全不能正常交流,自诉心跳加速、口干舌燥、汗流浃背。

社交焦虑障碍,又称社交恐惧症,是以在社交场合持续紧张或恐惧、回避社交行为为主要临床表现的一类焦虑障碍。患者显著而持续地担心在公众面前出现丢丑或有尴尬的表现,担心被人嘲笑、负性评价自己,在别人有意或无意的注视下,显得更加拘束、紧张不安,因此通常回避社交行为,如不在公共场合讲话、不与不熟悉的人接触,或在社交时出现强烈的焦虑,表现为脸红、手抖、不敢对视等,在尽可能完成必需的社交行为后匆忙离开,这些回避行为严重影响患者的个人生活、职业功能和社会关系。

示例 6

患者,男,13岁,中学生。因"害怕狗2年"来诊。2年前患者被狗咬到小腿,进行皮肤缝合及狂犬疫苗注射处理,伤口愈合良好。此后患者害怕狗,生活中尽量回避有狗出没的场所,看到泰迪等小狗也觉得恐惧到"心脏都要跳出来了",完全不敢靠近,逐渐发展至看到狗毛也感到紧张,甚至在电视上看到狗,都立刻换台。因小区有人养狗遛狗,不敢独自下楼,父母难以理解,经常发生冲突。

特殊恐惧障碍,通常起病于童年期或成年早期,患者的恐惧和回避对象局限于特定的物体、场景或活动,恐惧是过分的、不合理的、持久的。患者害怕的对象多数是高处、雷鸣、黑暗等特定的自然环境,昆虫、蛇、狗等动物,飞行、电梯、密闭空间等处境,害怕注射或感染某种疾病(如艾滋病)等。患者害怕的通常不是物体或情境本身,而是随之而来的后果,如恐惧蛇是害怕被咬伤,恐惧驾驶是担心交通事故。通常患者愿意承认这些对象并没有那么可怕,但为了减少这种焦虑,他们常采取回避行为,导致社会功能受损的程度取决于患者对恐惧情境的回避程度。

示例 7

患者,女,6岁,小学一年级。因"不愿与母亲分离2个月"来诊。2个月前父母因家务事发生争吵,母亲离家到朋友家住了一宿。此后患者总担心母亲会离开自己,上课不专心,中午也要嚷着去母亲单位看母亲,家人和老师担心中午来回奔波会影响患者午休,拒绝了她的要求。患者下午在课堂上突然号啕大哭,说自己很想念妈妈,担心自己见不到妈妈了。母亲多次保证自己不会离开,患者仍不放心,每天和妈妈寸步不离,拒绝上学。

分离性焦虑障碍,是一种常起病于童年早期的焦虑障碍,患者针对与所依恋的人(通常是父母,或其他照料者)分别而产生过度的焦虑,担心依恋对象不在身边自己会走失、被绑架、被杀害等不良情况,部分儿童也会担心亲人离开自己后会出现意外,害怕再也见不到亲人。患者通常在分别时出现头痛、腹痛、恶心、呕吐等躯体不适症状,也可能表现为烦躁不安、哭喊、发脾气、淡漠、社会退缩等过度的情绪反应,在没有依恋对象陪同的情况下绝不外出、不愿就寝或夜间噩梦惊醒等,部分儿童甚至拒绝上学。

四、评估工具的使用

焦虑可能会直接或间接地对患者的情绪、行为或身体造成影响,例如,过度换气可能导致呼吸性碱中毒,或者可能出现冲动、攻击、自伤、自杀等行为。因此,临床上对于焦虑的早期评估和与情绪、行为相关的风险评估显得尤为重要。当患者主诉有关焦虑的症状时,如紧张、恐惧、烦躁、坐立不安、胸闷、气短、四肢发麻等,临床医生需要在鉴别躯体疾病的基础上,特别关注患者的主观痛苦体验、情绪以及对不适体验的态度和评价。同时,回顾患者的既往病史和药物使用情况,结合患者的个性特征,进行心理评估和实验室检查,以便进行相关的诊断和鉴别诊断。在给予必要的治疗后,医生需要及时评估治疗效果,并相应调整治疗方案。

示例 8

患者,女,40岁,因"缓起心悸、胸闷气短、紧张、乏力汗多半年"来心内科门诊就诊。详细询问病史并完善相关检查。患者多次心电图、心肌酶、甲状腺功能、心脏彩超、动态心电图、胸部CT、头部MRI等均未见异常。广泛性焦虑量表(generalized anxiety disorder-7,GAD-7)评分15分,汉密尔顿焦虑量表(Hamilton Anxiety Scale,HAMA)评分27分。考虑患者目前为"焦虑状态"。

医生:根据已有的资料来看,考虑您目前处于"焦虑状态"。

患者:医生,我这情况严重吗?

医生:从您目前对症状的描述、疾病对您生活的影响程度以及您的焦虑量表评估结果来看,您确实已经处于中重度焦虑水平了。不过我们也需要从多方面来考虑您目前的状况。首先,您这半年来的多次检查包括心脏、肺部、甲状腺功能、头部等检查都未发现有临床意义的异常,说明您身体的这些器官功能本身没有问题,这个您可以放心。但是您目前确实因为这些症状感到难受和痛苦,还对您的生活造成了很大的影响,焦虑量表评分结果也证实了您的焦虑水平在中重度了,说明我们确实需要进行系统规范的治疗了。

评估工具是精神心理问题重要的辅助诊断和严重程度评估手段。焦虑的评估工具包括诊断用访谈量表以及症状评估量表两类。

诊断用访谈量表主要用于辅助疾病诊断,相关的量表包括精神障碍诊断与统计手册定式临床检查(Structured Clinical Interview for DSM,SCID)和简明国际神经精神障碍交谈检查表(Mini International Neuropsychiatric Interview,MINI)等。这些诊断用访谈量表多为定式或半定式结构,条目多且耗时,同时评估者须经过专门的训练才能进行评估,故较少用于临床实践中,多用于科学研究,此处不做详细介绍。

症状评估量表可以量化症状从而相对客观评估患者的症状严重程度和动态监测患者症状的改善情况。症状评估量表有自评和他评两类。自评量表由患者本人评估主观感受到的症状和严重程度。自评量表由评定对象自行填写,在开始评定前,一定要让自评者明白量表的填写方法及每个条目的含义,再做出独立的不受影响的自我评定。若评定对象文化程度低,不能阅读、理解或看不懂时,可由检查者逐条念给评定对象听,评定对象再做出评定。他评量表由他人(一般为医生)根据患者的描述和反应来客观评估症状的严重程度。临床上常见的用来评估焦虑症状的量表包括有焦虑自评量表(self-rating anxiety scale,SAS)、广泛性焦虑量表(GAD-7)、医院焦虑抑郁量表(Hospital Anxiety and Depression Scale,HAD)和汉密尔顿焦虑量表(HAMA)等,其中SAS、GAD-7、HAD为自评量表,HAMA为他评量表;此外还有评估特定焦虑障碍焦虑水平的量表,如惊恐相关症状量表(Panic-Associate Symptom Scale,PASS)、惊恐障碍严重度量表(Panic Disorder Severity Scale,PDSS)、利博维茨社交焦虑量表(Liebowitz Social Anxiety Scale,LSAS)等。

示例 9

广泛性焦虑障碍患者,初诊焦虑自评量表(SAS)评分79分,HAMA评分28分。服用帕罗西汀20mg每日一次、合并苯二氮䓬类药物劳拉西泮1mg每日两次治疗,半个月后患者来诊室复诊。

患者:医生,我觉得这个治疗还是有效的,我现在感觉比之前好一点了。晚上能睡了,能吃一些东西了。白天感觉乏力,还是有心慌胸闷,稍微轻松了一点。

医生:看您的精神状态确实比之前好一些了。这样,我们也可以再做一次焦虑症状的量表评估,来看看您目前恢复的状况。

患者:医生,我上次做了量表评估了……

医生:量表评估一般反映当时及之前一周这一小段时间的状况。您目前的病情有了一些改善,用焦虑量表量化评估目前的状况并与治疗开始时的结果相比,我们能相对客观地了解到你目前症状的严重程度以及治疗后改善程度。根据您病情的改善程度,来指导我们下一步治疗方案的调整。

此外焦虑障碍患者常常伴有抑郁、失眠等症状,还可借助抑郁和睡眠相关量表评估患者的抑郁和睡眠症状的严重程度。如采用抑郁自评量表(SDS)、患者健康问卷抑郁量表(patient health questionnaire-9 items,PHQ-9)、贝克忧郁量表(BDI)、汉密尔顿抑郁量表(HAMD)等评估抑郁症状,采用匹兹堡睡眠质量指数(Pittsburgh sleep quality index,PSQI)、阿森斯失眠量表(Athens insomnia scale,AIS)等辅助评估睡眠情况,这些量表的介绍见相关章节。另外焦虑障碍患者常有一定的人格特质,对焦虑障碍患者进行人格测定有助于更好地了解患者的情况并指导下一步治疗。可用来进行人格测量的量表包括艾森克人格测定(EPQ)和明尼苏达多相人格测定(MMPI)。本书中不做详述。

(一)焦虑自评量表(SAS)

SAS是临床上应用最为广泛的焦虑症状自评量表之一。SAS包括20个条目,按照症状出现的频率分为4个等级:没有或很少时间、少部分时间、相当多时间、绝大多数时间。为防止主观思维定式的影响,其中10个条目设置为反向评分,正向评分条目依据4个等级依次评1、2、3、4分,反向评分条目则依次评4、3、2、1分。SAS评定时间范围一般为过去1周。SAS结果主要为总分,其总分需要经过转换,即20个条目相加的总粗分乘以1.25后取其整数部分得到标准总分。总粗分的阳性分界值为大于40分,标准总分的阳性分界值为50分(表3-7)。

表3-7 焦虑自评量表(SAS)

根据你最近1周的实际情况在适当的选项画√,每一条文字后面有四个格,表示:没有或很少时间;少部分时间;相当多时间;绝大部分或全部时间。

	没有或很少时间	少部分时间	相当多时间	绝大多数时间
1. 我觉得比平常容易紧张和着急				
2. 我无缘无故地感到害怕				
3. 我容易心里烦乱或觉得惊恐				
4. 我觉得我可能将要发疯				
5. 我觉得一切都很好,也不会发生什么不幸 *				
6. 我手脚发抖打颤				
7. 我因为头痛、头颈痛和背痛而苦恼				
8. 我感觉容易衰弱和疲乏				
9. 我觉得心平气和,并且容易安静坐着 *				
10. 我觉得心跳得很快				

续表

	没有或很少 时间	少部分 时间	相当多 时间	绝大多数 时间
11. 我因为一阵阵头晕而苦恼				
12. 我有晕倒发作或觉得要晕倒似的				
13. 我呼气吸气都感到很容易 *				
14. 我手脚麻木和刺痛				
15. 我因为胃痛和消化不良而苦恼				
16. 我常常要小便				
17. 我的手通常是干燥温暖的 *				
18. 我脸红发热				
19. 我容易入睡,并且一夜睡得很好 *				
20. 我做噩梦				

注:* 反向评分题

(二) 广泛性焦虑量表(GAD-7)

GAD-7 也是临床和科研中应用广泛的焦虑症状自评量表之一。GAD-7 共有 7 个条目,采用 0~3 分的 4 级评分法。评分标准以评估时间内出现靶症状的天数评定。0 分表示无症状,1 分表示有过几天,2 分表示半数以上日子出现,3 分表示几乎每天都有。评定的时间范围一般为最近 2 周,也可根据需要自行规定。GAD-7 结果主要为总分,即各条目分总和。GAD-7 评估焦虑症状严重程度的划界分为:0~4 分为无临床意义的焦虑;5~9 分为轻度焦虑;10~14 分为中度焦虑;≥15 分为重度焦虑。一般将总分≥10 分作为焦虑症状筛查阳性的分界值(表 3-8)。

表 3-8　广泛性焦虑量表(GAD-7)

在过去两个星期,有多少时候您受到以下任何问题困扰?(在您的选择下打"√")

项目	完全不会	几天	一半以上的日子	几乎每天
1. 感觉紧张、焦虑或烦躁				
2. 不能停止或控制担忧				
3. 对各种各样的事情担忧过多				
4. 很难放松下来				
5. 由于不安而无法静坐				
6. 变得容易烦恼或急躁				
7. 害怕将有可怕的事发生				

如果发现自己有如上症状,它们影响到你的家庭生活,工作,人际关系的程度是:没有困难_____,有一些困难_____,很多困难_____,非常困难_____

(三) 医院焦虑抑郁量表(HAD)

HAD 是一个常用于综合医院患者焦虑和抑郁筛查的自评量表,特点在于集抑郁和焦虑症状评估于一表,便于在不需要症状针对性很强的情况下使用。HAD 共有 14 个条目,其中

7个条目评估抑郁,7个条目评估焦虑。HAD采用0~3分的4级评分法,评分标准如下:0分表示无该症状;1分表示自觉有轻度该症状,对受检者无影响或轻度影响;2分表示自觉有该项症状,对受检者有一定影响;3分表示自觉有该项症状,频度和强度很严重,对受检者有严重影响。HAD含反向评分条目6条,其中5条在抑郁分量表,1条在焦虑分量表。评定标准中"轻""中""重"的具体定义,由自评者自己体会,不必做硬性规定。HAD结果主要为抑郁分量表总分和焦虑分量表总分。原作者将两个分量表的划界分值规定为:0~7分属无症状;8~10分属症状可疑;11~21分属肯定存在症状。国内叶维菲等翻译的版本在综合医院进行测试,发现以9分作为焦虑或抑郁的分界值可得到较好的敏感性和特异性(表3-9)。

表3-9　医院焦虑抑郁量表(HAD)

指导语:情绪在大多数疾病中起着重要的作用,如果医生了解你的情绪变化,他们就能给你更多的帮助。请你阅读以下各个条目,在其中选择更符合你的情绪的选项,不要做过多考虑,立即做出选择回答会比考虑后再回答更切实际。

1. 我感到紧张或痛苦。
   A. 几乎所有时候　　　B. 多数时候　　　　　C. 有时　　　　　　　D. 根本没有

2. 我对以往感兴趣的事情还是有兴趣。
   A. 肯定一样　　　　　B. 不像以前那么多　　C. 只有一点　　　　　D. 基本上没有了

3. 我感到有点害怕,好像预感到有什么可怕的事情要发生。
   A. 非常肯定和十分严重　　　　　　　　　　B. 是有,但并不太严重
   C. 有一点,但并不使我苦恼　　　　　　　　D. 根本没有

4. 我能够哈哈大笑,并能看到事物好的一面。
   A. 我经常这样　　　　B. 现在已经不大这样了　C. 现在肯定是不大多了　D. 根本没有

5. 我的心中充满烦恼。
   A. 大多数时间　　　　B. 常常如此　　　　　C. 时时,但不经常　　D. 偶然如此

6. 我感到愉快。
   A. 根本没有　　　　　B. 并不经常　　　　　C. 有时　　　　　　　D. 大多数

7. 我能够安静而轻松地坐着。
   A. 肯定　　　　　　　B. 经常　　　　　　　C. 并不经常　　　　　D. 根本没有

8. 我对自己的仪容(打扮自己)失去兴趣。
   A. 肯定　　　　　　　　　　　　　　　　　B. 并不像我应该做到的那样关心
   C. 我可能不是非常关心　　　　　　　　　　D. 我仍像以往一样关心

9. 我有点坐立不安,好像感到非要活动不可。
   A. 确实非常多　　　　B. 是不少　　　　　　C. 并不很多　　　　　D. 根本没有

10. 我对一切都是乐观地向前看。
    A. 差不多是这样的　　B. 并不完全是这样的　C. 很少这样　　　　　D. 几乎从来不这样做

11. 我突然发现恐慌感。
    A. 确实很经常　　　　B. 时常　　　　　　　C. 并非经常　　　　　D. 根本没有

12. 我好像感到情绪在渐渐低落。
    A. 几乎所有的时间　　B. 经常　　　　　　　C. 有时　　　　　　　D. 根本没有

13. 我感到有点害怕,好像某个内脏器官变坏了。
    A. 根本没有　　　　　B. 有时　　　　　　　C. 经常　　　　　　　D. 大多数时间

14. 我能欣赏一本好书或一项好的广播或电视节目。
    A. 常常　　　　　　　B. 有时　　　　　　　C. 并非经常　　　　　D. 很少

(四) 汉密尔顿焦虑量表(HAMA)

HAMA 是目前临床上最常用的评定焦虑症状严重程度的他评量表。HAMA 包括 14 个条目,采用 0~4 分的 5 级评分法,各级标准为:0 分表示无症状;1 分表示症状轻;2 分表示症状中等(有肯定的症状,但不影响生活与活动);3 分表示症状重(需加以处理或已影响生活与活动);4 分表示症状极重(严重影响生活)。量表的评定由经过培训的专业人员进行,采用交谈与观察相结合的方式评分,完成一次评定需 10~15 分钟。HAMA 一般评定当时或最近一周的情况,可以根据需要设定评定间隔。HAMA 结果主要包括总分、躯体性焦虑因子分和精神性焦虑因子分。躯体性焦虑因子分由肌肉系统症状、感觉系统症状、心血管系统症状、呼吸系统症状、胃肠道症状、生殖泌尿系统症状、自主神经系统症状等 7 项组成;其余 7 项则构成精神性焦虑因子分。根据全国精神科量表协作组提供的资料,HAMA 总分超过 29 分可能为严重焦虑,超过 21 分有明显焦虑,超过 14 分肯定有焦虑,超过 7 分可能有焦虑,小于等于 7 分没有焦虑。一般以 HAMA 14 项总分 14 分为分界值(表 3-10)。

表 3-10　汉密尔顿焦虑量表(HAMA)

评估基于上一周患者的感觉,填入最适合患者的分数。评分标准为:0 为无症状;1 轻;2 中等;3 重;4 极重。

条目	症状描述	评分
1. 焦虑心境	担心、担忧,感到有最坏的事情将要发生,容易激惹	
2. 紧张	紧张感、易疲劳、不能放松、易哭、颤抖、感到不安	
3. 害怕	害怕黑暗、陌生人、一人独处、动物、乘车或旅行及人多的场合	
4. 失眠	难以入睡、易醒、睡得不深、多梦、梦魇、夜惊、醒后感疲倦	
5. 认知功能	注意力不能集中,记忆力差,或称记忆、注意障碍	
6. 抑郁心境	丧失兴趣、对以往爱好缺乏快感、忧郁、早醒、昼重夜轻	
7. 肌肉系统症状	肌肉酸痛、活动不灵活、肌肉抽动、肢体抽动、牙齿打战、声音发抖	
8. 感觉系统症状	视物模糊、发冷发热、软弱无力感、浑身刺痛	
9. 心血管系统症状	心动过速、心悸、胸痛、血管跳动感、昏倒感、心搏脱漏	
10. 呼吸系统症状	胸闷、窒息感、叹息、呼吸困难	
11. 胃肠道症状	吞咽困难、嗳气、消化不良(进食后腹痛、胃部烧灼痛、腹胀、恶心、胃部饱感)、肠鸣、腹泻、体重减轻、便秘	
12. 生殖泌尿系统症状	尿意频数、尿急、停经、性冷淡、过早射精、勃起不能、阳痿	
13. 自主神经系统症状	口干、潮红、苍白、易出汗、易起"鸡皮疙瘩"、紧张性头痛、毛发竖起	
14. 会谈时行为表现	(1) 一般表现:紧张、不能松弛、忐忑不安、咬手指、紧紧握拳、摸弄手帕、面肌抽动、不宁顿足、手发抖、皱眉、表情僵硬、肌张力高、叹息样呼吸、面色苍白 (2) 生理表现:吞咽、打呃、安静时心率高、呼吸快(20 次/分以上)、腱反射亢进、震颤、瞳孔放大、眼睑跳动、易出汗、眼球突出	

五、非精神科医生的鉴别思路

当患者主诉感到紧张、焦虑、烦躁或接诊医生怀疑患者可能有焦虑问题时,鉴别诊断过程就开始了。其鉴别思路一般如下:首先确定患者的焦虑是正常的还是病理性的;其次明确焦虑症状是否由躯体疾病、药物或精神活性物质所致;再次区分焦虑障碍及其他精神障碍引起的焦虑症状;最后根据焦虑的临床特征和病程确定特定焦虑障碍的诊断。

示例 10

患者 A:今天上午要参加一个演讲比赛,我感到很紧张、心慌,有些坐立不安,口干,上台前去了两趟洗手间。上台后开始脑袋一片空白,说完开场白后渐渐恢复到台下练习的状态,顺利完成比赛。比赛结束后这种紧张心慌的感觉就消失了。

患者 B:与人眼神对视时感到紧张害怕、心慌胸闷、汗流浃背,常回避社交,不主动与人交流,甚至在其他人与其交流时掩面遮眼。自觉痛苦,不敢外出,不能上班。

(一)正常的焦虑/病理性焦虑

焦虑是一种常见情绪,是面对各种不同应激状况出现的自我保护反应。如考试前的适度焦虑可以提高学习效率。当焦虑的严重程度与客观事实或处境不符或持续时间过长,则为病理性焦虑,表现为焦虑症状。临床上可以通过询问患者焦虑出现的时间、当时的个人生活环境、有无生活事件或创伤、持续时间、出现的频率、严重程度以及对工作/学习、生活、人际交往等社会功能的影响等来综合评估焦虑是正常的还是病理性的。

示例 11

患者,女,40 岁,糖尿病患者,近 1 年来常规胰岛素皮下注射控制血糖。患者否认既往有情绪异常,近两日饮食欠佳。患者今晨出现莫名的紧张、心慌,手抖、出汗、面色苍白,感全身乏力。测血糖 1.8mmol/L。立即注射葡萄糖溶液后症状缓解。该患者的紧张、心慌等类似焦虑症状考虑低血糖所致。

(二)躯体疾病、药物或精神活性物质所致的焦虑

许多躯体疾病,如甲状腺功能亢进、低血糖、嗜铬细胞瘤、系统性红斑狼疮、癫痫、短暂性脑缺血发作、心肌梗死、二尖瓣脱垂、狂犬病等都可能导致焦虑症状的出现。某些药物,如哌甲酯、甲状腺激素、类固醇类药物、茶碱、苯二氮䓬类药物、抗抑郁药物或抗精神病药物等,在长期服用、服用过量、快速减量或突然停药的情况下都可能引发典型的焦虑症状。同时,精神活性物质,如酒精、苯丙胺、可卡因等,使用或戒断过程中也有可能出现明显的焦虑症状。针对这些情况,我们可以通过详细询问相关病史、药物使用史,体格检查,有针对性的实验室检查等明确诊断。对于躯体焦虑症状明显的患者,如心慌、胸闷、胸痛、呼吸不畅、濒死感等,尤其需要尽快鉴别是否躯体疾病所致。这类躯体疾病、药物或精神活性物质所致的焦虑症状,可以随着躯体疾病的好转而缓解,随着药物或精神活性物质滥用或戒断问题的解决而消失。

值得注意的是,焦虑症状除了可以是躯体疾病的症状组成部分以外,焦虑障碍与躯体疾病可以同时存在,焦虑障碍可由躯体疾病诱发或加重。如高血压、冠心病、糖尿病等常是焦虑障碍的诱发因素,同时因为这些慢性疾病的存在,患者的焦虑症状表现得更为突出,焦虑

症状的加重又进一步恶化本身的躯体疾病。因此,针对躯体疾病和焦虑障碍共同存在的情况,治疗宜同时针对躯体疾病和焦虑障碍进行。

示例 12

患者,男,20 岁,诉不敢出门,感到紧张、担心。追问原因,患者称街上有黑社会的人在跟踪自己,凭空听到有声音说要来打自己。由此可见该患者的焦虑情绪继发于患者的幻听和被害妄想。

(三) 其他精神障碍如抑郁障碍、精神分裂症、躯体忧虑障碍或疑病障碍等

焦虑症状在许多精神障碍中都有表现,在抑郁障碍中尤为常见。有一半到三分之二的焦虑障碍患者共病有抑郁障碍,焦虑障碍可使抑郁障碍的发病风险增加 3~5 倍。尽管焦虑的主要特征是在缺乏客观刺激的情况下内心感到紧张不安和警觉性升高,而抑郁则主要表现为负性情感的显著增加,但在临床上,焦虑障碍和抑郁障碍的症状往往有很多重叠之处。因此,在遇到有抑郁症状的患者时,我们也应该常规评估他们是否同时存在焦虑症状。而当患者的焦虑和抑郁症状都不足以构成焦虑障碍或抑郁障碍的诊断时,我们则可以将其诊断为"焦虑抑郁状态"或"抑郁焦虑状态"。若仅有焦虑或抑郁症状达到诊断标准,我们则会诊断为焦虑障碍或抑郁障碍。

在疾病的早期阶段缓解后期,精神分裂症患者常会感到明显的焦虑抑郁情绪。但只要患者表现出明显的幻觉妄想等精神病性症状,我们通常不会再考虑诊断为焦虑障碍。

躯体焦虑障碍以持续存在躯体症状为特征,患者关注躯体症状及症状的严重程度对个体的影响;疑病障碍以担心或相信患有一种或多种严重躯体疾病的持久的先占观念为特征,患者关注潜在进行性的严重疾病及其严重后果,要求治疗以消除症状。这两者均存在反复就医行为,且各种医学检查和医生的解释或保证都难以缓解其担心。而焦虑障碍患者相对于躯体忧虑障碍和疑病障碍,虽然也存在对躯体疾病的焦虑和躯体症状,但患者对疾病的焦虑只是其多个焦虑内容之一。

六、焦虑状态的干预

示例 13

患者,男,28 岁,自由职业者。患者 2 个月前熬夜后急起心慌、胸闷,自觉呼吸不畅、四肢麻木,有"濒死感",感紧张恐惧,持续时间约 10 分钟后稍有缓解。在当地急诊查血压 130/85mmHg,血常规、电解质、血糖、心肌酶、心电图及心脏彩超等未见异常。此后又有两次类似发作,每次持续时间 5~15 分钟不等,可自行缓解。反复就诊于急诊和心内科门诊,多次查电解质、心肌酶、心电图均未见异常,肺部 CT、甲状腺功能及心脏 CTA 未见异常。患者发作间期无特殊躯体不适,主要对自己的病情表现出极度的紧张担心,怀疑是"心脏病",担心"猝死",害怕再次出现类似发作。故最近一次发作后患者表示不敢回家,觉得医院是最安全的,称"离开医院 100 米都是危险的""在医院就算心脏病发作也可以及时抢救",要求住院。心内科门诊医生建议患者来精神科就诊。患者既往无特殊病史,体格检查未发现明显阳性体征。住院后完善常规检查无明显异常。

焦虑障碍的治疗一般采用药物治疗和心理治疗相结合的综合治疗策略。治疗的目标是提高临床治愈率,减少复发率,恢复社会功能,提高生活质量。

（一）治疗原则

焦虑障碍的治疗应遵循一定的治疗原则,以确保患者接受到的治疗是合理规范的,对患者而言是最优化的治疗方案。主要的治疗原则包括如下几个方面。

1. 开始治疗前对患者及家属进行适当的疾病知识宣教,帮助其了解患者的焦虑症状;告知患者家属可以选用的治疗方法,药物的性质、作用、可能发生的不良反应及应对策略,以提高患者的治疗依从性。

示例 14

医生:根据您目前的情况,考虑您患有"惊恐障碍"。

患者:惊恐障碍? 还有这种病? 不是隐藏的心脏方面的问题吗?

医生:是的,您的症状更像是惊恐障碍,目前已有的检查暂时排除了您的心脏有器质性问题。惊恐障碍也称为急性焦虑障碍,就是反复出现急性焦虑发作,突然发生、不可预测,一般半小时内可自行缓解,有些患者会出现"濒死感"或失控感,发作的时候常常有心慌、胸闷、呼吸困难、大汗、四肢发麻等不适。这是一种比较常见的焦虑障碍,也是可以治疗的。

患者:能治就好! 能治就好! 这个病发起来太痛苦了! 医生,只要能治,我全力配合!

医生:确实这个病发作起来很吓人,也很痛苦。惊恐发作时既有心理的极度焦虑,也有各种躯体的不适,但是您放心,这些躯体的不适通常不会导致生命危险,而且一般在半小时内可以自行缓解。目前也有包括心理治疗和药物治疗等有效的治疗手段来控制,一般来说经过系统规范的治疗,大多数患者预后都好。

患者:医生,我肯定配合。您说怎么治就怎么治!

医生:您的合作态度值得肯定! 不过治疗方案还需要我们共同讨论再决定。我一会将和您一同讨论,根据您目前状况可以考虑的一些治疗方法以及利弊,最后再确定适合您的治疗方案。您对诊断和治疗有任何疑问,都请及时提出来,这样我们的治疗才可能顺畅进行。

患者:谢谢医生,听您这一说,我的担心就好了大半了。

---

2. 明确诊断,根据焦虑障碍不同亚型和临床特征选择治疗药物。建议选用有适应证的药物进行治疗。其他未获批适应证但有充分循证依据的药物也可以在医生的指导下,根据药理特性和患者的临床特征选用。选择药物前,应与患者及其家属做好充分的知情同意。

3. 个体化治疗。药物治疗方案须综合考虑疾病的严重程度、可能合并的躯体疾病、其他精神障碍共病情况、既往治疗史、药物相互作用、药物的耐受性、患者的偏好、家庭经济情况等因素进行个体化设置。治疗过程中根据患者对药物的疗效和耐受性,调整药物剂量,进行个体化治疗。

4. 治疗期间密切监测病情变化以及可能的药物不良反应。可以借助症状评定量表定期监测治疗过程中病情的变化,如焦虑自评量表、汉密尔顿焦虑量表等;还可采用药物不良反应量表来监测药物不良反应,一般每 1~2 周评估一次。

5. 全病程治疗原则:全病程治疗包括急性期治疗、巩固期治疗和维持期治疗三个时期。

焦虑障碍是一种慢性的,易复发的疾病,经过系统的全病程治疗,可以改善患者的转归。因此,为预防焦虑障碍的复发,在急性期治疗缓解焦虑症状后,还需进行巩固期和维持期治疗。有研究者主张给患者至少进行为期 12~24 个月的长期治疗。对于临床上有焦虑症状,未达到焦虑障碍诊断,但生活功能受到影响的患者,可以在焦虑症状消失后停药。

6. 综合治疗原则:治疗应包括药物治疗和心理治疗等综合治疗措施,联合药物治疗和心理治疗等手段,可以全面改善患者的预后。

7. 药物治疗宜从小剂量起始,根据患者耐受情况逐渐加量至推荐治疗剂量。治疗 4~6 周时评估患者症状改善的情况,根据病情改善情况继续维持原有治疗剂量或加量至最大有效治疗剂量。

8. 尽可能单一用药,足量足疗程治疗,疗效不佳时可联用两种不同作用机制的抗焦虑药物。

9. 因病情需要联合苯二氮䓬类药物时,不能同时使用两种或两种以上该类药物。短期应用此类药物,症状缓解后逐渐减停,避免引发药物依赖和滥用。

(二) 治疗方法

焦虑障碍的治疗方法包括药物治疗、心理治疗和物理治疗等。

1. 药物治疗　抗焦虑药物的种类主要包括具有抗焦虑作用的抗抑郁药物、苯二氮䓬类药物、5-HT$_{1A}$ 受体部分激动剂等。

(1) 具有抗焦虑作用的抗抑郁药物:目前临床上使用的抗抑郁药几乎都有抗焦虑作用,包括选择性 5-羟色胺再摄取抑制剂(selective serotonin reuptake inhibitors,SSRI),如帕罗西汀、氟西汀、舍曲林、氟伏沙明、西酞普兰和艾司西酞普兰;选择性 5-羟色胺及去甲肾上腺素再摄取抑制剂(serotoninand noradrenergic reuptake inhibitors,SNRI),如文拉法辛和度洛西汀;去甲肾上腺素和特异性 5-羟色胺能抗抑郁药(noradrenergic and specific serotonergic antidepressants,NaSSA),如米氮平;去甲肾上腺素和多巴胺再摄取抑制剂(norepinephrine dopamine reuptake inhibitors,NDRI),如安非他酮;选择性去甲肾上腺素再摄取抑制剂(noradrenaline reuptake inhibitors,NRI),如瑞波西汀;5-羟色胺阻滞和再摄取抑制剂(serotonin antagonist and reuptake inhibitors,SARI),如曲唑酮;三环类抗抑郁药(TCA)和四环类抗抑郁药,如阿米替林、马普替林;单胺氧化酶抑制剂(monoamine oxidase inhibitors,MAOI),如吗氯贝胺。传统抗抑郁药 TCA 和 MAOI 由于其不良反应和药物相互作用,目前在临床上已较少使用。在新型抗抑郁药中,目前临床上最为常用的为 SSRI 和 SNRI,这两者治疗焦虑的循证证据最为充分,也因此被作为焦虑障碍的一线治疗药物。此处仅介绍这两类药物。

1) SSRI 类:帕罗西汀、氟西汀、舍曲林、氟伏沙明、西酞普兰和艾司西酞普兰。

帕罗西汀是临床上治疗焦虑障碍应用最为广泛的一种药物,美国食品药品监督管理局(FDA)已批准其具有广泛性焦虑障碍、惊恐障碍、社交焦虑障碍的适应证;我国国家药品监督管理局批准其具有惊恐障碍的适应证。帕罗西汀有 20mg 规格速释剂型和 25mg 规格控释剂型。推荐起始剂量一般为 10~20mg/d,惊恐障碍为 10mg/d。根据情况每次加 10mg,间隔时间不少于 1 周。剂量范围 20~60mg/d。老年人、严重肝肾功能损害者起始剂量应更小,一般以常规起始剂量的半量或 1/4 量开始,酌情缓慢加量。帕罗西汀不良反应少而轻微,常见不良反应有:胃肠道不良反应如恶心、便秘和腹泻;中枢神经系统不良反应如镇静、失眠、头晕和震颤;少数患者可能出现性功能障碍。服用帕罗西汀不宜停药太快,否则容易出现撤药反应,故撤药过程需采取逐渐减量至停药的措施。

氟西汀是第一个上市的 SSRI 类药物,美国 FDA 批准其具有惊恐障碍的适应证。氟西汀具有 10mg 或 20mg 规格胶囊或分散片剂型。推荐起始剂量一般为 20mg/d,惊恐障碍为 5~10mg/d 起始,根据患者情况逐渐加量。剂量范围为 20~60mg/d。儿童、青少年、老年或肝病患者起始剂量宜小。氟西汀常见不良反应有:胃肠道不良反应如恶心、腹泻、口干、厌食和消化不良;中枢神经系统不良反应有紧张、失眠、困倦、焦虑、震颤、头晕和疲倦,偶有静坐不能、异常或比较生动的梦境;少数患者可出现性功能障碍;偶有过敏、皮疹、出血、瘀斑等。

舍曲林为 50mg 片剂,美国 FDA 批准其具有惊恐障碍和社交焦虑障碍的适应证。推荐起始剂量为 50mg/d,惊恐障碍、社交焦虑障碍起始剂量为 25mg/d,治疗剂量范围为 50~200mg/d。老年人及肝病患者宜酌情减少剂量。舍曲林耐受性较好,常见不良反应有:胃肠道不良反应如恶心、呕吐、便秘、腹泻等;中枢神经系统不良反应有头痛、失眠、嗜睡、激越、紧张、焦虑、哈欠、注意力受损、头晕、震颤、抽搐、感觉减退和肌张力增高等;少数患者可出现性功能障碍;偶见皮疹;罕见异常出血或瘀斑。

氟伏沙明为 50mg 片剂,是 SSRI 药物中最早治疗焦虑障碍的药物。常规起始剂量 50mg/d,惊恐障碍起始剂量 25mg/d,治疗剂量范围 100~300mg/d。若每天治疗剂量大于 100mg,应分次服用。氟伏沙明常见的不良反应为恶心、口干、便秘、嗜睡、头痛、失眠、头晕、无力、紧张等。

艾司西酞普兰是西酞普兰的 S-消旋异构体。美国 FDA 批准艾司西酞普兰具有广泛性焦虑障碍和惊恐障碍的适应证,艾司西酞普兰在国内获国家药品监督管理局批准具有惊恐障碍的适应证。西酞普兰有 20mg 片剂,艾司西酞普兰有 10mg 片剂。西酞普兰常规起始剂量为 20mg/d,可增加至 40mg/d;艾司西酞普兰常规起始剂量为 10mg/d,可增加至 20mg/d。一般初始治疗至少 1 周后进行调整。高度焦虑的患者或对药物不良反应敏感的患者可从常规起始剂量的半量开始。艾司西酞普兰治疗作用稍强于西酞普兰。两者耐受性较好,常见的不良反应包括恶心、口干、腹泻、嗜睡、震颤、出汗和射精异常;对心率或血压、血液系统几乎没有影响。

2) SNRI 类:文拉法辛和度洛西汀。

文拉法辛具有剂量依赖性,低剂量(75mg)时疗效及副作用类似于 SSRI,中至高剂量有五羟色胺和去甲肾上腺素再摄取抑制作用,更高剂量还可抑制多巴胺再摄取。美国 FDA 批准其具有广泛性焦虑障碍和惊恐障碍的适应证,我国国家药品监督管理局批准其具有广泛性焦虑障碍的适应证。文拉法辛有 25mg 速释剂型、75mg 和 150mg 规格缓释剂型。临床常用缓释剂型,其起始剂量为 75mg/d,根据患者的反应可逐渐加量至 225mg/d。撤药反应较常见,故停药时需缓慢减量。常见不良反应有恶心、口干、出汗、乏力、焦虑、震颤、阳痿和射精障碍,大剂量时可有轻度血压升高。

度洛西汀被美国 FDA 批准具有广泛性焦虑障碍的适应证,我国国家药品监督管理局批准其具有广泛性焦虑障碍的适应证。常用剂型有 20mg 肠溶片、30mg 和 60mg 规格肠溶胶囊。起始剂量一般为 60mg/d,常用治疗剂量 60~120mg/d。常见不良反应有:胃肠道不良反应如恶心、口干、便秘、腹泻、呕吐、食欲减退,可有体重下降和疲乏;神经系统不良反应有眩晕、嗜睡、震颤、汗多、潮红、视物模糊、失眠等;少数有性功能障碍。

(2) 苯二氮䓬类药物:相比其他类药物如 SSRI、SNRI、TCA 和 MAOI 等不良反应小且起效快,治疗第1周即可明显改善。常用药有地西泮、阿普唑仑、劳拉西泮、氯硝西泮等。美国FDA批准阿普唑仑、氯硝西泮具有惊恐障碍的适应证。阿普唑仑起始剂量一般为0.5mg,2~3次/d,每3~4天增加0.5mg/d,常用剂量为0.4~2mg/d,一些患者可能需要的最大剂量是4~6mg/d。氯硝西泮治疗剂量为1~6mg/d,使用大剂量可能会出现戒断症状,减量时应当逐渐减量,一般是每3~4天减少0.5mg/d或更慢。苯二氮䓬类药物长期治疗效果欠佳,不建议惊恐障碍患者长期使用。最大的药物副作用是容易产生依赖性,因此一般仅限于短期使用。其他常见的不良反应有镇静、白天困倦,药物过量时可出现共济失调或言语不清,长期治疗可引起认知功能损害;容易出现戒断症状,突然停用大剂量苯二氮䓬类药物时可能引起癫痫发作。

(3) 5-HT$_{1A}$受体部分激动剂:5-HT$_{1A}$受体部分激动剂主要作用机制是,由于其与5-HT$_{1A}$具有较强的亲和力,能够激活突触前5-HT$_{1A}$受体,抑制神经元放电,减少5-羟色胺的合成与释放,同时对突触后5-HT$_{1A}$受体具有部分激动作用。其优点是镇静作用轻,不易引起运动障碍,无呼吸抑制作用,对认知功能影响小,耐受性好和依赖性低,停药后无戒断反应。其起效相对较慢,需要2~4周,个别患者需要6~7周方能起效,持续治疗可增加疗效。常见不良反应有头晕、头痛、恶心、不安等,孕妇及哺乳期妇女不宜使用,心、肝、肾功能不全者慎用。常见药物有丁螺环酮和坦度螺酮。其中丁螺环酮被美国FDA以及我国国家药品监督管理局批准具有广泛性焦虑障碍的适应证。起始剂量5mg/次,2~3次/d,第2周可加至10mg/次,2~3次/d,常用剂量20~40mg/d。坦度螺酮在国内获批广泛性焦虑障碍的适应证。起始剂量10mg/次,3次/d,最大不超过60mg/d。

2. 心理治疗 现代心理治疗的起源与临床应用最早都是针对神经症患者的,其中包括大量的焦虑障碍患者。在20世纪50年代,精神药物治疗还未出现之前,心理治疗就是主要的焦虑障碍治疗方法。然而,随着药物治疗手段的发展,焦虑障碍治疗方法变得更加多元化,但心理治疗在焦虑障碍治疗中的地位并未受到削弱。实际上,多国的治疗指南已将药物治疗与心理治疗的联用作为首选推荐的治疗方法。对于焦虑障碍,心理治疗的方法包括认知行为治疗、行为治疗、认知治疗和精神动力治疗等。

认知行为治疗是目前临床应用最广、使用较简便、实用,且公认有效的心理治疗方法。现有的研究资料提示,与安慰剂、药物治疗和其他心理治疗相比,认知行为治疗是治疗焦虑障碍的一种有效的治疗手段。

行为治疗基于行为主义的学习理论,认为焦虑与恐惧是后天习得的行为后果,可以通过再学习予以纠正。行为治疗中患者须学会矫正自己的行为,治疗师帮助患者确定哪些需要做,哪些自助技术需要学习,以便在每次治疗会谈间歇期布置家庭作业让患者坚持每天练习以巩固新的习得行为。常用的技术有针对焦虑恐惧情绪和回避行为的暴露技术、放松训练等。如暴露技术比较适合于恐惧障碍,恐惧障碍患者采取了不恰当的方式——回避来应对焦虑,因此通过暴露让患者直面恐惧来达到治疗目的。单纯恐惧障碍一般单用暴露疗法即可取得效果,社交恐惧和场所恐惧障碍一般需联合认知治疗才有较好效果。暴露可分为直接暴露和想象暴露。缓慢逐步递增暴露称为脱敏;快速暴露称为满灌。放松训练通过降低肌肉紧张和自主神经兴奋性来减轻焦虑,有肌肉放松法和呼吸放松法,放松方法还可通过反复想象一个安静的场景进行。

认知学习理论认为,情绪与行为问题的产生不一定来自事件本身,而在于患者的看法、态度与观念。认知治疗技术首先通过与患者交谈,让其每天记录下症状出现前和发生时的想法来确定不恰当的思维方式;随后通过提问使患者检查其不恰当思维的逻辑基础,如患者称"焦虑发作时担心有心脏病发作",可以反问"为什么既往的焦虑发作没有一次导致心脏病发作";再次建议患者换一种思考问题的方式,如"因为担心心脏病发作而使焦虑加重,心悸是高度焦虑的后果,并非心脏病的体征";最后,鼓励患者进行真实性检验,验证这些替代的新解释结果如何,是否发现当他不再想到心脏病时心悸症状明显减轻了。

精神分析与精神动力学理论认为,焦虑产生于患者内心的"死亡恐惧或怕死"或童年期创伤体验,和潜意识冲突有关,自由联想、对梦境的解析等技术可以帮助患者领悟和克服对于现实的焦虑。精神分析疗法费时、费用高、起效慢,难以进行对照研究证实疗效,因此不再推荐传统精神分析作为常规临床治疗方法。

3. 物理治疗　重复经颅磁刺激已广泛应用于精神疾病的治疗。治疗焦虑障碍时常采用刺激强度为 80%~90% 的运动阈值,频率为 1Hz,刺激部位为右侧背外侧前额叶皮质,每次治疗脉冲数 1 200~1 600 次,总刺激次数 10~20 次。目前有关重复经颅磁刺激治疗焦虑障碍的研究仍处于初级阶段,而重复经颅磁刺激治疗作为一种无创、安全、不良反应少、操作简便的治疗方法,在临床上有较大应用价值,需要更多高质量的研究证据来进一步支持其在焦虑障碍中的价值。

必要时请精神心理科会诊或转诊至精神心理科。焦虑障碍患者常常因为躯体症状就诊于各综合医院的非精神科或心理科。因此综合医院非精神或心理科医师应加强对焦虑障碍的了解,尽早尽快识别出患者可能存在的焦虑症状。在排除患者因躯体疾病伴发的焦虑症状,考虑患者为单纯的焦虑障碍时,建议及时转诊精神或心理科,避免延误疾病的诊治,造成医疗资源的浪费。若患者躯体疾病和焦虑障碍同时存在时,可以借助科室间联络会诊模式,共同诊治躯体疾病和焦虑障碍。此外还可以在门诊建立多学科协助诊疗模式,对常见的心身疾病进行多学科专家共同决策诊疗,以使患者得到更为全面便捷的医疗服务。

七、小结

鉴别焦虑状态时,首先需确定焦虑是正常的还是病态的,其次明确焦虑症状是否由躯体疾病、药物或精神活性物质所导致,再次鉴别其他精神障碍引起的焦虑症状,最后确定特定焦虑障碍的诊断。可以借助评估工具对焦虑状态进行辅助诊断和严重程度评估。在非精神科临床实践中,推荐使用自评量表如 SAS、GAD-7、HAD 来评估焦虑症状;经过量表一致性培训后的临床工作者也可使用 HAMA 来评估焦虑症状。

焦虑状态的干预应采用综合治疗策略模式,遵循一定的治疗原则,确保患者获得最优化治疗方案。干预方法包括药物治疗、心理治疗和物理治疗等手段。药物治疗常用抗焦虑作用的抗抑郁药、苯二氮䓬类药物、5-HT$_{1A}$ 受体部分激动剂等。心理治疗常用于认知行为治疗、行为治疗、认知治疗、精神动力治疗等。物理治疗则包括重复经颅磁刺激治疗等。

另外,当患者焦虑症状经鉴别确定不是躯体疾病等所致,而是单纯的焦虑障碍,建议及时请精神心理科会诊,或转诊至精神心理科进一步诊治。若患者躯体疾病和焦虑障碍同时存在时,可借助科室间联络会诊模式共同诊治躯体疾病和焦虑障碍。

(王瑜　张岚　廖梅　周建松　史丽丽　魏镜　刘倩丽)

第三节　兴奋状态

男,74 岁,因"突发精神行为异常 3 天"在某院神经内科住院治疗。该患者入院前 3 天在无明显诱因的情况下突然言语量增多,不断述说过去发生的事情,说自己性能力超强,和几百名女子发生过关系等,和其之前一贯安静的状态判若两人。说话缺乏条理性,反复变换话题。行为冲动,要强行和老伴(73 岁)发生关系,遭到拒绝后表现愤怒,谩骂甚至动手推搡老伴。发病以来三天未进食、未睡眠,仅少量饮水,但精神仍亢奋,家人劝说其就医,患者拒绝,反应剧烈,不承认自己有病。后该患者检查发现梅毒抗体阳性,滴度增高,被诊断为"梅毒所致精神障碍"。

一、什么是兴奋状态

　　兴奋状态,也称为精神运动性兴奋,是一种病态状态,表现为患者的情绪、行为和语言活动显著增加,且具有亢奋、易激惹和躁动的特征。这种状态分为两种:协调性和不协调性。协调性精神运动性兴奋通常在躁狂症或轻度躁狂发作时观察到。另一方面,不协调性精神运动性兴奋更常见于精神分裂症以及其他精神病性障碍。在非精神科医学领域,各种躯体疾病或脑器质性疾病也常常引发不协调精神运动性兴奋。

二、为什么识别兴奋状态很重要

　　多种精神疾病和器质性疾病可引起兴奋状态,但其患病率不清,仅有少数研究显示,超过 20% 的精神分裂症患者一生中会伴有兴奋激越。在美国精神科急诊,精神分裂症伴兴奋激越每年发生约 90 万次。其发生受患者本身精神疾病影响较大,另外,遗传因素、躯体状态以及社会因素也会起到促进作用。

　　兴奋状态的存在,是精神障碍患者出现冲动、伤人等行为的重要危险因素。当患者长时间处于兴奋状态,还会造成过度的体力消耗,饮食睡眠不足,易导致脱水、电解质紊乱和继发感染,甚至造成全身衰竭。患者会因此延长住院时间,影响患者生活质量和康复,加重医疗系统和照顾者负担。

三、兴奋状态的识别

　　协调性精神运动性兴奋的临床表现为患者增多的动作行为及言语与思维、情感、意志等精神活性协调一致,并与环境保持较密切联系。患者的行为具有目的性,可以被周围人理解。

　　不协调的精神运动性兴奋的临床表现为患者的动作行为及言语与思维、情感、意志等精神活性不相协调,脱离周围现实环境。患者的整体行为明显紊乱,缺乏目的性,无法理解其动机。症状具有多样性、不稳定性、突发性、盲目性和残酷性的特点。

　　另外,不同性质的疾病,其兴奋状态的表现也有差异。具体包括以下几种:

　　(1) 躁狂发作引起的兴奋状态:其特点是以情感高涨为主,常伴有思维奔逸和意志增强。

患者的心理过程相互协调,并与周围环境保持一致,因此往往能引起周围人的共鸣。

示例 2

女,59 岁。因"反复行为亢奋、无故打骂家人 10 余年,再发 2 天"来诊。患者来诊时表现为行为较多,在病房到处走动,声称要检查病房的"隐患"和"管理漏洞",指出医生应该有医德,需要向她本人学习等。自称自己是管理天才,如果把医院交给她管理,可以迅速成为中国甚至全球最好的医院。还声称自己人脉关系广,可以为医院找到很多的资源,要帮医院再建十栋大楼。对家人的劝阻表现非常反感,认为自己的儿子不听自己的话,导致一事无成,甚至多次动手打自己的儿子。据家属反映,患者过去 10 年曾 3 次出现上述情况,每次均经住院治疗后痊愈。

---

(2) 精神分裂症等精神病性障碍引起的兴奋状态:其特点是患者的思维、情感和意志行为等精神活动之间的统一性和完整性遭到破坏。表现为思维松弛或破裂,情感喜怒无常,行为常显幼稚,本能意向(例如性欲)增强,甚至意向倒错。有时其兴奋发作突然,伴有强烈的情绪,行为冲动杂乱,且单调而刻板,行为发生没有明确的诱因,也缺乏目的性。

示例 3

男,16 岁。患者因"言行紊乱 3 个月,加重 1 周"来诊。患者系高中学生,在 3 个月前开始,家人发现其性格较前明显改变。开始谈论哲学话题,例如世界从何而来、自己要参透人生的意义做万世师表等。后患者的表达逐渐变得难以理解,说话常前言不搭后语,让人费解。最初能坚持去学校,但上课时不能专注,在作业本上写一些其他内容,老师警告后患者不以为意。1 周前患者开始变得很兴奋,一阵阵喃喃自语,内容难以理解,有时突然发出怪异的笑声,问起原因患者不能解释。行为也没有目的性,将家里的宠物狗反复使劲揉搓、捶打,被狗咬了也毫不在意。1 天前患者突然离家出走(在外情况不详),家人将其在十多公里外找到后,患者表现出不认识父母,表情显得狰狞,说着别人无法理解的话,遂被送到医院治疗。

---

(3) 器质性疾病引起的兴奋状态:是指由各种理化因素(脑血管疾病、外伤、梅毒感染等)引起大脑器质性病变时出现的兴奋状态。其特点是,在不同程度的认知功能障碍的基础上,表现出语量增多、啰唆琐碎或重复、持续言语,情感脆弱、易激惹,有时也会出现情绪莫名欣快,行为紊乱,也可伴有冲动性或攻击性。见本章示例 1。

四、评估工具的使用

兴奋状态的患者可能具有暴力攻击的风险,需要评估其危险性,包括既往是否有过暴力冲动行为,是否有当前的暴力危险性,如扬言采取暴力、威胁性的语言、目光表情和行为等。同时评估其可能的危害性,如是否有可能作为暴力工具的物品和器具,现场是否有足够的人力控制暴力行为,是否有安全出口等。

示例 4

李某,男性,20岁,大三学生。近1周来活动增多,积极参加体育或娱乐活动,社交活动多,不管认识与否,逢人打招呼,喜笑颜开;喜欢购物,买游戏币和各种礼品,精力充沛,自觉晚上睡两三个小时就充满活力。自我感觉良好,认为自己很优秀,自我评估高,认为自己可以考清华、北大的研究生,以后要去国外留学等等。且近来脾气大,容易因为小事与同学发生冲突,但很容易就和好,感觉每天都很开心。上课不能集中注意力,说话明显增多,不停地高谈阔论,直至被打断等。家属带至精神科门诊就诊时仪表整洁,主动承认自己的异常行为,要求治疗。

根据以上示例,李某目前处于兴奋状态,杨氏躁狂状态评定量表评估为15分,提示为轻躁狂发作。

躁狂评定量表的制定起步较晚,最早出版于20世纪70年代,数量上不如精神分裂症量表多,应用也相对局限。躁狂症状相对集中,主要为精神运动性兴奋的情感、思维、言语和行为表现,及个别精神病性症状。据相关研究报道,临床常用的几个躁狂筛查工具内容大同小异,均有良好的信度和效度(表3-11)。

表 3-11　临床常用的躁狂评估工具清单

量表名称	英文缩写	作者及编制年份
Bech-Rafaelsen 躁狂量表	BRMS	Bech&Rafaelsen,1978
杨氏躁狂状态评定量表	YMRS	Young 等,1978
Manchester 护士用躁狂评定量表	MNRS-M	Brierley 等,1988
医师用躁狂评定量表	CARS-M	Altman 等,1994
Altman 自评躁狂量表	ASRM	Altman 等,1997
轻躁狂症状自评量表	HCL-32	Angst 等,2005
心境障碍问卷	MDQ	Hirschfeld 等,2000

(一)杨氏躁狂状态评定量表(Young Mania Rating Scale,YMRS)

YMRS主要用于评定躁狂发作的患者,可作为临床观察和疗效判断指标。共有11项,包括心境高涨、活动/精力增加、性兴趣、睡眠、易激惹、言语/语速语量、语言/思维障碍、(思维)内容、破坏/攻击行为、外表、自知力。评定员须由经过本量表使用培训的精神科医生担任。评定时间一般定为最近48小时内,也可根据需要扩展评定时间范围,但须注明,一般仅扩展到一周。评定应结合2天内所观察到的情况和检查当时的情况,后者权重更大。分为5级评分,各项目的级别分有所不同,多数是0~4分,但其中第5、6、8、9项的5级则分别评为0、2、4、6、8分。主要统计指标为总分,得分范围为0~44分,一般0~5分为无明显躁狂症状;6~10分有肯定躁狂症状,22分以上有严重躁狂症状。本量表是精神科应用最广泛的评定量表之一,常作为验证新的躁狂症状评定量表的参照工具,也可用于青少年人群(表3-12)。

表 3-12　杨氏躁狂状态评定量表（YMRS）

项目	评分
1. 心境高涨	0　无 1　问及时有轻度或可能的心境高涨 2　主观感到有肯定的心境高涨；乐观；自信；愉悦；与内容相称 3　心境高涨，与内容不相称；滑稽可笑 4　欣快；不适当地发笑；唱歌
2. 活动/精力增加	0　无 1　主观感觉增加 2　活跃；手势增多 3　精力过剩；时有活动过多；不安宁（尚可安静下来） 4　运动性兴奋；持续活动过多（无法安静下来）
3. 性兴趣	0　正常；没有增加 1　轻度或可能增加 2　问及时主观感到肯定有性兴趣增加 3　自发性的性内容；详细描述有关性的事 4　明显的性举动（针对患者、工作人员或检查者）
4. 睡眠	0　自述没有睡眠减少 1　睡眠比平时减少 1 小时或以下 2　睡眠比平时减少 1 小时以上 3　自述睡眠需求减少 4　否认需要睡眠
5. 易激惹	0　无 2　主观感到易激惹 4　检查中有时易激惹；近期在病房中有愤怒或恼怒发作 6　检查中经常不耐烦；自始至终回答间断、生硬 8　敌意；不合作；检查无法进行
6. 言语-语速语量	0　无增多 2　感觉话多 4　时有语速语量增多或啰唆 6　言语紧迫；语速语量持续增加；难以打断 8　急迫；无法打断，说个不停
7. 语言-思维障碍	0　无 1　赘述；轻度分散；思维敏捷 2　分散；缺乏思维目标；经常改变话题；思维加速 3　思维奔逸；离题；难以跟上其思路；音联；模仿言语 4　语无伦次；无法交流
8.（思维）内容	0　正常 2　可疑的计划；新的兴趣 4　特殊的计划；超宗教观念 6　夸大或偏执观念；牵连观念 8　妄想；幻觉

续表

项目	评分
9. 破坏-攻击行为	0　无;合作 2　好讥讽;时常提高嗓门;戒备 4　要求过多;在病房中威胁 6　(检查中)威胁检查者;大声叫喊;检查困难 8　好斗;破坏性;无法检查
10. 外表	0　穿戴修饰得体 1　稍微仪态不整 2　修饰不佳;中度蓬乱;过分穿着 3　穿戴蓬乱;衣冠不整;过分化妆 4　极度邋遢;奇装异服
11. 自知力	0　有,承认有病;同意需要治疗 1　承认可能有病 2　承认有行为改变,但否认有病 3　承认可能有行为改变,但否认有病 4　否认有任何行为改变

上述示例患者杨氏躁狂状态评定量表评估为 15 分,我们对该患者的具体评分细则如下(仅供参考):心境高涨 2 分;活动/精力增加 3 分;性兴趣 0 分;易激惹 2 分;言语-语速语量 4 分;语言-思维障碍 1 分;(思维)内容 0 分;破坏-攻击行为 0 分;外表 0 分;自知力 0 分。

（二）Bech-Rafaelsen 躁狂量表（Bech-Rafaelsen mania rating scale,BRMS）

BRMS 主要用于评定躁狂发作的患者,可作为临床观察和疗效判断指标。BRMS 共有11 项,包括动作、言语、意念飘忽、语音/喧闹程度、敌意/破坏行为、情绪、自我批评、接触、睡眠、性兴趣、工作;后量表协作组曾做修改,增加了幻觉、妄想两项。评定的时间范围一般为评定前 1 周,初评后每周评一次,采用会谈与观察相结合的方式,由评定者根据量表内容进行精神检查,根据检查中患者的回答和观察到的情况,结合家属或病房工作人员提供的资料进行评定。第 5 项敌意/破坏行为,第 8 项(社会)接触,第 10 项性兴趣和第 11 项工作,最好能同时向家属和病房工作人员询问。第 9 项睡眠,以过去 3 天内的平均睡眠时间估计。一次评定约需时 20 分钟。各项目采用 0~4 分的 5 级评分法。0 分是无该症状或与患者正常时的水平相仿;1 分表示症状轻微;2 分表示中度;3 分表示较重;4 分表示严重。主要的统计指标为总分,得分范围 0~44 分,一般 0~5 分为无明显躁狂症状;6~10 分有肯定躁狂症状,22分以上有严重躁狂症状。总分反映疾病严重性,总分越高,病情越严重;治疗前后总分值的变化反映疗效的好坏,差值越大疗效越好。该量表有明确的评定标准,长度适中,便于掌握,信度良好,适合于临床常规应用。(表 3-13)

（三）轻躁狂症状自评量表（hypomania check list,HCL-32）

HCL-32 是一个自评问卷,用于筛查抑郁症患者情绪中常常存在而被忽略的轻躁狂成分,帮助医师从抑郁症患者中发现双相Ⅱ型的患者:该轻躁狂症状清单提问的是终身情况,不限于最近某一时间段。经过培训后的专业人员均可担任评定员。结果分析时只统计第 3个问题的轻躁狂 32 条目清单,每个答"是"的条目计 1 分,统计有几个条目回答"是"即为几

表 3-13　Bech-Rafaelsen 躁狂量表（BRMS）

圈出最适合患者情况的分数					
项目	无	轻	中	较重	重
1. 动作	0	1	2	3	4
2. 言语	0	1	2	3	4
3. 意念飘忽	0	1	2	3	4
4. 语音/喧闹程度	0	1	2	3	4
5. 敌意/破坏行为	0	1	2	3	4
6. 情绪	0	1	2	3	4
7. 自我批评	0	1	2	3	4
8. 接触	0	1	2	3	4
9. 睡眠	0	1	2	3	4
10. 性兴趣	0	1	2	3	4
11. 工作	0	1	2	3	4
初评					
每周评	0	1	2	3	4
总分					
新加项目					
1. 幻觉	0	1	2	3	4
2. 妄想	0	1	2	3	4

分。其他问题用于评估躁狂成分的其他特征。原作者 Angst 等人以 14 分为分界值区分单相抑郁和双相抑郁；另一作者 Forty 的研究则以报告 20 分为分界值。相关研究几乎都显示 HCL-32 能较好发现有轻躁狂者，以区分单相还是双相。完整的 HCL-32 问卷有 9 个问题，开始是两个比较性问题。

第 1 个问题：与平时状态相比，目前的感觉是好还是坏。评分分为比平时非常糟糕、比平时糟糕、比平时差点、不好也不坏、比平时好一点、比平时好、比平时显著好 7 级。第 2 个问题：平时状态与他人相比，自己的感觉，分为稳定适中、比一般人高、比一般人低和阶段性高或低 4 种回答。第 3 个问题是 HCL-32 清单，也就是本问卷的主体，包括 32 个可能为轻躁狂症状的条目，询问终身是否有过一段时期有过清单中所述的情况，"有"或"我就是那样"评为"是"；"没有"或者"不典型"评为"否"。后面的第 4~9 个问题分别询问：HCL-32 清单中评为"是"的那些情况是否有时或多数时间出现；对生活、工作各方面的影响；他人的反应；持续时间；12 个月内有无这种情况以及出现的天数。第 4 个问题：请描述一下您的情绪出现"高涨"情况是"有时""多数时间"还是"没有"。第 5 个问题：当您的情绪"高涨"时，对您的生活各方面的影响，包括家庭生活、社会生活、工作和休闲。分别有 4 个回答选项"正面和负面都有""正面的""负面的""都没有"。第 6 个问题：他人对您情绪"高涨"的反应和评价，回答选项有 5 种，"正面的""中立的""负面的""正面的和负面的都有""没有反应"。第 7 个问题:通常您情绪"高涨"持续的时间(平均),从 1 天到超过 1 个月,分为 5 级,最后一个选项是不确定/不知道。第 8 和第 9 个问题分别问过去的 12 个月中是否有过"情绪高涨"的经历,回答"是"或者"否",和估计在过去 12 个月中情绪"高涨"的天数,直接填写天数。

(四) 心境障碍问卷(mood disorder questionnaire,MDQ)

心境障碍问卷是 R.Hirschfeld 等人研究制定的一个简短并容易使用的双相谱系障碍筛查量表。MDQ 分为 3 个部分,第一部分询问终身是否有过躁狂或轻躁狂的症状,有 13 个问题,回答"是"或"否"即可。答"是"便记为 1 分。答"否"不计分。这些症状均源自 DSM-IV 诊断标准和临床经验。第二部分询问这些症状是否有几个在一个时间段内同时存在,也是回答"是"或"否"。第三部分询问由于这些症状所致的功能损害,从"没有问题"到"严重问题"分为 4 级。该量表是一个自评量表,操作简单,由被评定者自行完成,使用时只要说明评定要求便可,任何医师、护士或经过培训的医疗助理均可完成评分。根据原研究者的评判标准,13 个筛查症状中存在 ≥7 条,第二部分答"是"及有几条症状同时存在,并且第三部分的严重程度达"中度"或"严重问题",即为双相障碍筛查阳性。

五、非精神科医生的鉴别思路

(一) 躯体疾病、中毒或脑器质性疾病

示例 5

女,53 岁。其女反映近 4 周以来多次发现母亲行为紊乱,健忘,乱放东西;表情欣快,言语增多,好管闲事;晚上不睡觉,白天也不困倦;情绪越来越暴躁,频繁与家人吵架,次数越来越多。1 周前,患者告诉女儿说女婿在外与别人有染,激烈争吵后打了女儿耳光。

精神检查:身材瘦小,外表略比实际年龄苍老。双手震颤,脸上一直出汗,不断抱怨检查室太热。眼神接触较差,注意力不集中,有时语言不连贯,语速快,语调高。常有持续言语,存在针对女婿的偏执观念,认为女儿被其欺骗感情,甚至还要破坏自己的家庭。否认幻觉,情绪不稳定,喜怒无常,易激惹。无自知力。

体格检查:眼球轻微突出,双手震颤,双侧膝腱反射亢进,可见震颤,心率 153 次/min,心律不齐等。

辅助检查:血清 T_3、T_4 升高,促甲状腺激素(TSH)水平低于 0.02mIU/L。

思路:从精神检查和病史中,患者行为紊乱,注意力不集中,有精神运动性兴奋,欣快,言语增多,语言不连贯,睡眠减少,情绪不稳定,易激惹,存偏执观念,冲动攻击行为等,故评估患者当前为兴奋状态。根据病史、体格检查、辅助检查,患者有突眼、心悸、多汗、震颤等症状;血清 T_3、T_4 升高,促甲状腺 TSH 低于正常值等实验室证据,综合考虑目前以甲状腺功能亢进为兴奋的主要原因。

1. 谵妄状态 躯体疾病、中毒或脑器质性疾病可引起精神运动性兴奋。

2. 类躁狂状态 躯体疾病、中毒或脑器质性疾病也可出现类躁狂症状,患者呈现情绪高涨、言语多、活动多,呈阵发性发作。

诊断主要依靠病史、阳性体征和实验室检查异常结果。

（二）癫痫

示例 6

女,40 岁。因行为冲动、言语增多 5 天而就诊。查体无明显异常。精神状况检查:神清,眼神接触差。存在嫉妒妄想,思维奔逸,持续言语,难以打断;情绪不稳定,易激惹,时常吵架骂人;有多次冲动伤人毁物行为,无自知力。既往有癫痫病史 20 余年,曾多次因癫痫住院治疗。脑电图检查:双侧有棘慢波并有放电波,在清醒和睡眠状态下,以左颞部棘波占优势。

思路:结合患者有癫痫病史 20 余年,有典型的脑电图改变,所出现的精神运动性兴奋症状表现特点等综合分析,考虑是由于癫痫疾病所致的兴奋状态。

1. 意识模糊状态 患者在癫痫发作后可进入意识模糊状态,表现出恐惧或愤怒,行为混乱,可有毁物伤人等行为,持续几分钟至几天不等,终止突然,清醒后对发作情形遗忘。

2. 精神运动性发作 发作时除意识障碍外,可出现运动行为异常。

（三）急性应激反应

示例 7

女,50 岁。5 天前搭乘儿子开的车回老家遭遇车祸,自己未受伤而儿子意外身亡后急起晚间不眠,言语增多,胡言乱语,说儿子快回来了,要给儿子做饭吃;行为紊乱,不修边幅,不停在家打扫卫生,做饭,洗衣服;见人就问看到儿子没有,时哭时笑。间断感心慌、手抖、出汗多。

思路:患者在遭遇强烈精神应激后立即出现应激反应,表现为睡眠减少、言语增多、活动增加等兴奋状态,考虑为急性应激所致的兴奋。

在明显的应激事件之后出现,出现激越性活动过多,如哭闹不休,部分可有号啕痛哭、捶胸顿足、扯衣毁物、以头撞墙或有自杀姿态等。每次发作可持续数小时。发作前精神因素、人格、症状的特点均有助于诊断。

（四）精神分裂症

示例 8

男,20 岁,近 1 年多以来,逐渐敏感多疑,怀疑邻居故意弄出各种声音影响自己,怀疑街上路人嘲笑自己,认为有人跟踪自己,尤其见到外地车牌号的车经过身边时,就认为是跟踪自己的车。多次到派出所报案,声称被跟踪,人身安全受到威胁。常有自语自笑,说经常听到耳边有人在议论他的为人,声音有熟悉的也有不熟悉的,有的说他学习能力差,朋友不多,有的说他人很好等,还能听到骂他"笨蛋"的声音,为此凭空谩骂。近 1 周突然兴奋,躁动不安,伤人毁物,晚间不眠,称有人要抓他,要害他。言语凌乱,喜怒无常,傻笑,行为幼稚。每天半夜学习,觉得自己思维反应像火箭一样,能力无限大,可以统治宇宙;号称自己有几家上市公司,是亿万富翁等。

精神分裂症表现形式为不协调性兴奋,主要有以下几种类型:①紧张型:这种类型的主要特征是突发的运动性兴奋,患者可能会突然出现攻击他人或破坏物品的行为,动作异常或做作,言语刻板。一些患者的兴奋躁动和木僵状态可能会交替出现。②青春型:此类精神分裂症的特征包括混乱的言语,散漫的思维,喜怒无常的情感,幼稚、愚蠢、奇特、冲动的行为,以及亢进的性欲及食欲。可能伴有片段的幻觉和妄想。③幻觉妄想型:也被称为偏执型,患者的兴奋躁动状态呈阵发性,并与幻觉和妄想密切相关。例如,当听到有人在议论他们时,他们可能会立即进行反驳和谩骂,情绪激动。根据病情的长短,这种情况可以和急性短暂性精神病性障碍进行鉴别。

(五)躁狂发作

示例 9

女,20 岁。2 周前与男友分手后出现话多,不停打电话给许多同学,甚至一些平时不联系的同学,喜欢外出,见到乞丐就给钱。与医生交谈时喋喋不休,不能打断,注意力不集中,听到外面有声音唱流行歌曲,患者则开始跟着唱流行歌曲,在病房跟着医生查看患者,帮助工人搞卫生,见人就打招呼,忙碌不停。

思路:患者有话多、注意力不集中、随境转移、活动多等表现,提示患者有躁狂发作表现。

躁狂发作多数表现为协调性兴奋,包括情感高涨或易怒好斗;言语增多,联想加快,甚至音联意联,或"思维脱轨",动作增多,整日忙碌,但做事虎头蛇尾。

(六)急性短暂性精神病性障碍

急性短暂性精神病性障碍一般在急性应激的时候起病(往往 48 小时之内),特征表现为患者出现明显的情绪变化,如兴奋、言语增多、动作增多,甚至躁动不安等类躁狂症状。发作后可在几周内痊愈。患者往往具有多种类型的幻觉和妄想,但其症状不足以符合精神分裂症诊断标准。

(七)人格障碍

人格障碍有三种不同的类型可引起兴奋状态:①反社会型:此类患者的自控能力较差,行为冲动,易与人发生争吵,甚至斗殴伤人。他们的行为不符合社会规范,尽管明知有错,但依然屡犯不止。其行为表现通常呈阵发性。②冲动型:这类患者易于情绪冲动,经常因小事暴怒、吵骂、破坏物品或伤害他人,虽事后有悔意,但难以改正,亦为阵发性发作。与反社会型不同的是,冲动型患者人际关系还算良好。③表演型:这类人格障碍患者以自我为中心,情绪多变,热衷追求新鲜事物,常文过饰非,甚至病态说谎。他们一般兴奋的程度并不严重。人格障碍症状通常始于成年早期,并可能持续到成年晚期甚至一生。患者的人格特征明显偏离正常,行为和情感具有冲动性,感知和思维方式较为特殊。他们的特定行为模式导致社会适应性差,尽管他们对此感到痛苦,但改正却颇为困难。

(八)精神发育迟滞

因患者自我控制能力减低,易出现冲动性兴奋,如被激怒时出现毁物、自伤或伤人行为,但持续时间很短;也可有动作和言语增多、有破坏行为等躁狂发作表现,但言语单调,情绪缺乏感染力。

六、兴奋状态的干预

> ### 示例10
>
> 男,30岁,公司职员,1个月前无明显诱因开始说话啰唆且说话内容令人难以理解,说自己是一家公司的老总,在这家公司只是体验生活,还说自己在全国各地都有房子和公司,是个资产过亿的富翁;还买一些稀奇古怪的书籍,每天花大量的时间阅读,不知疲倦,夜眠少。后症状逐渐加重,表现为言语紊乱,自言自语,注意力不能集中,无法完成工作任务,经常和同事发生争吵,称同事故意针对他,背后议论他等。近1周来不去上班,认为公司有人监视自己,自己的秘密都被公司里的人知道了,在家面前手舞足蹈,说话语无伦次,滔滔不绝,晚上不睡觉,白天也有精神,不停写计划书,要公司上市赚大钱,多次宴请同学、朋友谈合作,花销3万余元。

根据以上示例,患者发病时有兴奋状态的表现,如情感高涨、自我评价高、活动增加、睡眠减少等情感症状,关系妄想、被监视感等精神病性症状,且症状和心境是相协调的,故考虑伴有精神病性症状的躁狂发作。对于以上患者的治疗和干预,我们可以遵循以下原则。

（一）病因治疗

从病因学角度出发,首先要积极治疗原发躯体疾病,同时停止使用可能引起相关兴奋状态的药物。一般原发躯体疾病得到有效治疗后,大部分兴奋症状可缓解,如甲亢患者应该积极请内分泌科会诊,予以抗甲状腺药物及其他对症支持治疗,癫痫患者应及时予以抗癫痫药物对症治疗,控制感染等。对于症状严重导致治疗困难的患者,可以联合精神类药物对症治疗。对精神分裂症、躁狂发作、急性应激反应所致的兴奋,分别予以相应的抗精神病药物、心境稳定剂、抗焦虑药、镇静药物等对症治疗。

（二）支持和对症治疗

在明确病因前可予以对症处理,补液、营养支持治疗,纠正水、电解质紊乱和酸碱平衡,抗感染,保持安静,最好安置于单人房间,减少干扰、外界刺激,保持病房安静和光线柔和,病房布置应简单,有人陪伴护理。

（三）药物治疗

应选用安全、有效、作用迅速的精神药物及时控制患者的兴奋躁动。苯二氮䓬类药物是安全有效的药物,可作为首选药物,如地西泮10mg缓慢静脉注射(快速静脉注射可致呼吸抑制,肌内注射易导致吸收不良),也可选择氯硝西泮2mg肌内注射;口服苯二氮䓬类药物如阿普唑仑0.8~1.6mg/d、氯硝西泮2~4mg/d或劳拉西泮2~4mg/d。另外,可以选用镇静作用较强的抗精神病药物,如氯丙嗪、氟哌啶醇、氯氮平等,可口服给药,初次从小剂量开始,并视病情递增;若需快速控制兴奋,可注射给药,如氟哌啶醇可作为次选药物,每次5~10mg,肌内注射,也可以和苯二氮䓬类药物合用。新一代抗精神病药物如利培酮3~6mg/d,或奥氮平10~20mg/d,或喹硫平500~800mg/d对兴奋躁动状态有效,不良反应较少。避免使用巴比妥类药物,因为巴比妥类药物可以加重意识障碍。慎用氯丙嗪,因为氯丙嗪易导致血压下降。不同个体对精神药物的治疗反应存在很大差异,要遵循个性化原则,并且根据患者用药后的反应随时调整药物和剂量。

(四) 物理治疗

改良电休克治疗(MECT),又称无抽搐电休克治疗,是以一定量的电流通过大脑,引起意识丧失和痉挛发作,从而达到治疗目的的一种方法,适用于控制躁狂发作和精神分裂症的严重兴奋状态,尤其是对于紧张性兴奋患者的治疗。对于药物治疗无效,对药物治疗不能耐受,或极度兴奋躁动冲动伤人者,MECT 可有效控制兴奋状态。

示例 11

男,24 岁,1 周前急起精神失常,兴奋话多,疑神疑鬼,胡言乱语,打人毁物入院。彻夜不眠,情绪激动,烦躁不安,做事不能集中注意力,睡眠与饮食均明显减少。近 3 天更为兴奋躁动,话多,话题多变,内容凌乱而不易理解。2 天来病情加重,哭笑无常,在地上打滚,躁动不安,拒绝饮食,大声喊叫,扮鬼脸,嬉笑,向周围乱吐口水,自语内容凌乱,思维破裂,不连贯,说话东拉西扯。在病房不配合检查,行为混乱,拒绝服药,有在垃圾桶捡垃圾的行为。动作多而乱,时而手舞足蹈,时而做一些奇怪姿势。并且纠缠工作人员,无故打伤同病房病友。在简短询问家属病史及躯体情况后,征得家属同意,予以必要的保护性约束,并且予以地西泮 10mg 缓慢静脉注射控制兴奋躁动和系统的抗精神病药物治疗。3 天后,效果欠佳,患者仍冲动,大声喊骂,情绪激动,有辱骂工作人员的威胁言语,甚至有攻击行为。在此情况下,评估患者的各项检查和目前的精神状态,征得家属同意,予以改良电休克治疗一次,后患者逐渐平静,可简单沟通,但仍表现易激惹,继续改良电休克治疗。

(五) 兴奋状态的护理

兴奋状态是精神科临床上很重要的一类症状,此类患者可伤人、毁物、影响病房秩序,甚至因极度躁动、身体过度消耗而导致躯体衰竭,应进行重点护理。在对兴奋状态患者进行护理时,需注意以下几点:①掌握与患者的接触技巧,与患者保持有效的安全距离,尊重理解患者的心态,满足其合理要求,尽量给予其适度的自主权,避免激惹患者,针对患者的不同需求,耐心劝导,要多听少说。②密切观察病情变化,注意突发的冲动和攻击性行为,用温和的言语进行劝阻,保证患者和他人的安全。对有伤人、毁物行为的患者,将其安置于单人隔离室,房间内物品简单,避免一切激惹因素,必要时给予约束。③做好生活护理,保证足够的水分和营养,注意保持大小便通畅,做好个人卫生及保持床褥干燥清洁,保证睡眠环境等各项基础护理工作。④鼓励参加工余活动,对忙碌不休、难以安静的患者,可引导其在室内进行简易的康复活动,分散患者注意力。⑤遵照医嘱保证患者各项治疗的有效执行。⑥及时开展健康宣教,指导家属了解病情,使其正确认识兴奋状态的临床表现,接纳患者的症状,保持稳定的情绪,积极配合治疗。鼓励家属多与患者交流或陪伴患者,协助患者建立疾病恢复后的生活方式。

(六) 精神科会诊和转诊

对于镇静药处理无效的患者,或出现冲动毁物伤人、自伤自杀、攻击暴力行为者,可请精神科会诊。会诊的目的是要尽快缓解患者的兴奋行为,降低和防止攻击和暴力行为和其他可能的后果对患者自身或他人造成伤害。当患者因为兴奋状态而被请求会诊时,精神科医生应该尽快赶到现场,在进行简单的评估后,应尽快地采取综合治疗的方法。首先,要尽可能先采取言语安抚的手段,并与患者保持一定的空间距离,应该采取灵活的应对方式,包括适当的妥协,让家属一起参与患者的沟通是有效的;其次,如果言语安抚不能奏效,可以考虑药物治疗,包括口服或肌内注射非典型抗精神病药物和/或苯二氮䓬类药物,肌内注射药物通常起效快,能够有效且快速降低风险。最后,在不得已的情况下,可以考虑医学保护性约束,即使在无法与患者达成共识的情况下,也应该进行口头告知并开写医嘱,同时遵循相应的操作流程避免对患者产生伤害,并根据情况在最短的时间内解除约束。患者在高自伤自杀风险、冲动毁物或伤人风险、躯体疾病稳定情况下,如果仍存在兴奋躁动症状,建议医生将其转诊至精神科病房进一步治疗。

七、小结

兴奋状态的评估工具主要包括杨氏躁狂状态评定量表、Bech-Rafaelsen躁狂量表、轻躁狂症状清单、心境障碍问卷;鉴别正常或躯体疾病或药物所致的兴奋状态主要从以下疾病相鉴别,如躯体疾病、中毒或脑器质性疾病、癫痫、急性应激反应、精神分裂症、躁狂发作、急性短暂精神病性障碍等疾病。关于兴奋状态的干预,首先要积极治疗原发躯体疾病,同时停止使用可能引起相关兴奋状态的药物,治疗主要包括药物治疗,可选择苯二氮䓬类药物和镇静作用较强的抗精神病药物;物理治疗主要是电休克疗法。对于镇静药处理无效的患者,或出现冲动毁物伤人、自伤自杀、攻击暴力行为者,可请精神科会诊及转诊。

(董再全 张 岚 陈 慧 周建松 史丽丽 魏 镜 刘倩丽)

第四节 激越状态

示例1

男,39岁,因"发现血压升高1个月"入住某医院心脏内科治疗。该患者自发现自己血压升高以来,联想到自己的父亲因为高血压、脑出血去世,开始非常担心自己的身体状况,每天测血压十多次,并详细记录,因此情绪紧张烦躁,无心做事,每天惶惶不可终日,自觉心慌、多汗明显,不能放松。为此回避社交、请假在家,不敢多活动。住院期间,患者每天追问医护自己的检查结果,需要医生详细解释每项异常指标的意义才放心,如果医护回答不及时或者不详细,则表现出愤怒的情绪。在病房坐立不安,对声音极度敏感,自诉走廊输液车路过的声音会让自己心慌加重。抱怨家人不关心自己,自己快要死掉了还不重视,反复和家人因琐事争吵。

一、什么是激越状态

激越是指患者具有明显的坐立不安和过多的肢体活动,并伴有焦虑。在临床实践中,激越表现为一系列思维活动、情绪和行为从低到高不同程度的兴奋过程,且无法平静,严重时可表现为兴奋冲动、威胁、攻击和自伤等行为。有学者将激越表现概括为:①包括言语在内的外在躯体运动且主要为无目的的活动增加,即坐立不宁;②内在的警醒程度增加或存在着明确的紧张不安。

二、为什么识别激越状态很重要

2016年，一项对我国精神科病房进行的调查结果显示，新入院精神分裂症患者中伴有激越表现的患者比例为64.3%，严重激越患者为31.0%。在美国，约21%的精神科急症患者存在激越症状。最近一项欧洲研究发现，2014年的某1周内，在3个国家27家中心的精神科急诊就诊患者中，9.4%的患者因急性激越就诊。张素贞等调查了国内11家医院中1 115名精神分裂症患者，使用阳性和阴性症状评定量表（PANSS）作为评估工具，结果发现64.3%（717例）的新入院精神分裂症患者伴明显的激越症状，31.0%（346例）新入院精神分裂症患者伴严重激越症状。对于非精神科患者，激越症状同样常见，有人调查发现，70%~90%的痴呆患者在发病过程中至少出现一种或多种行为症状，最常发生的是激越行为症状。

激越往往导致住院时间延长，增加医疗成本。精神病性激越起病急，进展快，且破坏性大，更容易出现暴力攻击行为。某研究对1 000起精神病院暴力事件进行分析发现，约29%的事件是由伴明显激越症状的患者引起的。尽早识别激越，可预防激越程度发展，有效缓解激越相关的临床症状，防止患者在严重激越时出现危险行为，对患者个人、病房管理及社会稳定均具有重要意义。

三、激越状态的识别

示例2

男，78岁，因"过度担心伴睡眠差1年"来诊。1年前，该患者在老伴去世后，逐步觉得生活上缺少人料理，感觉孤单、情绪不佳。后患者反复向子女述说"日子过不下去了"，明白自己"想太多"，但是控制不了自己的想法，总是感觉莫名的惶恐。后来上述症状逐渐加重，患者感觉心慌、头晕，每天坐立不安，不断重复讲述自己的身体不适。记忆力变差，经常忘这忘那，熟悉的人名字有时叫错。有时吃过早饭了还说自己没吃过。来诊后，经检查发现患者存在明显的认知功能下降，头部磁共振检查显示"轻度脑萎缩"，被诊断为"认知功能下降、焦虑状态"。

激越往往是突发性的，难以预测。在原发疾病基础上，患者当前的临床特征、个人史及情境因素等都可能成为激越发作的高危或促发因素。

按照中华医学会精神医学分会精神分裂症协作组《激越患者精神科处置专家共识》描述，激越的临床表现涵盖了思维活动、情绪反应和行为活动三个方面。在轻度激越（也被称为一般兴奋激越）阶段，患者可能会有妄想或幻觉，内容涉及暴力，思维进程可能模糊，注意力难以集中，表情紧张，可能会显得烦躁不安，过度言语或活动也较为常见，比如来回踱步、搓手、攥拳、目光对视、言语迫促、缄默、对外界刺激的反应及警觉性增高，对诊疗不合作等。随着病情的进一步发展，患者可能会进入到有潜在攻击行为风险的阶段，即高危人群。在这个阶段，患者可能会有大量的暴力内容妄想或幻觉，思维逻辑混乱，表情愤怒，可能会大声叫喊，对他人进行言语挑衅和口头威胁，甚至投掷物品。在严重的情况下，患者可能进入到所谓的攻击暴力行为阶段。在这个阶段，患者可能会显得极度兴奋和冲动，可能会对他人产生身体威胁,甚至可能实施攻击他人或自我伤害的暴力行为。如果患者在早期的激越阶段没有得到及时的干预,临床表现可能会逐渐恶化,直到发生严重的后果。

一项对 48 名精神科专家的调查研究显示,超过 60% 的专家将下列 7 类现象归纳为激越的常见表现:爆发性或不可预测的愤怒;恐吓他人;坐立不安、过度运动;躯体和/或言语的自我攻击;贬损或具有敌意的口头攻击;不合作或命令性行为或拒绝治疗;冲动或缺乏耐心的行为,或对疼痛/挫败缺乏耐受性。

激越可以见于多种疾病,包括焦虑障碍(见示例 1)、器质性精神障碍(见示例 2)和应激相关障碍(见示例 3)等。在不同的疾病状态下,激越症状可以类似,也可能有差异,需要仔细甄别。

示例 3

女,55 岁,因"情绪紧张 1 周、心慌胸闷 3 小时"到急诊科就诊。该患者 1 周前经历车祸后(本人轻微擦伤,丈夫重伤),感觉始终不能放松,想起车祸的场景就一阵阵心慌、紧张、出汗,将门窗紧闭,因为听到汽车的声音就会觉得紧张。有时感觉房子在颤动,就会很惶恐,反复找家人确认房子是不是在动,做出随时准备冲出去的姿态。主动和家人谈起车祸时的场景,情绪愤怒,大骂肇事司机,甚至认为对方是故意要害她和丈夫,把菜刀放在包里,扬言要和对方同归于尽。3 小时前,患者突然感觉心慌加剧、胸闷明显,大声呼喊自己要死了,马上拨打了 120,被救护车接到急诊科进行诊治。

四、评估工具的使用

示例 4

患者,男,56 岁,家人反映患者今晨无诱因哭诉生活对自己不公平,砸家里的碗筷、电视机等物品,家人阻拦时患者有辱骂、殴打妻子的表现。经劝说无效,故至急诊求进一步诊治。既往饮白酒二十余年,每日酒精摄入 50g 左右。入院后冲动,用手推搡医务人员,查体、问答均不合作。

面对这种情况,我们应如何对患者当前的激越表现进行评估呢? 目前临床上对于激越严重程度的评估通常采用患者自评及医生用他评量表。对于难以配合的严重激越患者,还可采用护士观察激越记录表来评估其激越表现。

(一)医生用他评量表

阳性和阴性症状评定量表-兴奋因子分量表(PANSS-EC)、行为活动评定量表(behavioural activity rating scale,BARS)、外显激越严重度量表(overt agitation severity scale,OASS)、外显攻击行为量表(overt aggression scale,OAS)、外显攻击行为量表修订版(modified overt aggression scale,MOAS)均为临床上常用的激越评定量表。

对于非精神科医生,行为活动评定量表(BARS)仅有 1 个条目,用于评估激越严重程度及治疗效果,使用简单,相对来说较容易掌握。各量表详见以下介绍。

1. 阳性和阴性症状评定量表-兴奋因子分量表(PANSS-EC) 临床上应用最广泛的激

越评估量表,用于评估急性精神病性激越的临床表现及严重程度,以此制定诊疗方案、判断治疗效果。该分量表来自 PANSS,包含 5 个条目,每个条目评分为 1(无)~7(极重)的 7 级评分,总分为 5~35 分。PANSS-EC 总分≥14 分,且有 1 个条目≥4 分提示有激越表现;PANSS-EC 总分≥20 分提示有严重激越。

2. 行为活动评定量表(BARS) 该量表适用于精神病性患者激越程度及治疗效果的评估,操作简单,未经专业培训的精神科或非精神科医护人员也可掌握。评估主要依据临床观察,只有 1 个条目,将兴奋程度分为 7 个等级,即从镇静到激越状态:①难以或不能唤醒;②处于睡眠状态,但对言语和身体接触有正常反应;③昏昏欲睡,出现镇静;④安静地醒来(正常水平的活动);⑤明显的活动迹象(身体和言语),安抚后可平静;⑥极度或持续活动,但不需要束缚;⑦暴力,需要束缚。

3. 外显激越严重度量表(OASS)和外显攻击行为量表(OAS) 常用于评估精神病性激越的严重程度,OAS 在国内使用较多。

目前中文版较为常用的为外显攻击行为量表(MOAS)修订版,常用于评价激越攻击表现。共包含 4 个条目:①言语攻击:言语敌对,即用平时讲话或辱骂的方式,试图通过使用贬低他人的话或脏话使人遭受心理伤害,或是体力袭击的威胁。②对财物的攻击:盲目地不顾后果地破坏病房的设备或他人的财物。③对自身的攻击:伤害自己的身体,如自残或自杀企图。④对他人的身体攻击:故意的暴力行为致人疼痛、身体损伤或死亡。MOAS 总分≥4 分,提示患者有攻击性行为危险;条目①≥1 分,提示有伤害自身行为;条目④≥1 分,提示有伤害他人行为;MOAS 条目总分≥3 分或条目②≥1 分,提示有伤害他人危险。

(二)激越评估记录表

包括医护人员根据对患者的观察,记录的情境性攻击的动态评价(表 3-14)和护士观察激越记录表(表 3-15)。

表 3-14 情境性攻击的动态评价(DASA)

基于过去 24h 内对患者的了解和观察评估 1 分=下列行为增加;0 分=行为如常,无暴力表现	周一	周二	周三	周四	周五	周六	周日
易激惹 患者易于被激怒或生气、不能容忍他人的存在	0 1	0 1	0 1	0 1	0 1	0 1	0 1
冲动 患者表现出行为和情绪不稳(即情绪或行为举止 明显波动,无法保持安静和正常管理)	0 1	0 1	0 1	0 1	0 1	0 1	0 1
不愿意听从指导 当要求患者遵从治疗或病房常规管理时,常易怒 或有攻击性	0 1	0 1	0 1	0 1	0 1	0 1	0 1
趋于感觉被挑衅 患者趋于将他人行为视为故意或伤害自己;可能 会曲解他人的行为或表现出过分的暴怒反应	0 1	0 1	0 1	0 1	0 1	0 1	0 1
要求被拒绝时易于发怒 要求被拒绝或者不能及时满足时,常无法容忍或 者易于发怒	0 1	0 1	0 1	0 1	0 1	0 1	0 1

续表

基于过去24h内对患者的了解和观察评估 1分=下列行为增加;0分=行为如常,无暴力表现	周一	周二	周三	周四	周五	周六	周日
消极态度 患者表现出反社会性和消极的态度和偏见,后者常伴有暴力攻击行为	0 1	0 1	0 1	0 1	0 1	0 1	0 1
语言威胁 患者表现出言语上的抗议,声调高且有明确恐吓或威胁他人的意图	0 1	0 1	0 1	0 1	0 1	0 1	0 1
总分							
最终风险评估 根据DASA评分和临床评估,评定患者未来24h的风险: 高(H);中(M);低(L)							
攻击性记录 过去24h患者有哪种攻击行为(在相应表格打×)							
对物体的躯体攻击 摔门、乱扔东西、踢家具、毁物、打碎窗户、放火、投掷物体							
对他人的语言攻击 生气地叫喊、辱骂、恶意诅咒、讲脏话或对他人暴力威胁							
对他人的躯体攻击 做出威胁的姿势、殴打、抓衣服、撞击、踢、推、拽头发或袭击别人							

表3-15 护士用攻击风险筛查记录表

护士观察激越记录表	
是否有过杀人想法/攻击行为?	请记录:是/否
是否攻击过他人?	请记录:是/否
攻击他人的方式(语言/行为/其他)?	请记录行为表现:
是否攻击过财物?	请记录:是/否
攻击财物的方式(语言/行为/其他)?	请记录行为表现:
其他建议记录: 患者目前未表现出攻击性危险行为 患者此次因在何种场合(家、社区等)出现攻击性而住院 尚不清楚是否患者有住院期间的攻击史	

───────── 示例 4（续）─────────

对患者进行评估，PANSS-EC=21 分，BARS=7 分，护士观察激越记录表记录有过辱骂、殴打妻子、砸电视机等攻击行为。量表评估结果提示目前患者有严重激越，口服药物恐难以快速控制症状，可予以肌内注射镇静剂治疗，必要时予以保护性约束。

五、非精神科医生的鉴别思路

除了精神障碍本身的表现外，躯体疾病（如脑部疾病、内分泌疾病等）的伴随症状、精神科药物或躯体疾病药物所致的副作用、精神活性物质的过度使用和戒断反应等都有可能导致患者出现激越表现，明确激越表现出现的原因有助于后续诊疗方案的制定与实施，以争取更好的中长期转归。

（一）正常表现

人的一生中，几乎每个人都会有烦躁不安、紧张、恐惧的体验，而这种体验，大多时候是一种焦虑的情绪状态，随着应激源的消失可逐渐自行缓解，尚未达到激越的诊断标准。这两者的区别主要表现在以下方面。

1. 发作原因 焦虑情绪往往有外在诱因，是我们面临将要出现危险、伤害、痛苦、无助、潜在惩罚时出现的一种正常的、适应性的反应，而激越是一种急性综合征，诱发因素多种多样。在 ICD-10 精神病学词汇中有关激越的定义中称，激越通常可伴有焦虑。

2. 持续时间 焦虑情绪通常有一定的时限性，随着应激源的消失，焦虑情绪可逐渐得到缓解，而激越则不然。

3. 严重程度 一般来说，焦虑情绪所产生的紧张不安程度较轻，以过多的肢体活动为主，而激越则更重，严重时可出现冲动、攻击、威胁、自伤等行为。

（二）躯体疾病的伴随症状

躯体疾病及脑器质性相关疾病均有可能导致激越的产生。临床诊疗过程中，我们应初步判断激越严重程度及潜在风险，排除激越潜在的躯体病因；对于伴有严重躯体疾病或近期躯体状况不稳定的激越患者，应首先考虑为原发疾病所致的伴随症状。常见的躯体疾病有：代谢内分泌相关疾病（甲状腺功能亢进、低钠/钙血症、低血糖等）、感染性疾病等。常见的脑器质性疾病有：颅内感染、脑血管疾病、脑外伤、脑部占位性病变、痴呆等。若病因明确，应以积极治疗原发病为主，辅以激越表现的对症治疗。

（三）药物所致的激越

据《激越患者精神科处置专家共识》，抗精神病药物、躯体疾病治疗药物、精神活性物质中毒或戒断反应均可诱发激越表现。诊疗过程中，对于近期联合用药或突然停用原有药物的激越患者，应高度警惕此方面原因。同时应注意询问患者是否有长年饮酒习惯或精神活性物质使用史，以及近期有无突然中断或使用过量的情况。还可以通过观察患者的表现来辅助判断，如是否存在言语含糊、吐字不清、共济失调、震颤、一过性幻觉等。

六、激越状态的干预

（一）干预原则

示例 5

患者，男，68 岁，一年前渐起记忆力下降，表现为易忘事，出门经常忘记带钥匙，但可以带孙子、做家务，日常生活可自理。十余天前出现不认识家人的表现，看见女儿认不出，无法继续去幼儿园接送孙子。入住神经内科后行头部 CT 检查示"轻度脑萎缩"；头部 MRI 检查示"1. 右侧腔隙性脑梗死；2. 大脑脱髓鞘病变"，诊断为"阿尔茨海默病"，予以对症支持治疗。住院一周后患者出现乱语、紧张担心表现，如问其所在何地，回答"我之前从事建筑行业"，见到医务人员时神情紧张，身体不自觉蜷缩在床，口中不停诉"鬼来了，鬼要带我走了"，四肢乱舞，双手用力捶打床铺，双下肢不时在空中抖动。将小便解在床上，拒绝他人靠近。夜间睡眠差，有凭空谩骂表现。

错误的处理方式：仍予以当前内科治疗，观察病情变化。后患者逐渐出现"用头撞墙、摔砸水杯"等攻击行为，拒服药物，诊疗难以继续开展。

正确的处理方式：及时请精神科联合会诊后拟诊断为"器质性精神障碍"，予以口服"奥氮平"控制精神症状。治疗一周左右患者精神症状较前改善，定向力可，知道自己在医院住院，尚能配合医护人员查房，对自己前两日在医院时的表现表示"不记得"。

示例 6

患者，男，24 岁，2022 年 8 月出现疑人议论，伴凭空闻人语，多为议论的声音，由家属强制送入病房。入院时行为冲动、轻浮，伴挑衅言语，屡次试图与医护人员发生肢体接触，造成多名医护人员不同程度的抓伤。因考虑患者有急性激越表现，非药物干预效果欠佳，故药物上予以"氟哌啶醇"肌内注射，配合奥氮平口服治疗，获取家属知情同意后对其实施医疗保护性约束，单间隔离。实施医疗保护性约束期间，患者仍时有胡言乱语表现，称医院里的人都要害自己，饭菜里有毒，拒绝吃饭；夜间大吼大叫，有咬伤自己手指、攻击陪护的行为。2 天后患者情绪较前平稳，乱语情况减少，可自行下床走动，逐渐在陪护喂服下进食。5 天后患者可意识到周围的人都在帮助自己，但仍对强制入院时的场景感到紧张害怕。9 天后患者情绪较前好转，精神病性症状较前改善明显，对自己的疾病有初步认识，自知力存在，愿意配合治疗。

临床诊疗过程中，激越既可以发生在精神科疾病中，也常见于非精神科疾病。对于急性激越患者，首要治疗目标为尽快缓解其激越症状，恢复情绪平稳，避免症状加重，出现危害自身及他人生命安全的冲动攻击行为。既往临床诊疗过程中，往往习惯采用机械性约束或非自愿给药等方式控制急性激越表现，但该处置存在一定的风险，如造成患者受伤甚至死亡、影响医患关系进而不利于后续治疗的展开等。因此相关指南建议，应尽可能避免使用约束，避免强制性干预手段导致的激越升级。并针对急性激越患者提出以下 9 条干预原则。

1. 快速原则 快速处置可避免激越严重程度升级，及早减轻患者痛苦，降低激越对患者及他人的潜在风险。

2. 安全原则 ①明确激越相关因素、原发疾病,降低潜在躯体疾病的风险;②保障患者本人、工作人员及他人免受伤害;③防止患者自杀;④减少强制干预对患者造成的医源性伤害。

3. 个体化原则 基于临床表现将患者分为一般兴奋激越人群、潜在攻击行为人群(高危人群)及攻击暴力行为人群,分别给予针对性的干预措施,根据处理效果做出下一步干预选择,并避免过度治疗。

4. 患者参与原则 选择激越治疗手段时,应尽可能征求患者本人的意见。当患者接受相对符合其意愿的治疗时,强制措施使用的比例更低,而获得理想转归的可能性更高。

5. 量化评估原则 在基于精神检查评估的基础上,使用评估工具对激越症状的严重度及治疗效果进行持续评估,有助于指导治疗手段的选择,以及避免过度治疗,包括医生用他评量表、激越记录表以及护士用攻击风险筛查记录表等。

6. 治疗原发病原则 精神病性症状与激越互相促进,形成恶性循环,而前者的改善同样有助于后者的减轻。针对原发病的有效治疗可降低日后激越发生的频率及严重程度。

7. 综合治疗原则 基于患者的临床表现综合运用言语安抚、药物治疗、物理治疗等手段,主次分明,灵活调整,在治疗效果最大化的同时规避不良反应。

8. 全病程治疗原则 针对激越开展快速干预时应考虑原发病全病程治疗的需求,如抗精神病针剂与口服剂型的有效序贯,以改善患者的长期治疗转归。

9. 多团队配合原则 根据激越症状严重程度不同,激越的干预包括非药物干预、药物干预和联合治疗等方法。实施需要专业的团队配合,包括医师、护士、护工、心理治疗师以及社会工作者等。

(二)非药物干预

对于激越患者,我们通常首选非药物干预。非药物干预包括:言语/肢体安抚、适宜的环境、隔离或约束、物理治疗等。若非药物干预效果不佳,可辅以药物治疗,助其快速缓解症状,尽可能减少攻击暴力行为的发生。

1. 言语/肢体安抚 面对激越患者,可首先尝试对其进行言语/肢体安抚,注意沟通时的语气要温和,语意简单易懂,尽可能从患者角度出发。面对患者的挑衅言语,应保持冷静,避免与其发生正面冲突,避免激越升级。倾听患者的内心需求,耐心对其加以解释说明,做到既可以帮助患者缓解激越症状,减少后续强制性干预手段的实施,又可获得其信任,为后续治疗创造条件。此外安抚时应与患者保持适当距离,既要做好自身安全防范,避免因患者突起冲动攻击而受到伤害;又要能够在其自伤时及时做出干预。

2. 适宜的环境 可将患者安置于一个安静的、相对宽敞的环境中,避免强光或强声,空间内尽量不要摆放具有危险性的物品。避免同时间段多人对患者进行围观,以防加重其激越表现。在房间内可配备监控或预警设备、紧急呼叫系统等,以便于实时观察患者的情况,及时做出相应的处理。

3. 隔离或约束 《中华人民共和国精神卫生法》中将隔离的使用仅限于 3 种情形:一是精神障碍患者发生或将要发生自身的伤害;二是危害他人安全;三是扰乱医疗秩序,且必须是在无其他可替代措施的情况下。对于患者在医院内发生或将要发生伤害自己、危害他人安全等攻击行为时,出于医疗需要,经医生充分评估后可对其使用医疗保护性约束。由于该措施可能会因患者不配合等原因造成不良后果,如窒息、误吸、钝性损伤、心脏并发症等原有躯体疾病加重,甚至造成患者死亡。因此过程中应尽可能保持患者的最大活动度,保障其安全,并及时做好记录。实施该操作时应遵循以下流程。

(1) 确认或获得知情同意:对于住院患者,在其入院时医生应向家属告知并解释患者在住院期间可能发生的突发情况,核对并签署医疗保护性约束知情同意书。对于门诊患者,医生应向患者的陪诊者进行医疗保护性约束的充分告知,征得其知情同意。

(2) 实施医疗保护性约束前的准备工作:在实施医疗保护性约束前,应由医生对患者进行各方面评估,确保其有执行该措施的指征,并尝试与患者本人进行沟通,解释医疗保护性约束的目的及意义,站在对方角度,言语温和,尽量安抚,避免激越升级。

(3) 实施医疗保护性约束:在医生评估患者符合医疗保护性约束的指征且无其他可替代措施时,可对其实施医疗保护性约束,注意约束时动作规范,选择合适的约束方法,杜绝粗暴操作,避免医源性损伤的产生。同时实施者也要做好自身的安全防范,结束后重新评估患者的各项生命体征及精神状况。过程中应严格遵守相关流程,由医生评估后开写医嘱,对患者本人做好充分告知,获取其理解,填写保护性医疗措施记录表。若事出紧急,可先对患者实施保护性约束,事后在 30 分钟内补充书面医嘱,在病程中对当时的情况进行解释说明并做好相关记录。

(4) 监测和解除约束:一次约束医嘱时间为白天(8:00—20:00)一般不超过 4h,夜间(20:00 至次日 8:00)一般不超过 12h。患者被连续约束48h后,应当由具有副主任医师以上职称的精神科执业医师对患者进行检查,并对是否需要继续采取约束或隔离措施做出评估。若约束过程中产生不良反应如皮肤擦伤、局部疼痛、肢体血液回流障碍等,可临时予以对症处理,必要时请相关科室协助诊治。

(三) 药物干预

当以上非药物干预效果不佳时,可酌情辅以药物干预,以达到稳定情绪、缓解激越严重程度、降低攻击行为风险的目的。临床上,应依据患者实际表现及医生经验选择单用或联合使用多种精神药物。尽可能选取起效快、疗效持久、使用便捷、副作用小的药物。目前用于激越症状治疗的药物主要有第一代抗精神病药、第二代抗精神病药及苯二氮䓬类药物。《激越患者精神科处置专家共识》推荐用药如下。

1. 口服给药 通常选用第二代抗精神病药,如奥氮平、利培酮、齐拉西酮等。第二代抗精神病药物主要作用于多巴胺和5-羟色胺能系统,与第一代抗精神病药物相比,发生急性锥体外系反应的风险较低、耐受性好。同时又可以显著缓解激越症状,改善精神症状,有时可与苯二氮䓬类药物联用。

苯二氮䓬类药物是一类镇静催眠药物,主要用于焦虑、失眠和惊恐障碍的短期治疗,也可用于戒酒以及急性激越的快速控制。对于精神病性激越患者,可用于抗精神病药的增效治疗。该药物属于典型的非选择性中枢神经系统抑制剂,因此在使用过程中应密切关注患者有无过度镇静、口干、感觉和运动障碍、顺行性遗忘等副反应产生,视情况适当调整用药剂量,必要时对症处理。

2. 肌内注射 肌内注射治疗较口服给药具有起效快的特点,可迅速缓解激越相关症状,降低患者攻击行为的风险。

氟哌啶醇是丁基苯酚类的典型高效抗精神病药物,主要通过拮抗多巴胺 D_2 受体来发挥作用。给药途径包括口服、肌内注射和静脉注射。在控制激越症状时首选注射途径,初次用药患者可联合异丙嗪肌内注射。药物起效时间一般为给药后 30~60min,常用剂量为10~20mg/d。使用该药物期间,应密切关注患者有无锥体外系不良反应及延长 QTc 间期,存在高危因素(如罹患心脏基础疾病、电解质紊乱尚未纠正、合并使用其他延长 QTc 间期药等)的患者应慎用。

3. 静脉给予镇静或抗精神病药 静脉给予苯二氮䓬类药或抗精神病药可快速起效,但这种给药方式导致的快速吸收和达峰可能会引起一系列不良反应,如呼吸抑制、低血压、疼痛及血栓性静脉炎等,临床中应当谨慎使用。如确有必要,应在具有完备心肺复苏设备的条件下,由有经验的操作者实施,并密切关注患者生命体征的变化。除极特殊情况外,不建议静脉注射苯二氮䓬类药或氟哌啶醇。

(四)物理治疗

若上述治疗措施效果欠佳、存在严重药物副反应或持续存在的激越症状,伴有冲动攻击或自伤风险时,可考虑改良电休克治疗(MECT)。使用前须向患者本人及家属仔细询问病史,了解并确认有无 MECT 禁忌证、有无麻醉和/或肌松药过敏史等。

作为非精神科医生,首先应熟悉激越表现,准确识别,完善相关检查,对患者的躯体情况进行评估,考虑是否为原发性疾病所致的激越表现。若考虑躯体疾病所致,治疗上则应首选积极治疗原发病为主;若排除上述原因,则应对其进行激越相关量表的评估,进一步明确激越的严重程度,一旦筛查诊断明确,可考虑请精神科会诊,共同制订进一步的治疗方案。

激越的治疗通常首选非药物干预,必要时联合药物干预。对于急性期的患者,可以药物干预为首选,若无明显冲动攻击、自伤等行为,则暂不需要转科治疗,仅会诊指导下维持药物治疗即可。若药物干预效果改善不明显,存在明显的自伤自杀、冲动攻击行为风险,在躯体情况尚平稳的情况下,建议转诊至精神科病房进一步治疗。

七、小结

综上所述,激越是疾病中常见的一种症状,不同的疾病状态下表现不一,当在临床诊疗过程中出现"爆发性或不可预测的愤怒;恐吓他人;坐立不安、过度运动;躯体和/或言语的自我攻击;贬损或具有敌意的口头攻击;不合作或命令性行为或拒绝治疗;冲动或缺乏耐心的行为,或对疼痛/挫败缺乏耐受性"等典型表现时应格外仔细甄别,明确当前激越症状的严重程度,及时提供非药物、药物或联合治疗等个体化干预手段。

(董再全 张 岚 汤华佳 周建松 史丽丽 魏 镜 刘倩丽)

第五节 功能性躯体症状

示例 1

患者,男,58 岁。

患者母亲 2 年前因结肠癌去世。之后患者经常觉得胃肠不适,时而腹泻,时而便秘;无明显诱因出现左侧臀部疼痛,放射至股四头肌外侧缘,有时为放射性,有时呈跳动性,疼痛明显时服用止痛药可部分缓解,疼痛在劳累、生气、失眠情况下加重。经常觉得口干舌苦、肌肉发紧、下肢发烫,有时候还会感觉到好像有气流从肚子里上行,前胸后背忽冷忽热的。患者很紧张,总觉得自己身体出了大问题,反复在国内多家医院行胃肠镜、腹部彩超及 CT 检查、腰骶椎 MRI 检查等,均未见异常。既然身体没有问题,怎么还是觉得不舒服,患者难以理解,甚至怀疑医生故意隐瞒自己,为此闷闷不乐。1 年前,患者开始晚上睡不着觉,好不容易睡着了又不断做梦,日间感疲乏,全身疲乏无力,整日茶饭不思、心烦意乱,除了思索自己的病情,什么都不想做,坚信自己得了癌症,可能癌细胞已经扩散了,频繁就诊于国内多家三甲医院,医生反复告知没有明显的身体问题,患者总觉得是检查不够全面,对医生不满,也经常为此与家人发生矛盾,埋怨家人。睡眠差,食欲下降,大便不规律,近 1 年体重下降约 10kg。

临床上有一类患者,反复主诉有各种躯体不适,但临床检查却无明显阳性发现,即"医学难以解释的症状(medically unexplained symptoms,MUS)",既往我们称之为"躯体形式障碍"。2013 年《精神障碍诊断与统计手册(第五版)》(DSM-5)将其重命名为"躯体症状及相关障碍",不再强调"医学难以解释的症状"的核心地位,将持续的躯体症状及与此相关的思维、感受和行为作为诊断要点,即存在与躯体症状相关的过度认知、情绪和/或行为。这类患者,多为慢性波动性病程,社会功能受损明显。

躯体症状及相关障碍的分型可包括多种,主要包括:躯体症状障碍、疾病焦虑障碍、转换障碍、影响其他躯体疾病的心理因素和做作性障碍。

功能性躯体症状与躯体症状及相关障碍的症状重叠较多,患者主要表现为固定或变化的多种躯体不适症状及与之相关的过度认知、情绪和/或行为,持续时间可长可短。此类患者通常在非精神科科室就诊,如不加重视很容易被当作单纯的躯体疾病进行反复检查,强化症状,延误治疗时机。

一、什么是功能性躯体症状

首先,不是所有的躯体症状都是功能性躯体症状,针对所有的躯体症状,我们应优先进行必要的医学检查,以免漏诊某些重要的躯体疾病,耽误治疗。比如某女性在离婚后常感紧张担心、烦躁不安、阵发性心慌气促、胸闷气短、尿频尿急,自觉在外出游玩时症状有所减轻,在压力大时症状有所加重,我们会发现她确实存在多种躯体不适症状,且症状与情绪变化存在关联,但完善相关检查后发现患者存在肾上腺皮质腺瘤,术后上述躯体不适症状逐渐消失,情绪平稳。

功能性躯体症状是一种以持久地担心或相信各种躯体症状的优势观念为特征的临床综合征,往往以一个或多个躯体不适症状为主诉,且体格检查及必要的实验室检查难以找到器质性病因,或者即使有一定的器质性因素或病理改变,但不足以解释这些症状。同时伴有与症状严重程度不相称的和持续的想法,或对于有关健康或症状的持续高水平的焦虑,或投入过多的时间和精力到这些症状或健康的担心上。尽管症状可能是多变的,任何一个躯体症状不一定会持续存在,但有症状的状态是持续存在的(通常超过 6 个月)。

二、为什么识别功能性躯体症状很重要

功能性躯体症状的临床患病率偏高,需要引起重视。DSM-5 中估计躯体症状障碍的患

病率为 5%~7%,且女性的患病率高于男性。一项系统综述对来自 24 个国家的 32 项研究进行分析发现,在初级保健环境中,26.2%~34.8% 的患者患有躯体症状障碍,而功能性躯体症状的流行率在 40.2%~49% 之间。四川大学华西医院研究团队对 10 个非精神科住院患者进行问卷调查,结果发现 27.8% 的患者存在严重的躯体症状。据报道,2020 年,中国研究者在全国开展的一项多中心研究发现,33.8% 就诊于神经内科、消化内科、中医和心身医学科的门诊患者患有躯体症状障碍。功能性躯体症状在功能性障碍患者中的检出率更高,如纤维肌痛、肠易激综合征和慢性疲劳综合征。国外的研究结果提示,约 35% 罹患纤维肌痛的患者符合躯体症状障碍的诊断标准,而在因口面部不适就诊的患者中躯体症状障碍的患病率高达 77%。

　　按照常规的生物医学临床思维模式,症状总是有相应的病理基础,因此躯体症状就成了提示各种躯体病理改变的线索,同时也成为启动诊断及治疗流程的基本依据。为了更好地执行上述的诊断及治疗过程,临床上将躯体症状按系统进行分类,如呼吸系统症状、消化系统症状、心血管系统症状、神经系统症状、泌尿系统症状等,患者也因此就诊于相应的科室。据报道,超过 80% 患者首诊或一直就诊于非精神科,如消化内科、心脏内科、神经内科、疼痛科等。2009 年发表的一项对中国四省精神障碍的流行病学调查显示,所有可诊断精神障碍的患者中,仅有 5% 的个体曾于精神科就诊。

　　临床医务工作者倾向寻找症状的病理基础并给予相应的诊疗,但往往因缺乏对功能性躯体症状的诊疗经验,导致非精神科医务工作者对功能性躯体症状的识别率极低,影响患者确诊、治疗和康复。2019 年发表的一项针对四川大学华西医院 10 名非精神科住院患者的问卷调查显示,非精神科医师准确识别患者情绪问题的比率约为 55.12%,其中对功能性躯体症状的识别率最低。持续的躯体症状更让患者坚信疾病是躯体性的,需进一步检查,他们经常辗转于各级医疗机构,但收效甚微,不仅容易导致患者对医疗服务的不满,同时明显增加患者的医疗花费,也是对于医疗资源的极大浪费,据报道其医疗负担等同于抑郁症。

　　综上,早期识别发现和有效管理对功能性躯体症状患者极为重要。

示例 2

患者,男,33 岁,未婚。

1 年前,患者在工作中用力不当导致腰部肌肉拉伤,予以对症处理后好转。此后,患者经常感腰部不适,大腿前侧放射性疼痛,疼痛在阴雨天和劳累情况下加剧,止痛药能部分缓解疼痛。于多家医院骨科就诊,查腰椎 MRI、X 线片、肌电图均未见明显异常,医生告知无须特殊处理,患者仍坚信是腰椎间盘突出压迫到神经,所以才会疼痛。患者坚持在院外的理疗机构进行针灸、牵引等多种治疗,病情时好时坏。1 周前,患者感疼痛加剧、蹲坐困难,要求进一步完善相关检查,复查腰椎 X 线片未见明显异常,腰椎 MRI 提示腰 3~4 椎体周围软组织肿胀,肌电图提示股神经轻度损伤,考虑与不当的理疗有关。

三、功能性躯体症状的识别

　　功能性躯体症状是一组没有合理躯体原因的躯体症状,即体格检查及必要的实验室检查难以找到器质性病因,或者即使有一定的器质性因素或病理改变,但不足以解释这些症状。临床表现多种多样、变化多端,常涉及多个系统症状,如:①头、腹、腰背、关节、四肢等疼痛症状;②打嗝、反酸、恶心、腹痛、腹胀、腹泻、便秘等胃肠道症状;③心跳加快、呼吸不畅、胸痛、胸闷、心前区不适、血压不稳等呼吸循环系统症状;④吞咽困难、抽搐、抽动、视物模糊/复视、瘫痪/肌无力、耳鸣等假性神经系统症状;⑤痒、烧灼感、刺痛、麻木感、酸痛等异常的皮肤感觉症状;⑥疲劳、无力、失眠、食欲下降、体重减轻等其他症状。部分功能性躯体症状患者的症状比较单一,有些患者的症状比较丰富多变,不同程度地影响患者的生活质量和社会功能,可以从以下几个示例进一步理解。

示例 3

患者:男,45 岁,已婚。

5 年前,患者不明原因出现呃逆、反酸、胃灼热、消化不良、腹胀、腹痛等胃肠部不适症状,有时感吞咽困难,饮食以流食为主,多次胃镜检查提示浅表性胃炎,幽门螺杆菌阴性,食管钡餐、肠镜未见异常,先后给予多潘立酮片、硫糖铝、奥美拉唑等药物治疗,症状时好时坏。阵发性剧烈咳嗽,卡白色黏痰,发作期间讲话困难,容易出现呕吐,夜间不能平躺,变应原筛查、喉镜、胸部 CT、心脏彩超等未见异常,抗生素、止咳药及抑酸药均未见明显疗效。患者经常觉得"心脏快要跳出来了","胸口也像压了块石头","喘不过气",耳鸣,头晕、头部胀痛,有时感肩背部牵扯性疼痛,四肢酸痛、乏力。患者总觉得自己罹患了严重疾病,特别关注身体健康,经常自己在网络上查询相关医学资料,多次就诊于多家三甲医院,相关检查均未见明显异常,为此烦躁不安,经常与家人发生矛盾,发脾气,夜间睡眠差,入睡困难,睡着后也容易惊醒,多梦,经常日间精神状态不好,不愿出门,不能坚持上班及家务活动。

该名患者存在多系统的症状,包括呃逆、反酸、胃灼热、消化不良、腹胀、腹痛等胃肠道症状,心跳加快、呼吸不畅、胸痛、胸闷等呼吸循环系统症状,吞咽困难和耳鸣等假性神经系统症状,四肢麻木、酸痛等异常的皮肤感觉症状,头部及肩背部疼痛症状,阵发性咳嗽等。回顾患者 5 年的病史,并未出现明显的病理改变及功能受限,相关检查不能充分解释症状,患者对症状有持续、高水平的焦虑,并投入大量的时间和精力查询症状相关的医学资料,不能坚持上班及家务活动,即社会功能严重受损,故考虑功能性躯体症状的可能性。

示例 4

患者,男,38 岁,已婚。

1 年前,患者因车祸致左上肢前臂轻微划伤,皮肤红肿、疼痛,经消毒处理等红肿消退,疼痛减轻。1个月后,患者逐渐发现左前臂在接触衣物后有针刺感,像许多细针密集地扎在皮肤上,疼痛为持续性的,脱离衣物后针刺感消失,疼痛缓解。逐渐患者发现左前臂在接触其他物品时也有类似现象,疼痛基本可耐受,无夜间痛醒。于多家医院反复就诊,查体、双上肢和颈部 MRI、神经电生理检查均未见异常。诊断"疼痛待诊",先后给予阿司匹林、布洛芬,以及温热疗法等物理治疗,不同程度地减轻了疼痛症状,但针刺感仍持续存在。

　　该名患者以持续性的左前臂针刺感和疼痛症状为主要临床表现,左前臂的针刺感是在受伤后出现的,容易被认为是损伤引起的慢性疼痛。查体及辅助检查未见异常,止痛药疗效欠佳,考虑炎性或神经病理性疼痛可能性小。此外,针刺感是在没有针刺的情况下产生的,符合幻觉特征,症状描述清晰,患者体验的性质和部位固定,持续性地焦虑,但无明显病理生理性因素,提示可能是认知过程问题导致了躯体不适感,考虑功能性躯体症状的可能。

　　功能性躯体症状是一种以持久地担心或相信各种躯体症状的优势观念为特征的临床综合征,通常具备以下 4 个特点:①以一个或多个躯体症状为主诉;②与症状严重程度不相称的和持续的想法,或有关健康或症状的持续高水平的焦虑,或投入过多的时间和精力到这些症状或健康的担心上;③躯体症状持续存在,即症状(不一定是相同症状)在一段时间(如至少 6 个月)的大部分时间均存在;④常导致个人、家庭、社会、教育、职业或其他重要功能方面的损害。

　　功能性躯体症状可以根据症状的严重程度分为轻度、中度和重度:①轻度:患者经历躯体症状(尤其在压力较大的环境中)的时间较短,症状的严重程度低,未出现严重的功能受损,愿意和医生讨论社会心理因素。复杂水平最低,预后良好。②中度:患者的躯体症状持续时间相对较长,有一定程度的功能障碍。症状有一定的复杂性,存在共病,常并发心理/精神障碍。这使得医生和患者对治疗的选择变得复杂,容易将关注点放在明显的躯体或精神障碍上,从而忽略引起多重躯体症状和高健康焦虑的因素。如果在评估时未注意该情况,则会影响治疗而导致预后不佳。③重度:患者有持久的躯体症状,有明显功能障碍或功能丧失。医患关系可能存在严重的问题,患者频繁在医院间转诊的情况较明显,并可能进行住院治疗甚至接受手术。患者可能执着于争取与实际情况不符的医疗或法律诉求。综上所述,当发现以下线索时,我们需警惕功能性躯体症状的可能,对其进行相应的评估,如:①现病史描述不清、前后不一致或涉及多系统不适症状;②虽然进行了充分检查和解释,患者的健康焦虑仍不能缓解;③将正常的生理感受归因为疾病问题;④重复检查,频繁就医;⑤避免体育活动等回避行为;⑥对药物副作用十分敏感;⑦对相同的症状反复看多位医生。

　　由于功能性躯体症状可能给患者带来情绪、行为或身体等方面直接或间接的影响,如持续的躯体不适限制其活动,影响社会功能,继发无助、无望、无价值、自责、自罪等抑郁情绪,出现自伤、自杀等行为,因此,临床上对于功能性躯体症状的早期评估和情绪、行为相关的风险评估尤为重要。该评估主要涉及几个部分:①对躯体症状本身的性质、强度、持续时间,躯体症状对患者的影响程度,患者既往就医情况等方面评估;②对患者当前情绪、睡眠、认知、行为等方面的评估,包括是否存在自伤、自杀观念或行为等;③对患者人格特质、应对方式等心理状态的评估。临床医生可以充分利用联络会诊,在鉴别躯体疾病的基础上,邀请精神专科医生加入针对患者功能性躯体症状的评估与治疗中来。

四、评估工具的使用

示例 5

患者,女,23 岁。

2021 年 1 月患者出现躯体不适,诉有时感到左侧头面部疼痛、四肢僵硬发凉,症状在跑步或快走的时候相比安静或慢走时更加明显。左侧胸口时有烧灼感,并且感到胸闷。夜间入睡困难,有早醒。

患者反复于医院心内、胸外、神外等科室就诊,行心电图、头部 CT 及 MRI 等检查均未见明显异常。现在患者为求进一步诊治,于 2022 年 2 月就诊于我院,门诊以"躯体症状障碍"收入我科。入院当天对患者进行相关评估,结果如下:躯体症状障碍 B 标准量表(SSD-12)总分 20、汉密尔顿抑郁量表(HAMD)总分 24、汉密尔顿焦虑量表(HAMA)总分 19 分。其中 SSD-12 的结果提示中重度的躯体症状障碍(SSD-12 总分 <19 分提示轻度躯体症状障碍;SSD-12 总分 ≥19 分提示中重度躯体症状障碍)。

躯体症状障碍的诊断强调症状的存在(一个或多个躯体化症状,以及对这些症状过度的想法、感受和行为)。在综合医院,躯体症状障碍的识别率较低。许多有心理障碍症状的患者会在综合医院接受不恰当的非精神心理治疗。因此,如果能用相关量表对疑似躯体症状障碍的患者进行筛查,将有助于日常临床工作(表 3-16)。

表 3-16 临床常见的躯体症状障碍评估工具

评估内容	推荐工具	性质
心理特征	躯体症状障碍 B 标准量表(SSD-12)	自评
筛查工具,评估症状	患者健康问卷基础症状群量表(PHQ-15)	自评
筛查工具,评估症状	躯体症状量表-8(SSS-8)	自评
抑郁症状	患者健康问卷抑郁量表(PHQ-9)	自评
焦虑症状	广泛性焦虑量表(GAD-7)	自评
健康焦虑症状	健康焦虑量表(WI-8)	自评

对于非精神科医生,建议将患者健康问卷躯体症状群量表(PHQ-15)和躯体症状量表-8(SSS-8)作为筛查手段,辅助采用患者健康问卷抑郁量表(PHQ-9)、广泛性焦虑量表(GAD-7)、健康焦虑量表(WI-8)。各量表详见以下介绍。

(一)躯体症状障碍 B 标准量表(SSD-12)

躯体症状障碍 B 标准量表(SSD-12)是为使躯体症状障碍诊断 B 标准操作化而开发的自评量表,包含 12 个条目(认知、情感、行为维度各 4 项),每个条目包括 0 分(从无)、1 分(偶尔)、2 分(有时)、3 分(经常)、4 分(频繁)5 个等级,总分取值范围为 0~48 分。可用于躯体症状障碍的快速筛查和治疗效果监测。在我国综合医院患者中筛查阳性的界值为 16 分(表 3-17)。

表 3-17 躯体症状障碍 B 标准量表(SSD-12)

指导语:几乎每个人都会遭受某些躯体不适,例如:头痛、背痛、肠胃不适、心悸、眩晕等等。下列各项描述是关于您对躯体不适的感受及您是如何对待躯体不适的。

序号	评估项目	从无	偶尔	有时	经常	频繁
1	我认为,我的躯体不适是一场大病的预兆	0	1	2	3	4
2	我对我的健康状况很担忧	0	1	2	3	4
3	我对健康状况的担忧妨碍了我的日常生活	0	1	2	3	4
4	我很确信我的躯体不适是很严重的	0	1	2	3	4
5	我的躯体不适令我感到恐惧	0	1	2	3	4

序号	评估项目	从无	偶尔	有时	经常	频繁
6	每天的大部分时间我都会被躯体不适所困扰	0	1	2	3	4
7	别人告诉我,我的躯体不适并不严重	0	1	2	3	4
8	我担心我的躯体不适会一直存在	0	1	2	3	4
9	我对自己的健康状况的担忧让我筋疲力尽	0	1	2	3	4
10	我认为医生对我的躯体不适不够重视	0	1	2	3	4
11	因为躯体不适,我很难专注于别的事情	0	1	2	3	4
12	我担心躯体不适对我的影响在将来会一直存在	0	1	2	3	4

(二) 患者健康问卷躯体症状群量表(PHQ-15)

患者健康问卷躯体症状群量表(PHQ-15)检验患者过去 4 周躯体症状数量和严重程度,由 15 个 3 分类条目组成,每个条目 0~2 分,总分 0~30 分,按照总分评价患者受躯体症状困扰的程度。0~4 分为轻微,5~9 分为轻度,10~14 分为中度,15~30 分为重度(表 3-18)。

表 3-18 患者健康问卷躯体症状群量表(PHQ-15)

指导语:根据过去 4 周的实际情况,请您回答受到下述问题困扰的程度,在下面的测试中选择相应的答案。

序号	项目	没有困扰	少许困扰	困扰许多
1	胃痛	0	1	2
2	背痛	0	1	2
3	手臂、腿或关节(膝盖、髋部等)的疼痛	0	1	2
4	(仅女性)月经痛或其他月经相关问题	0	1	2
5	头痛	0	1	2
6	胸痛	0	1	2
7	眩晕	0	1	2
8	偶尔晕厥过去	0	1	2
9	感到心脏怦怦跳动或者跳得很快	0	1	2
10	透不过气来	0	1	2
11	性生活中有疼痛或其他的问题	0	1	2
12	便秘、肠道不适,腹泻	0	1	2
13	恶心、排气或消化不良	0	1	2
14	感到疲劳或无精打采	0	1	2
15	睡眠有问题或烦恼	0	1	2

(三) 躯体症状量表-8(SSS-8)

躯体症状量表-8(SSS-8)检验患者在过去 1 周的躯体症状的负担程度,由 8 个 5 分类条目组成,每个条目 0~4 分,总分 0~32 分。按照总分高低,0~3 分为无或轻微负担,4~7 分为轻度负担,8~11分为中度负担,12~15分为高度负担,16~32分为极高负担(表3-19)。

表 3-19 躯体症状量表-8(SSS-8)

序号	在过去1周内,您在多大程度上受到以下问题的困扰?	完全没有	轻微困扰	有些困扰	很多困扰	极度困扰
1	胃肠道问题	0	1	2	3	4
2	背痛	0	1	2	3	4
3	手臂、腿或关节(膝盖、髋部等)的疼痛	0	1	2	3	4
4	头痛	0	1	2	3	4
5	胸痛或气短	0	1	2	3	4
6	眩晕	0	1	2	3	4
7	感到疲乏或精力缺乏	0	1	2	3	4
8	睡眠困难	0	1	2	3	4

(四) 患者健康问卷抑郁量表(PHQ-9)

患者健康问卷抑郁量表(PHQ-9)评估过去2周抑郁症状的发生频率,由9个4分类条目组成,每个条目0~3分,总分0~27分。在我国综合医院患者中,0~4分为无抑郁症状,5~9分为轻度,10~14分为中度,15分以上为重度(表3-20)。

表 3-20 患者健康问卷抑郁量表(PHQ-9)

指导语:在过去2周内,你在生活中出现以下症状的频率有多少?

序号	项目	没有	有几天	一半以上时间	几乎天天
1	做什么事都没兴趣,没意思	0	1	2	3
2	感到心情低落,抑郁,没希望	0	1	2	3
3	入睡困难,总是醒着;或睡得太多,嗜睡	0	1	2	3
4	常感到很疲倦,没有活力	0	1	2	3
5	胃口不好;或吃得太多	0	1	2	3
6	对自己不满,觉得自己是个失败者,或让家人丢脸了	0	1	2	3
7	无法集中精力,即便是读报纸或看电视时;记忆力下降	0	1	2	3
8	行动或说话缓慢到引起人们的注意;或刚好相反,坐立不安、烦躁易怒、到处走动	0	1	2	3
9	有不如一死了之的念头,或想怎样伤害自己一下	0	1	2	3

(五) 健康焦虑量表(WI-8)

健康焦虑量表(WI-8)评估过去4周健康相关的焦虑症状对患者困扰程度,由8个5分类条目组成,每个条目0~4分,总分0~32分。分数越高,表示人越焦虑(表3-21)。

表 3-21　健康焦虑量表（WI-8）

序号	在过去 4 周内,您在多大程度上受到以下问题的困扰?	完全没有	轻微困扰	有些困扰	很多困扰	极度困扰
1	担心自己的身体可能出了一些严重的问题	0	1	2	3	4
2	担心自己可能患上自己曾经阅读到或者听说过的某种疾病	0	1	2	3	4
3	在身体不同部位都有疼痛	0	1	2	3	4
4	担心自己可能有严重的疾病	0	1	2	3	4
5	有许多不同的症状	0	1	2	3	4
6	如果您的医生告诉您,对您的身体健康无须担心时,是否觉得难以置信	0	1	2	3	4
7	担心自己的健康	0	1	2	3	4
8	反复担心自己可能会患一种难以治疗的疾病	0	1	2	3	4

五、非精神科医生的鉴别思路

(一)躯体疾病或药物所致的躯体症状

躯体疾病或药物所致的躯体症状一般有较为明确的且与症状相称的客观检查结果,并且症状较为固定,能用当前的医学知识解释。躯体患者的主诉更加严重,功能损害更大,且躯体症状的数量通常超过相关的躯体疾病表现,并且找不到器质性损害的证据。例如,呼吸循环系统的躯体症状常表现为心悸、胸闷、心跳加速、非劳力性呼吸困难等,患者常就诊于呼吸内科或心血管内科;消化系统的躯体症状常表现为腹痛、频繁稀便、腹胀、反胃等,患者常就诊于消化内科;神经系统的躯体症状常表现为麻木感、无力、转移性疼痛等,患者常就诊于神经内科。如果躯体症状障碍的患者躯体主诉的重点和稳定性发生转变,这提示可能与躯体疾病或药物有关;临床医生在接诊患者时,应警惕躯体疾病或药物所致的躯体症状的可能性,通过详细询问病史、体格检查及实验室检查等综合分析后谨慎诊断。

(二)抑郁

抑郁症的患者常常伴有躯体不适症状,而躯体症状障碍也常伴有抑郁情绪。抑郁症以心境低落为主要临床特征,可有早醒、昼重夜轻的节律改变,体重减轻及精神运动迟滞、自罪自责、自杀言行等症状,求治心情也不如躯体症状障碍者强。只有当躯体症状的先占观念不是在抑郁发作背景下出现,例如先占观念在抑郁发生前出现,或者在抑郁缓解后出现,则诊断为躯体忧虑障碍。

(三)焦虑

焦虑障碍的患者可有对躯体疾病的焦虑及躯体症状;疾病焦虑往往是他们诸多焦虑症状的一种。躯体症状障碍患者关注的重点是症状本身及症状的个别影响。而疾病焦虑障碍患者的注意力更多地指向潜在进行性的严重疾病过程及其致残后果。二者的相同点是对健康的过度关注。不同点为躯体症状障碍可表现为一种或多种躯体症状,并感到过度痛苦,影响生活质量,而疾病焦虑障碍者可没有躯体症状。疾病焦虑障碍患者倾向于要求进行检查以确定或证实潜在疾病的存在,而躯体症状障碍患者要求治疗以消除症状。

（四）强迫

躯体症状障碍患者可表现某些强迫症状,强迫症患者也可有某些躯体化症状,鉴别时主要依据哪种症状是原发的,并且占主要地位而定。

六、功能性躯体症状的干预

（一）干预原则

示例 6

患者,男,15 岁。

2021 年 3 月开始出现头部不舒服,感觉腹部不适。睡眠差,有时整晚睡不着。有大便习惯改变,由原来 1 天 1 次变为 2~3 天 1 次。小便少,自觉每天喝了很多水,但是 1 天只解 2~3 次小便。患者被上述症状困扰,常在闲暇时间思考自己的身体哪里出了问题,遂多次就诊于各医院消化内科、泌尿外科以及耳鼻咽喉头颈外科等科室,完善尿常规、大便常规、腹部 CT、头颅 MRI、脑电图等检查后均未见明显异常。但患者仍然因为大小便问题反复就医。患者因反复躯体不适于 2022 年 3 月入院,诊断为"躯体症状障碍",予度洛西汀 60mg 每日 1 次、阿立哌唑 5mg 每晚 1 次、奥沙西泮 7.5mg 每晚 1 次治疗,辅助以心理治疗。经系统治疗后,患者诉未再感觉头部不适,同时也不再担心大小便的次数及量的问题;夜间睡眠较前明显好转。患者本人及家属要求出院,详细交代出院事宜后办理出院手续。

躯体症状障碍可引起患者显著的功能损害,对患者的生活质量造成一定程度的影响,因此,有效的治疗对躯体症状及相关障碍患者很有必要。躯体症状障碍患者的总体治疗和疾病管理目标为:①减少或减轻症状;②减少社会心理应激;③减少或减轻日常功能损害;④减少不合理医疗资源使用。

在治疗过程中要对躯体疾病和精神障碍的诊断及治疗进行慎重的判断和处置,分阶段制定治疗计划。

治疗初期建立相互信任的医患关系:①接受患者对症状的关注、担忧和相应的行为;②对患者的痛苦表示共情和理解、包容;③积极解释症状:功能性、无害性、躯体压力;④协商合理的治疗目标。

治疗中期建立对症状的心身联系的理解:①了解患者对躯体疾病的担心,一起回顾躯体检查,纠正患者对疾病的错误认知;②心理教育:解释症状的功能性,可借助常见生理现象帮助患者理解躯体症状;③引入心理生理反应的概念,使患者了解在社会心理因素应激下的躯体反应;④逐渐引入社会心理话题,由患者建立社会心理因素与躯体的联系;⑤关注存在的维持因素,提升患者的自我效能;⑥关注症状,提供可能的应对策略(例如:放松治疗、锻炼、认知行为治疗、药物);⑦减少患者的适应不良性行为(如不必要的检查、治疗等);⑧关注患者的社会心理特质,包括成长史和人格因素。

治疗后期为患者建立回归日常生活的信心:①鼓励和支持患者回归日常生活;②讨论如何应对症状的波动与复发。

根据临床评估对不同严重程度的患者进行分级治疗。

病情较轻:轻度的躯体症状障碍患者由各科室首诊医生进行随访管理。初步解释病情,定期随访,避免过多的躯体检查和转诊,逐步减少不必要的用药。

病情较重:病情较重的躯体症状障碍,各科室首诊医生随访管理,精神/心理专科医生介入治疗随访,给予正式的心理教育,指导放松训练,药物治疗躯体和精神共病。治疗过程中,至少每3个月再评估一次症状、诊断、严重程度和治疗效果。

病情严重:需要更加综合的专科治疗:对躯体症状障碍有经验的精神科治疗,相关躯体专科的随诊,纳入康复治疗。必要时可考虑住院治疗。

目前治疗方法主要包括心理治疗、药物治疗、电休克治疗、生物反馈治疗、个体化治疗及其他相关治疗。心理治疗有认知行为治疗、正念疗法。常用的药物有选择性5-羟色胺再摄取抑制剂(SSRI)、5-羟色胺及去甲肾上腺素再摄取抑制剂(SNRI)、三环类抗抑郁药(TCA)、非典型性抗抑郁药等药物治疗。就具体患者而言,个体化治疗也是重要的治疗方法之一。

由于躯体症状障碍临床表现复杂多样,躯体症状与心理冲突密切相关,且没有明确的理化检查作为诊断依据,识别、诊断及治疗较为困难。躯体症状障碍可见于多个临床科室(消化科、神经内科、心血管科、疼痛科、妇科等),由于患者大多数坚信自己存在躯体疾病,否认疾病的社会心理因素,导致医患沟通困难。躯体症状障碍患者也是发生医患冲突的高危人群。目前,对躯体症状障碍的治疗较为困难,尚无疗效满意的特异性治疗方法。在治疗的过程中,医生需要注意和患者建立良好的关系,重视对患者的健康宣教。

示例7:患者教育

患者:医生,我去很多家医院看了,都说我没有问题。现在我有时候能听到别人议论我,说我在装病,但是我真的感觉很多地方不舒服。

医生:你的不适是真实存在的,不是什么"装病",也不是你"想象出来的问题"(要重视建立良好的医患关系,理解患者躯体体验的真实性,不否定患者的痛苦体验)。

患者:好的。那我的这些检查结果为什么显示是正常的?

医生:我们的实验室检查确实没有发现什么阳性的指标,当然这并不说明你的不适是"假的",而是可以证明你没有什么严重的病变。当然,如果你的症状发生变化或者出现新的症状,我们也会开展别的评估或检查(对检查结果的说明不能加重患者对不适症状的担忧,也不能否定患者的躯体问题)。

患者:那我这个病到底是因为什么原因引起的?

医生:你的问题涉及许多因素,不单单是身体本身的问题——平时的学习压力及人际关系等问题都与你的情况有关(鼓励患者认识到社会心理因素与自身所患疾病的关系)。

患者:虽说如此,但我还是很担心,想做全身的检查。

医生:我会定期和你谈话,以明确必要的检查,避免过多的检查(适当控制患者的要求,防止强化患者的疾病行为)。

(二) 心理治疗

心理治疗目的在于让患者逐渐了解所患疾病的性质,改变其错误的观念,解除或者减轻精神因素的影响,使患者对自己的身体情况和健康状态有一个相对正确的评估,逐渐建立对躯体不适的合理解释。对医学检查结果进行合理解释,为患者做出适当的承诺和提供必要的保证也具有一定的治疗作用。目前常用的心理治疗方法有认知疗法、认知行为疗法、支持性心理治疗等。

1. 认知行为疗法 认知行为疗法(cognitive behavioral therapy,CBT)是治疗躯体症状障碍最常用的心理治疗方法,可以有效地减少躯体症状。CBT 治疗的核心是认知行为模型,即治疗师通过改变患者的适应不良认知和非客观的思维模式,提出积极、可替代的解释,进行认知重构,帮助其改变自身的歪曲认知来缓解症状。多项研究结果显示,与常规治疗组相比,CBT 治疗躯体症状障碍疗效显著。CBT 联合抗抑郁药物使用,能够更快地缓解症状,巩固疗效。

2. 支持性心理治疗 可以有效地帮助患者重新树立信心并且使患者得到鼓舞,还可以促使他们对治疗计划的其他方面予以配合。

另外,还可以进行生物反馈治疗、家庭治疗、团体治疗等。

(三)药物治疗

在对患者进行心理治疗的同时,还需要考虑药物治疗或者躯体治疗。目前常用药物包括抗焦虑、抗抑郁药。Meta 分析显示,从临床疗效来评价,以减轻症状严重程度为评价指标,与安慰剂相比,以选择性 5-羟色胺再摄取抑制剂(SSRI)、5-羟色胺及去甲肾上腺素再摄取抑制剂(SNRI)为代表的新一代的抗抑郁药物显示有效;三环类抗抑郁药(TCA)与新一代抗抑郁药相比疗效相当;不同 SSRI 抗抑郁药相比以及 SSRI 与 SNRI 抗抑郁药之间相比疗效相当;单一药物治疗(SSRI)与联合用药(SSRI+非典型抗精神病药物)相比,后者疗效可能优于前者。药物治疗应从小剂量开始,逐渐滴定增加到有效剂量,同时严密监测药物不良反应。近年来,患者自行增减药物的剂量,更换药物的种类的情况较为常见。因此,在治疗阶段须慎重评估患者的情况。

作为非精神科医生,首先需要清楚躯体症状障碍的排除性诊断标准,先完善检查排除躯体原发疾病所致症状的因素,选择合适的会诊时机。可考虑使用患者健康问卷-15(PHQ-15)、躯体症状障碍 B 标准量表(SSD-12)等工具对患者进行筛查。对筛查阳性的患者,需要使用深入的临床访谈去确认是否符合临床诊断。一旦筛查诊断明确,便可考虑请精神科会诊,共同制定进一步的治疗方案。

躯体症状障碍的患者最初多就诊于综合医院的非精神科,故需要非精神科医生对该病进行慎重的处置。躯体症状障碍的疾病管理需要形成多学科团队。非精神科医生需要早期识别和进行处理,进行必要的转诊和会诊。精神科医生在躯体症状障碍的疾病管理方面具有专业优势,包括对于疾病识别、医患关系、心理干预和药物治疗的指导。多学科团队可以包括多个不同的专业,对于躯体症状障碍而言,团队需要保持彼此沟通和治疗意见的一致,力图减少或减轻患者的症状及日常社会功能的损害。

(四)精神科会诊和转诊

躯体症状障碍患者往往首先就诊于其他各个临床科室,各非精神科临床专科再完善相关检查和进行对症治疗,如在可明确排除躯体疾病或躯体疾病不严重而患者表现的症状较为严重时,经上述积极对症治疗效果仍不好时,可以请精神科医师会诊或进行转诊治疗。

七、小结

总的来说,功能性躯体症状识别的重点是:①患者的躯体症状涉及较多系统,且经常变化；②虽然医生向患者进行了充分检查和解释，但是患者的健康焦虑不能缓解；③患者经常重复检查，频繁就医；④症状导致患者家庭、学业、工作及社会等相关功能损害。

对于干预而言，主要采取综合性治疗方法，其中的核心是心理治疗和药物治疗。心理治疗可以选择支持性心理治疗和认知行为治疗，药物治疗以抗焦虑药物、SSRI 及 SNRI 类药物为主。

（王　瑜　张　岚　周嘉玮　曹　霞　史丽丽　魏　镜　刘倩丽）

第六节　失眠及相关问题

示例 1

男性，41 岁，已婚，工程师，经常各地监督施工项目进程。因"反复咳嗽、低热、消瘦 3 个月"经门诊检查考虑"肺结核"后入院呼吸结核科，住院期间明确诊断肺结核，给予异烟肼、吡嗪酰胺治疗。

患者入院后诉"间断失眠 2 个月"，以入睡困难、易醒为主，整夜睡眠 3~4 小时，较病前明显减少。

既往无精神疾病史，无烟酒嗜好，否认悲观情绪、紧张情绪。

一、什么是失眠

《睡眠障碍国际分类（第 3 版）》（*International Classification of Sleep Disorders: Third Edition*，ICSD-3）将睡眠障碍分成：①失眠；②睡眠呼吸障碍；③中枢性嗜睡；④昼夜节律相关睡眠觉醒障碍；⑤异态睡眠；⑥睡眠相关运动障碍；⑦其他睡眠障碍。其中，失眠是发病率最高的睡眠障碍。

在 ICSD-3 中，失眠的定义是在合适的睡眠时机和环境下，仍然存在持续的睡眠起始、睡眠时间、睡眠连续性或者睡眠质量障碍，并伴随相关的日间功能受损。在成人失眠患者中，睡眠起始障碍和睡眠维持障碍最常见，通常表现为夜间醒觉时间过长、夜间睡眠不足和睡眠质量差。如果个体只存在夜间症状，但缺乏日间功能受损，通常不归为失眠。ICSD-3 将失眠进一步分为慢性失眠、短期失眠和其他失眠三类，其中慢性失眠是将 ICSD-2 中的原发性和继发性失眠进行了合并诊断，这样的分类并不是因为不重视各种慢性失眠亚型之间病理生理基础的差别，而是因为目前尚不能对不同亚型进行可靠的区分，也没有针对性的治疗。

ICSD-3 慢性失眠的诊断标准包括：①主诉入睡困难或维持困难；②有充足睡眠时间和合适的睡眠环境；③日间功能受损。ICSD-3 慢性失眠的时长标准是 3 个月，频率标准是每周出现至少 3 次，儿童同样适用。

前述示例中患者的表现是综合医院住院患者中经常看到的，与慢性躯体疾病的症状和/或治疗相关的慢性失眠。

示例 2

女性,26 岁,未婚,办公室文员,既往诊断"系统性红斑狼疮"2 年,一直口服强的松 5mg q.d.,症状稳定。2 天前感冒后,出现少尿、高热(体温 >39℃)、皮肤红斑明显,于急诊因"发热待诊、急性肾功能不全"收入风湿免疫科住院治疗,入院后给予氢化可的松输液治疗,并继续口服强的松。患者入院当晚整夜未眠,烦躁,之后连续 2 天仍感无法入睡,心慌、紧张,体温逐渐降至正常,尿量增加,肾功能恢复正常范围。

示例 2 的症状是综合医院另一种常见的失眠:与药物使用相关的短期失眠。

示例 3

男性,68 岁,已婚,退休教师。因"糖尿病足"在内分泌科住院治疗。患者右侧脚趾溃烂,不能下床行走,入院后接受中西医结合治疗,大部分时间卧床。患者自述间断失眠 20 余年,以入睡困难、易醒为主,基本不影响日间工作或生活,多在遇事或环境改变时加重,间断自服阿普唑仑 0.4~0.8mg 能有效改善睡眠,未规范就医。但入院后失眠加重,自觉受住院环境和脚痛影响,整夜睡眠时间 2~3 小时。

示例 3 为慢性失眠,受躯体疾病和/或环境影响加重。

从以上示例中可以看到,当患者发生急性或慢性躯体疾病时,失眠常同时存在,既可以是共病,也可以受到躯体疾病、药物和环境因素影响。

二、为什么识别失眠很重要

失眠是最常见的睡眠障碍。根据对失眠的不同定义,失眠在普通人群中发病率为 4%~48%。在符合失眠诊断的患者中,31%~75% 为慢性失眠,其中超过 2/3 的患者病程大于 1 年。国内关于综合医院各临床科室就医的门诊与住院患者睡眠质量的调查也显示,40%~70% 的患者存在睡眠问题。

失眠可能给非精神科患者带来直接或间接的影响。首先,睡眠质量下降对患者的日间注意力、记忆力、情绪等产生负面影响,患者感到白天困倦、疲乏,对外界的知觉敏感性下降,容易情绪烦躁、易怒;其次,慢性失眠可能加重慢性躯体疾病如高血压病、糖尿病、冠心病等,使患者出现血压、血糖不稳定,增加患者心脑血管意外风险;再次,慢性失眠会影响患者的依从性和各种治疗效果,如肺癌手术后失眠的患者可能发生术后疲劳综合征、发作性低氧血症、心血管意外事件等,从而影响康复。

三、失眠的识别

失眠的诊断主要依赖于自我汇报,而睡眠障碍的生物学指标(例如:呼吸睡眠监测,多导睡眠监测等)或者过度觉醒的指标(例如:体温、心率、呼吸频率、脑电图等)并没有常规用于失眠的诊断,但是这些指标在辅助诊断和鉴别诊断方面,发挥着重要作用。

慢性失眠的临床症状主要包括睡眠起始障碍和睡眠维持障碍。睡眠起始障碍表现为入睡困难,患者常主诉较平时的入睡时间推迟 30 分钟及以上,其间患者常反复下床、看表、上厕所、喝水等,感到心烦意乱,担心睡不着等,部分患者合并明显的焦虑症状,如过度紧张、担心失眠影响次日的工作学习,出现心慌、胸闷、气短等躯体症状,甚至惊恐发作。另一些患者可能同时感到情绪低落、悲观、身体疲乏、少言懒动等抑郁体验。睡眠维持障碍主要表现为入睡以后的觉醒次数增加,以及觉醒后再次入睡困难和早醒。患者常述凌晨醒后无法再次入睡,辗转反侧,频繁如厕,心慌烦躁等,晨起后常有明显的疲乏倦怠感,同时主诉睡眠质量差。许多患者还有多梦和/或半梦半醒的体验。上述问题给患者的日间功能带来了负面影响。

慢性失眠可以单独表现为睡眠起始或睡眠维持障碍,但是两种症状同时存在更为常见。随着时间的推移,患者的睡眠症状可能改变,例如从最初单一的入睡困难逐渐发展为入睡困难、易醒、多梦、早醒等。

睡眠的质量和睡眠需求与年龄密切相关。不同年龄,失眠严重程度有不同的定义。在儿童和青年,睡眠潜伏期和入睡后觉醒时间 >20 分钟通常意味着具有临床意义;在中年和老年人,睡眠潜伏期和入睡后觉醒时间 >30 分钟通常意味着具有临床意义。这些借助多导睡眠监测就能明确。早醒不易被明确定义,通常指较预期觉醒时间提前至少 30 分钟,且与发病前正常睡眠模式相比总睡眠时间下降。清晨醒来的时间可能根据就寝时间有很大的差异,例如:凌晨 4 点醒来可能对于习惯性就寝时间是晚上 11 点的人来说是有临床意义,但是对于习惯性就寝时间为晚上 9 点的人来说并没有明显的临床意义。

由于失眠可能给患者带来情绪、行为或身体等方面直接或间接的影响,严重时可能诱发心脑血管意外,或出现冲动、自杀等行为,临床上,对于失眠的早期评估和情绪、行为相关的风险评估就显得尤为重要。当临床医生听到患者有关"失眠"的主诉时,需要进一步了解失眠的具体情况,患者的主观痛苦体验、情绪,对失眠的态度、评价等,回顾患者的既往史和药物使用情况,安排相应的心理评估(见第三章第六节"四、评估工具的使用")和实验室检查,进行失眠相关的诊断与鉴别诊断,给予必要的治疗,并及时评估疗效,调整治疗方案。

四、评估工具的使用

示例 4

李某,女性,42 岁,因"反复失眠 4 年,加重 2 个月"就诊。患者诉从 4 年前开始出现入睡困难,每日 10 点上床,躺在床上辗转反侧,1~2 个小时还不能入睡。患者既往体健,无烟酒嗜好。

临床量表评估结果:失眠严重程度指数(insomnia severity index,ISI):24 分,提示重度失眠,且除入睡困难和日间功能障碍外,未发现其他明显的失眠症状。睡眠障碍的信念和态度量表(Dysfunctional Beliefs and Attitudes about Sleep Questionnaire,DBAS)(30 条目)评估:35 分,提示患者存在明显的不合理睡眠信念和态度。

(一) 睡眠的主观评估

1. 睡眠日记　睡眠日记被认为是评估主观睡眠的金标准。由患者本人或家人协助完成为期 2 周的睡眠日记,记录每日上床时间,估计睡眠潜伏期,记录夜间觉醒次数以及每次觉醒的时间,记录从上床开始到起床之间的总卧床时间,根据早晨觉醒时间估计实际睡眠时间,计算睡眠效率[(实际睡眠时间/卧床时间)×100%],记录夜间异常症状(异常呼吸、行为和运动等),记录日间精力与社会功能受影响程度的自我体验,记录午休情况、日间用药和饮料品种。睡眠日记可获得睡眠时间、睡眠效率、入睡潜伏期及入睡后觉醒时间等多个睡眠参数。但为获得较准确的睡眠评估结果,患者须记录多日的睡眠日记。

2. 常用评估量表 主要分为睡眠相关量表和情绪相关量表。

(1)睡眠相关量表:主要有匹兹堡睡眠质量指数(PSQI)、失眠严重程度指数(ISI)、睡眠障碍的信念和态度量表(DBAS)、疲劳严重程度量表(FSS)、过度觉醒量表(HAS)、清晨型-夜晚型量表(MEQ)。

1)匹兹堡睡眠质量指数(PSQI):是在 1989 年由美国精神科医生 Buysse 博士等人编写的。主要评定被试者近 1 个月的睡眠质量情况。量表共有 9 道题目,前 4 题为填空题,后 5 题为选择题,其中第 5 题包含 10 道小题。可划分为 7 个因子:睡眠质量,睡眠时间,入睡时间,睡眠障碍,睡眠效率,催眠药物及日间功能障碍。每个因子都按照 0~3 的等级法计分,各因子得分之和即为 PSQI 总分,总分范围为 0~21 分,得分越高,表示睡眠质量越差。国外大多以总分 5 分作为判断有无睡眠障碍的截断值,但国内多以 7 分为截断值,小于 7 分者为正常睡眠,大于 7 分者则可判为睡眠障碍。国内刘贤臣等人已将该量表汉化并验证了 PSQI 中文版的信效度。该量表广泛适用于普通人群、睡眠障碍患者、躯体疾病患者及精神障碍患者等,其优点在于整合了夜间与日间睡眠参数的评估,但也存在不足之处,即复杂的评分规则较费时(表 3-22)。

表 3-22 匹兹堡睡眠质量指数(PSQI)量表

指导语:下面一些问题是关于您最近 1 个月的睡眠情况,请选择或填写最符合您近 1 个月实际情况的答案。

1. 近 1 个月,晚上上床睡觉通常_____点钟。

2. 近 1 个月,从上床到入睡通常需要_____分钟。

3. 近 1 个月,通常早上_____点起床。

4. 近 1 个月,每夜通常实际睡眠_____小时(不等于卧床时间)。

对下列问题请选择 1 个最适合您的答案。

5. 近 1 个月,因下列情况影响睡眠而烦恼:

  a. 入睡困难(30 分钟内不能入睡) (1)无 (2)<1 次/周 (3)1~2 次/周 (4)≥3 次/周

  b. 夜间易醒或早醒 (1)无 (2)<1 次/周 (3)1~2 次/周 (4)≥3 次/周

  c. 夜间去厕所 (1)无 (2)<1 次/周 (3)1~2 次/周 (4)≥3 次/周

  d. 呼吸不畅 (1)无 (2)<1 次/周 (3)1~2 次/周 (4)≥3 次/周

  e. 咳嗽或鼾声高 (1)无 (2)<1 次/周 (3)1~2 次/周 (4)≥3 次/周

  f. 感觉冷 (1)无 (2)<1 次/周 (3)1~2 次/周 (4)≥3 次/周

  g. 感觉热 (1)无 (2)<1 次/周 (3)1~2 次/周 (4)≥3 次/周

  h. 做噩梦 (1)无 (2)<1 次/周 (3)1~2 次/周 (4)≥3 次/周

  i. 疼痛不适 (1)无 (2)<1 次/周 (3)1~2 次/周 (4)≥3 次/周

  j. 其他影响睡眠的事情 (1)无 (2)<1 次/周 (3)1~2 次/周 (4)≥3 次/周

如有,请说明:

6. 近 1 个月,总的来说,您认为自己的睡眠质量 (1)很好 (2)较好 (3)较差 (4)很差

7. 近 1 个月,您用药物催眠的情况 (1)无 (2)<1 次/周 (3)1~2 次/周 (4)≥3 次/周

8. 近 1 个月,您常感到困倦吗? (1)无 (2)<1 次/周 (3)1~2 次/周 (4)≥3 次/周

9. 近 1 个月,您做事情的精力不足吗? (1)没有 (2)偶尔有 (3)有时有 (4)经常

2）失眠严重程度指数（insomnia severity index, ISI）：由 Morin 和 Barlow 于 1993 年编制的自评工具，可用于失眠严重程度分级，主要是患者对近 2 周睡眠质量的主观评价，量表包括了失眠症状的严重性、当前睡眠满意程度、对日间功能影响程度以及失眠带来的主观沮丧水平等 7 个问题。每个问题有 0~4 共五个选项，总分 0~28 分，分值越高表明失眠程度越严重。该量表广泛适用于一般人群、失眠患者及癌症患者，已被翻译成多种语言版本。该量表能够准确区分睡眠良好者与失眠患者，被证明是一种有效的失眠筛查工具及检验失眠干预研究效果的临床评估工具。2011 年 Chung 等对中文版 ISI 进行了验证（表 3-23）。

表 3-23　失眠严重程度指数量表

对下面每一个问题，选择最符合自己的答案。

1. 描述您最近（例如：最近 2 周）失眠问题的严重程度

1a. 入睡困难

　　A. 无　　　　　B. 轻度　　　　　C. 中度　　　　　D. 重度　　　　　E. 极重度

1b. 维持睡眠困难

　　A. 无　　　　　B. 轻度　　　　　C. 中度　　　　　D. 重度　　　　　E. 极重度

1c. 早醒

　　A. 无　　　　　B. 轻度　　　　　C. 中度　　　　　D. 重度　　　　　E. 极重度

2. 对您当前睡眠模式的满意度

　　A. 很满意　　　B. 满意　　　　　C. 一般　　　　　D. 不满意　　　　E. 很不满意

3. 您认为您的睡眠问题在多大程度上干扰了您的日间功能（如：日间疲劳、处理工作和日常事务的能力、注意力、记忆力、情绪等）？

　　A. 没有干扰　　B. 轻微　　　　　C. 有些　　　　　D. 较多　　　　　E. 很多干扰

4. 与其他人相比，您的失眠问题对您的生活质量有多大程度的影响或损害？

　　A. 没有　　　　B. 一点　　　　　C. 有些　　　　　D. 较多　　　　　E. 很多

5. 您对自己当前睡眠问题有多大程度的担忧/沮丧？

　　A. 没有　　　　B. 一点　　　　　C. 有些　　　　　D. 较多　　　　　E. 很多

3）睡眠障碍的信念和态度量表（dysfunctional beliefs and attitudes about sleep, DBAS）：该量表有 30 个条目和 16 个条目的两个版本，DBAS-16 相对使用较多。该量表主要用于评价睡眠相关的认知情况，是针对错误睡眠观念的自我评价。包括 4 个维度的内容，即对失眠造成影响的认识、对失眠的担忧、对睡眠的期待、用药情况。得分越低提示患者的睡眠认知越不合理（表 3-24）。

表 3-24　睡眠障碍的信念和态度量表（DBAS）

下列各项是有关人们对睡眠的信念和态度的看法，请指出每一项中您自己同意或不同意程度的答案，答案没有对或错之分，在每项选择一个最符合您情况的打"√"，即使你没有睡眠问题或者这些问题内容与你目前的情况无关，也要回答。

1. 我需要睡足 8 小时白天才能够精力充沛和活动良好

　　1. 非常同意　　　2. 同意　　　　　3. 一般　　　　　4. 不同意　　　　5. 非常不同意

2. 当我一个晚上没有睡到足够的时间，我需要在第二天午睡或者打盹，或晚上睡更长的时间

　　1. 非常同意　　　2. 同意　　　　　3. 一般　　　　　4. 不同意　　　　5. 非常不同意

3. 因为我年纪正越来越大，我睡觉时间应该减少

　　1. 非常同意　　　2. 同意　　　　　3. 一般　　　　　4. 不同意　　　　5. 非常不同意

4. 我担心如果我一或两个晚上没有睡觉,我可能会"神经崩溃"

　　1. 非常同意　　　　2. 同意　　　　3. 一般　　　　4. 不同意　　　　5. 非常不同意

5. 我担心慢性失眠会对我的躯体健康产生严重影响

　　1. 非常同意　　　　2. 同意　　　　3. 一般　　　　4. 不同意　　　　5. 非常不同意

6. 我睡在床上时间多,我通常睡觉时间也更多,第二天我感觉也会更好

　　1. 非常同意　　　　2. 同意　　　　3. 一般　　　　4. 不同意　　　　5. 非常不同意

7. 当我入睡困难或晚上睡后醒来再难入睡时,我应该睡在床上,努力再睡

　　1. 非常同意　　　　2. 同意　　　　3. 一般　　　　4. 不同意　　　　5. 非常不同意

8. 我担心我正失去控制睡觉的能力

　　1. 非常同意　　　　2. 同意　　　　3. 一般　　　　4. 不同意　　　　5. 非常不同意

9. 因为我年纪正越来越大,我应该晚上早早上床睡觉

　　1. 非常同意　　　　2. 同意　　　　3. 一般　　　　4. 不同意　　　　5. 非常不同意

10. 在经历一个晚上睡不好后,我知道这会影响我第二天白天的活动

　　1. 非常同意　　　　2. 同意　　　　3. 一般　　　　4. 不同意　　　　5. 非常不同意

11. 如果服催眠药物能睡好觉或不服药则睡不好,为了使整个白天保持觉醒和活动良好,我相信我应该服催眠药物

　　1. 非常同意　　　　2. 同意　　　　3. 一般　　　　4. 不同意　　　　5. 非常不同意

12. 我整天很烦躁,抑郁,焦虑是因为我在头一晚没有睡好觉

　　1. 非常同意　　　　2. 同意　　　　3. 一般　　　　4. 不同意　　　　5. 非常不同意

13. 与我同睡的人一躺下就睡着,而且整个晚上睡得很好,我也能够做到

　　1. 非常同意　　　　2. 同意　　　　3. 一般　　　　4. 不同意　　　　5. 非常不同意

14. 我觉得失眠主要是因为年纪越来越大,对这样一个问题没有什么好办法解决

　　1. 非常同意　　　　2. 同意　　　　3. 一般　　　　4. 不同意　　　　5. 非常不同意

15. 我有时还害怕在睡眠中死去

　　1. 非常同意　　　　2. 同意　　　　3. 一般　　　　4. 不同意　　　　5. 非常不同意

16. 当我一个晚上睡觉好,我知道第二个晚上就会睡不好

　　1. 非常同意　　　　2. 同意　　　　3. 一般　　　　4. 不同意　　　　5. 非常不同意

17. 当我一个晚上睡不好,我知道这会干扰我整个星期的睡眠时间

　　1. 非常同意　　　　2. 同意　　　　3. 一般　　　　4. 不同意　　　　5. 非常不同意

18. 没有足够的睡眠时间,我第二天精力和活动都差

　　1. 非常同意　　　　2. 同意　　　　3. 一般　　　　4. 不同意　　　　5. 非常不同意

19. 我不能够预测我睡得好还是睡得不好

　　1. 非常同意　　　　2. 同意　　　　3. 一般　　　　4. 不同意　　　　5. 非常不同意

20. 我对因睡眠被干扰产生的负面影响无能为力

　　1. 非常同意　　　　2. 同意　　　　3. 一般　　　　4. 不同意　　　　5. 非常不同意

21. 我整天感到疲劳,无精打采,活动差,原因是我前一天晚上没有睡好觉

　　1. 非常同意　　　　2. 同意　　　　3. 一般　　　　4. 不同意　　　　5. 非常不同意

22. 我整天头脑里想着晚上睡觉的问题,经常感到无法控制这种混乱思维

　　1. 非常同意　　　　2. 同意　　　　3. 一般　　　　4. 不同意　　　　5. 非常不同意

23. 虽然我睡眠困难,但我仍然过着一种满足(意)的生活

　　1. 非常同意　　　　2. 同意　　　　3. 一般　　　　4. 不同意　　　　5. 非常不同意

24. 我相信失眠主要是化学物质不平衡的结果

    1. 非常同意   2. 同意   3. 一般   4. 不同意   5. 非常不同意

25. 我感到失眠正在破坏我享受生活乐趣的能力,并使我不能做我想做的事

    1. 非常同意   2. 同意   3. 一般   4. 不同意   5. 非常不同意

26. 临睡前喝酒是解决睡眠问题的好办法

    1. 非常同意   2. 同意   3. 一般   4. 不同意   5. 非常不同意

27. 催眠药物是解决睡眠问题的唯一办法

    1. 非常同意   2. 同意   3. 一般   4. 不同意   5. 非常不同意

28. 我睡眠问题越来越差,我不相信有人能帮我

    1. 非常同意   2. 同意   3. 一般   4. 不同意   5. 非常不同意

29. 从我外表可以看出我睡眠不好

    1. 非常同意   2. 同意   3. 一般   4. 不同意   5. 非常不同意

30. 在睡不好之后,我避免或取消承担要承担的事或工作(社会、家庭)

    1. 非常同意   2. 同意   3. 一般   4. 不同意   5. 非常不同意

4) 疲劳严重程度量表(fatigue severity scale,FSS):是最常用的检查疲劳程度和频率及其对体力活动、工作、家庭、社交和日常活动的影响的问卷。它由 9 个问题组成,按照 1 分到 7 分的等级给出回答。总得分大于或等于 36 分,表现明显的疲劳(表 3-25)。

表 3-25　疲劳严重程度量表(FSS)

FSS 由 7 个分值点评价,自 1 分至 7 分为非常不同意过渡到非常同意。0 分为非常不同意,7 分为非常同意。

1. 当我疲惫的时候,我的积极性是较低的

    1分   2分   3分   4分   5分   6分   7分

2. 运动使我疲劳

    1分   2分   3分   4分   5分   6分   7分

3. 我很容易疲劳

    1分   2分   3分   4分   5分   6分   7分

4. 疲劳影响我的体能

    1分   2分   3分   4分   5分   6分   7分

5. 疲劳给我带来频繁的不适

    1分   2分   3分   4分   5分   6分   7分

6. 疲劳使我无法维持体能

    1分   2分   3分   4分   5分   6分   7分

7. 疲劳影响我从事某些工作

    1分   2分   3分   4分   5分   6分   7分

8. 疲劳是最影响我活动能力的症状之一

    1分   2分   3分   4分   5分   6分   7分

9. 疲劳影响了我的工作、家庭和社交生活

    1分   2分   3分   4分   5分   6分   7分

5) 过度觉醒量表(hyperarousal scale,HAS):共 26 个问题,用于测试觉醒状态的量表,分

数与觉醒状态成正比,分数越高,则觉醒程度越高。量表分为 3 个因子:极端因子、内省因子和反应因子(表 3-26)。

表 3-26 过度觉醒量表(HAS)

本量表主要评定患者在清醒状态下特质性的觉醒程度。请根据您的实际情况,对每个问题选择一个最适合您的选项,每个问题仅一个答案。

1. 我很有条理
   1. 从来没有　　　　2. 偶尔有　　　　3. 经常有　　　　4. 绝大部分时间
2. 我每天早上觉醒很慢
   1. 从来没有　　　　2. 偶尔有　　　　3. 经常有　　　　4. 绝大部分时间
3. 我工作非常细心
   1. 从来没有　　　　2. 偶尔有　　　　3. 经常有　　　　4. 绝大部分时间
4. 我的脑子一直在思考
   1. 从来没有　　　　2. 偶尔有　　　　3. 经常有　　　　4. 绝大部分时间
5. 我想了很多关于感情的事情
   1. 从来没有　　　　2. 偶尔有　　　　3. 经常有　　　　4. 绝大部分时间
6. 明亮的灯光、拥挤的人群、嘈杂的噪声或拥挤的交通让我心烦意乱
   1. 从来没有　　　　2. 偶尔有　　　　3. 经常有　　　　4. 绝大部分时间
7. 晚上是我最美好的时光
   1. 从来没有　　　　2. 偶尔有　　　　3. 经常有　　　　4. 绝大部分时间
8. 即使我想睡也睡不着
   1. 从来没有　　　　2. 偶尔有　　　　3. 经常有　　　　4. 绝大部分时间
9. 我喜欢预测问题
   1. 从来没有　　　　2. 偶尔有　　　　3. 经常有　　　　4. 绝大部分时间
10. 我的卧室一团糟
    1. 从来没有　　　　2. 偶尔有　　　　3. 经常有　　　　4. 绝大部分时间
11. 我主观地看待问题
    1. 从来没有　　　　2. 偶尔有　　　　3. 经常有　　　　4. 绝大部分时间
12. 当很多事情同时发生时,我会感到慌乱
    1. 从来没有　　　　2. 偶尔有　　　　3. 经常有　　　　4. 绝大部分时间
13. 我注重细节
    1. 从来没有　　　　2. 偶尔有　　　　3. 经常有　　　　4. 绝大部分时间
14. 我很难入睡
    1. 从来没有　　　　2. 偶尔有　　　　3. 经常有　　　　4. 绝大部分时间
15. 我是一个谨慎的人
    1. 从来没有　　　　2. 偶尔有　　　　3. 经常有　　　　4. 绝大部分时间
16. 晚上躺在床上,我的思绪还在继续
    1. 从来没有　　　　2. 偶尔有　　　　3. 经常有　　　　4. 绝大部分时间
17. 突然的大噪声会引起我长时间的反应
    1. 从来没有　　　　2. 偶尔有　　　　3. 经常有　　　　4. 绝大部分时间
18. 我过度地小心谨慎
    1. 从来没有　　　　2. 偶尔有　　　　3. 经常有　　　　4. 绝大部分时间

续表

19. 咖啡因对我影响很大
   1. 从来没有   2. 偶尔有   3. 经常有   4. 绝大部分时间
20. 当事情不顺时,我往往会感到沮丧
   1. 从来没有   2. 偶尔有   3. 经常有   4. 绝大部分时间
21. 我的日常生活是可以预测的
   1. 从来没有   2. 偶尔有   3. 经常有   4. 绝大部分时间
22. 有些想法反复出现
   1. 从来没有   2. 偶尔有   3. 经常有   4. 绝大部分时间
23. 我做决定要花很长时间
   1. 从来没有   2. 偶尔有   3. 经常有   4. 绝大部分时间
24. 酒精使我昏昏欲睡
   1. 从来没有   2. 偶尔有   3. 经常有   4. 绝大部分时间
25. 我很容易流泪
   1. 从来没有   2. 偶尔有   3. 经常有   4. 绝大部分时间
26. 事情发生后很久我还一直不停在想
   1. 从来没有   2. 偶尔有   3. 经常有   4. 绝大部分时间

6)清晨型-夜晚型量表(morningness-eveningness questionnaire,MEQ)。于 1976 年由英国及瑞典的两位专家 Horne 和 Stberg 编制。2006 年,张斌等三位教授完成了中文版本的引进工作。表中给出了 19 道题,每道题得分范围为 0~6 分,总分值在 16 到 86 分。根据量表评分可按睡眠-觉醒习惯或自然倾向将受试者分成夜晚型(16~41 分)、中间型(42~58 分)或清晨型(59~86 分),临床可根据患者具体情况选用(表 3-27)。

表 3-27　清晨型-夜晚型量表(MEQ)

在每项问题中,请选出最能形容你在近期的感受的描述选项,并记下选项前的数字。

1. 如果你能够完全自由地计划白天的时间,你希望大约在什么时间起床?
   [5] 早上 5 时至 6 时 30 分(05:00—06:30)
   [4] 早上 6 时半至 7 时 45 分(06:30—07:45)
   [3] 早上 7 时 45 分至 9 时 45 分(07:45—09:45)
   [2] 早上 9 时 45 分至 11 时(09:45—11:00)
   [1] 早上 11 时至正午 12 时(11:00—12:00)

2. 如果你能够完全自由地计划夜晚,你希望大约在什么时间去睡觉?
   [5] 晚上 8 时至 9 时(20:00—21:00)
   [4] 晚上 9 时至 10 时 15 分(21:00—22:15)
   [3] 晚上 10 时 15 分至 12 时 30 分(22:15—00:30)
   [2] 凌晨 0 时 30 分至 1 时 45 分(00:30—01:45)
   [1] 凌晨 1 时 45 分至 3 时(01:45—03:00)

3. 如果你要在早上的某个时刻起床,你会有多么依赖闹钟来唤醒你?
   [4] 完全不依赖
   [3] 略微依赖
   [2] 比较依赖
   [1] 非常依赖

4. 在早上时,你有多容易起床? (当你没有被突如其来的事情唤醒)

　　[1] 非常困难

　　[2] 比较困难

　　[3] 一般容易

　　[4] 非常容易

5. 早上起床后的半小时内,你的精神状况?

　　[1] 完全不精神

　　[2] 略微精神

　　[3] 一般精神

　　[4] 非常精神

6. 在起床后的半小时内,你会感到饥饿吗?

　　[1] 完全不饥饿

　　[2] 略微饥饿

　　[3] 一般饥饿

　　[4] 非常饥饿

7. 清晨起床的半小时内,你的感觉如何?

　　[1] 非常疲倦

　　[2] 略微疲倦

　　[3] 一般清醒

　　[4] 非常清醒

8. 如果在第二天你没有任何约会,相比你平时习惯的时间,你会选择睡眠时间去睡觉?

　　[4] 较平时推迟很少或从不推迟

　　[3] 较平时推迟不到 1 小时

　　[2] 较平时推迟 1~2 小时

　　[1] 较平时推迟 2 小时以上

9. 假设你决定要开始做运动,你的朋友建议你应该 1 周进行两次 1 小时的运动,而且在早上 7~8 时 (07:00~08:00) 为最佳时间。请谨记你只需要考虑自己的生理时钟,你认为你会表现得怎么样?

　　[4] 很好的表现

　　[3] 还行的表现

　　[2] 难以执行

　　[1] 非常难以执行

10. 在夜晚你大约到什么时候你会感到疲倦,认为需要睡觉?

　　[5] 晚上 8 时至 9 时 (20:00—21:00)

　　[4] 晚上 9 时至 10 时 15 分 (21:00—22:15)

　　[3] 晚上 10 时 15 分至 12 时 45 分 (22:15—00:45)

　　[2] 凌晨 0 时 45 分至 2 时 (00:45—02:00)

　　[1] 凌晨 2 时至 3 时 (02:00—03:00)

11. 假设你希望在一项会令你精神疲倦而且需持续两个小时的测试中取得最佳表现时,如果你能完全自由地计划你的时间,仅需考虑你自己的生理时钟,你会选择以下哪段时间考试?

　　[6] 早上 8 时至 10 时 (08:00—10:00)

　　[4] 早上 11 时至下午 1 时 (11:00—13:00)

　　[2] 下午 3 时至下午 5 时 (15:00—17:00)

　　[0] 晚上 7 时至 9 时 (19:00—21:00)

12. 如果你要在晚上 11 时(23 :00)去睡觉,你会有多疲累?

　　[0] 完全不疲累

　　[2] 略微疲累

　　[3] 一般疲累

　　[5] 非常疲累

13. 假设因为某些原因,你比平时推迟几个小时去睡觉,但又不需要在第二天早上的特定时间起床,你最可能出现以下哪种情况?

　　[4] 按平时的时间起床,而且不会再睡

　　[3] 按平时的时间起床,但感到昏昏欲睡

　　[2] 按平时的时间起床,然后再睡

　　[1] 推迟时间起床

14. 假设因为你因为某些急事要熬夜,而你要在清晨 4—6 时(04 :00—06 :00)时候需要保持清醒,第二天你没有任何约会,以下哪种情况最适合你?

　　[1] 熬夜结束后才去睡觉

　　[2] 熬夜前片刻小睡,结束后再正式睡觉

　　[3] 熬夜前睡一觉,结束后小睡

　　[4] 只在熬夜前睡一觉

15. 假设你需要进行一项 2 小时的艰巨体力工作,你可以完全自由地计划时间,仅需要考虑你自己的生理时钟,你会选择以下哪个时段?

　　[4] 上午 8 时至 10 时(08 :00—10 :00)

　　[3] 上午 11 时至下午 1 时(11 :00—13 :00)

　　[2] 下午 3 时至 5 时(15 :00—17 :00)

　　[1] 夜晚 7 时至 9 时(19 :00—21 :00)

16. 假设你决定要开始做运动,你的朋友建议你应该 1 周进行两次 1 小时的运动,而且在晚上 10—11 点(22 :00—23 :00)为最佳时间。请谨记你只需要考虑自己的生理时钟,你认为你会表现得怎么样?

　　[1] 很好的表现

　　[2] 还行的表现

　　[3] 难以执行

　　[4] 非常难以执行

17. 假设你可以选择自己的工作时间,你每天只需工作 5 个小时(包括休息时间),而这项工作是很有趣的,酬金会依据你的工作表现,你会选择以下哪个时段呢?

　　[5] 五个小时,由早上 4 时至 8 时期间开始(04 :00—08 :00)

　　[4] 五个小时,由早上 8 时至 9 时期间开始(08 :00—09 :00)

　　[3] 五个小时,由早上 9 时至下午 2 时期间开始(09 :00—14 :00)

　　[2] 五个小时,由下午 2 时至 5 时期间开始(14 :00—17 :00)

　　[1] 五个小时,由下午 5 时至凌晨 4 时期间开始(17 :00—04 :00)

18. 一天之中以下哪个时段是你状态最佳的时间?

　　[5] 早上 5 时至 8 时(05 :00—08 :00)

　　[4] 早上 8 时至 10 时(08 :00—10 :00)

　　[3] 早上 10 时至下午 5 时(10 :00—17 :00)

　　[2] 下午 5 时至 10 时(17 :00—22 :00)

　　[1] 晚上 10 时至凌晨 5 时(22 :00—05 :00)

续表

19. 人可分为"清晨型"和"夜晚型",你认为你自己属于哪一类型?
[6] 绝对"清晨型"
[4] "清晨型"多于"夜晚型"
[2] "夜晚型"多于"清晨型"
[0] 绝对"夜晚型"

(2) 情绪相关量表:失眠最常见的共病是精神障碍,据估计,40% 的失眠患者有并存的精神疾病。在这些精神疾病中,抑郁是最常见的,失眠是抑郁和焦虑障碍的诊断症状,几乎所有患有精神疾病者都会抱怨失眠或者白天的嗜睡。同样,失眠患者也经常抱怨抑郁、焦虑等情绪症状,甚至可能出现类似精神病的症状。失眠与焦虑抑郁存在密切的交互关系,二者相互影响,失眠问题会越来越加重患者的焦虑、抑郁,同样,焦虑、抑郁也会导致失眠情况越来越严重,从而形成恶性循环,对患者正常的日常生活和学习造成严重的影响。

而对焦虑、抑郁情绪的评估有助于评估睡眠产生的情绪影响,同时有助于焦虑、抑郁障碍的筛查。常用的量表有汉密尔顿抑郁量表、汉密尔顿焦虑量表、Beck 抑郁量表、Beck 焦虑量表、抑郁自评量表、焦虑自评量表等。

(二) 客观评估工具

失眠的常规诊断不需要客观监测数据,但当需要客观睡眠参数来进行鉴别诊断或做出临床决策时,客观评估手段可以起到重要作用。例如当认知行为疗法无效、失眠患者要求增加催眠药物剂量时,其自我报告的睡眠相关数据可信度不高,此时客观评估手段可以提供客观数据用以指导临床医师做出药物剂量调整的临床决策。

1. 多导睡眠图(polysomnography,PSG) PSG 是测量睡眠的金标准,主要通过采集脑电、心电、肌电等参数,结合心率、呼吸、血氧饱和度等生理指标来客观评估睡眠情况。主要用于睡眠和梦境研究及睡眠呼吸暂停综合征的诊断,能够分析出睡眠结构、睡眠效率等各项睡眠参数。与其他睡眠评估工具相比,PSG 可检测受试者睡眠过程的多项生理指标,能够更为科学量化地评估真实的睡眠情况与睡眠障碍的严重程度,为临床治疗提供参考,避免催眠药物的滥用。

PSG 睡眠潜伏期 ≥30 分钟表明存在入睡困难;睡眠总时间 <390 分钟提示存在睡眠时间不足;觉醒次数 ≥2 次或觉醒总时间 ≥40 分钟表明存在睡眠不实;非快速眼动(non-rapid eye movement,NREM)睡眠期浅睡眠占睡眠总时间的百分比 >60%,或 NREM 睡眠期深睡眠占睡眠总时间的百分比 <10%,或快速眼动(rapid eye movement,REM)睡眠占睡眠总时间的百分比 <20%,则表明存在睡眠质量问题。但在实际应用当中,PSG 设备及检查费用昂贵,并受检测场地及配备专业技术人员的限制,令其在临床应用的开展受到极大的影响。而且,标准的 PSG 监测需要患者在陌生的睡眠实验室内完成,且 PSG 导联较多,常常影响患者的正常睡眠,不便被长期使用。

2. 体动记录仪 体动记录仪是标准化的客观睡眠评估工具,可通过记录手腕随时间的活动频次测量受试者昼夜节律活动相关参数。2005 年,ICSD-2 已将体动记录仪正式列入睡眠疾病的诊断方法中。与 PSG 及睡眠日志相比,其因体积小、佩戴方便等优势,广泛适用于失眠、睡眠呼吸暂停综合征、昼夜节律睡眠障碍等不同形式睡眠障碍的诊断,治疗效果的评价及 PSG 难以记录的特殊人群(如痴呆、精神错乱患者等)睡眠形式的评估。体动记录仪可以在非实验环境中(如患者的家中)对睡眠进行评估,是一种如同腕表一样的设备,通常佩戴在非惯用手的手腕上。体动记录仪可在 3 个轴面上监控和记录肢体运动情况,并通过专门的软件根据特定的计算方法自动计算出多个睡眠参数,如睡眠时间、睡眠效率、入睡潜伏期及入睡后觉醒时间等。一般体动记录仪也需佩戴多日,以提高其数据的准确性。与 PSG 相比,体动记录仪更方便、无侵入性、成本更低、可持续佩戴多日,且更能反映患者在自然环境下的睡眠情况。

3. 多次睡眠潜伏时间试验(multiple sleep latency test,MSLT) 用于发作性睡病和日间思睡的鉴别和评定。

五、非精神科医生的鉴别思路

美国睡眠医学学会的《睡眠障碍国际分类》的第 1、2 版(ICSD-1、2)根据假定的病理生理基础分为原发性和继发性(共病性)失眠,而且将原发性失眠进一步分为精神心理、特发性和矛盾性失眠等亚类,但是关于原发性和继发性的区分标准一直存在争议。

国际成人慢性失眠诊断与处理共识小组 2005 年就指出,在共病性失眠中,疾病和失眠两者之间并没有天然联系或直接的因果关系;在许多种失眠中,过分强调继发的性质,可能导致对失眠的延误或不恰当治疗,因为部分临床医生认为治疗原发疾病就足以解决失眠问题。无论是原发性或共病状态,绝大多数慢性失眠都有众多共同特征,尤其是典型的慢性失眠都具有适应不良性的认知和行为,这是导致病情迁延的主要原因。这些因素必须得到纠正,才能获得长久的疗效。虽然治疗原发疾病如抑郁、慢性疼痛等非常重要,但采用认知行为方法或药物治疗慢性失眠同样重要,因为即使原发性疾病得到恰当治疗,失眠状态很可能依然存在。失眠得不到有效治疗也会影响原发病的疗效和预后,而失眠有效干预有利于原发病的治疗及预后。

此外,临床上原发性和继发性失眠的症状特征相互重叠,对各种类型的区别非常困难,但仍积极鼓励识别可能引起失眠的原因,如是否存在精神障碍(抑郁障碍、焦虑障碍等)、躯体疾病(神经、内分泌、呼吸系统等疾病)、使用某些特殊药物等。如果发现失眠是由躯体性疾病或外源性因素所导致的,最重要的干预应是病因治疗。但总体来说,根据目前的诊断标准和医疗水平,目前临床上并不强调所谓"原发"和"继发"性失眠的区分。关于失眠的鉴别,目前的重点应集中于不同类型睡眠障碍的鉴别,如失眠与睡眠呼吸障碍、昼夜节律紊乱的睡眠障碍的鉴别。

1. 睡眠呼吸障碍 睡眠呼吸障碍与失眠的共病比例非常高,患者经常以失眠为主诉前来就诊。此类患者常常伴有打鼾、呼吸暂停等症状。此类患者的确诊常需进行整夜 PSG 检测和次日 MSLT 检测。

2. 昼夜节律相关睡眠觉醒障碍 以入睡困难为主诉的失眠需与睡眠时相延迟综合征鉴别。以早醒为主诉的失眠需与睡眠时相提前综合征鉴别。睡眠时相延迟或提前综合征,表现为睡眠时相比预定的睡眠时间延迟或提前,当患者的睡眠选择时间和内源性节律一致时,患者就能保持充足的睡眠时间。给予患者 1~2 周的睡眠日记记录和记录仪检测,可有效进行鉴别。

3. 中枢性嗜睡 如发作性睡病,也可表现为失眠、睡眠不深、晨起头脑不清醒、焦虑抑郁和记忆力减退、头痛耳鸣等,但主要表现为日间不能控制的短暂睡眠发作,具有典型的四联症表现——睡眠发作、猝倒发作、睡眠幻觉及睡眠麻痹,多导睡眠图显示睡眠潜伏期缩短,入睡即进入快速眼动睡眠可以鉴别。

4. 异态睡眠 如睡行症、睡惊症、梦魇障碍等,这类障碍一般具有独特的临床表现,从症状上较易分辨。

5. 睡眠相关运动障碍 如不宁腿综合征,也可表现为入睡困难、易醒或早醒,以致白天因缺乏睡眠而表现困倦、精力不足、记忆力减退和紧张不安等,但这种睡眠剥夺是由睡眠时双下肢的不适感造成的。

六、失眠的干预

示例 5

患者:听说安眠药都有很大的副作用和依赖性,有没有依赖性小点的药?

医生:新一代的安眠药的副作用和依赖性相对小很多,当然长期大量使用还是有依赖性。另外一些抗抑郁药也可以治疗失眠,没有依赖性。

患者:好的,那就用抗抑郁药吧。

医生:那就使用曲唑酮50mg,每天晚上睡前半小时服用。

(一) 总体目标

根据《中国成人失眠诊断与治疗指南(2017版)》,失眠干预的总体目标可概括为以下5点。

1. 提高睡眠质量和/或增加有效睡眠时间。
2. 恢复日间社会功能,提高生活质量。
3. 防止短期失眠转变成慢性失眠。
4. 降低与失眠相关的躯体疾病或精神疾病的发病风险。
5. 尽可能避免各种干预方式(包括心理干预、药物干预等)带来的不良影响。

(二) 不同类型失眠的干预策略

针对短期失眠患者,应该积极寻找潜在的诱发因素并予以消除,同时积极治疗失眠症状。对于大部分短期失眠患者,应首先自我调适;但需要指出的是,睡眠认知错误或者应对方式不当,可能导致短期失眠转变成慢性失眠。因此对于有显著认知错误或应对不良的患者,应尽早予以心理治疗;对于无法完成心理治疗的短期失眠患者,应尽早应用药物治疗。药物治疗能发挥良好的催眠效能,快速消除失眠症状,避免病程迁延。慢性失眠患者在建立良好睡眠卫生习惯的基础上,应当首选失眠认知行为治疗(cognitive behavioral therapy for insomnia,CBTI)。对于已经接受药物治疗的慢性失眠患者,除无法依从者之外,应当同时给予心理治疗。

(三) 干预方式

失眠的干预方式主要包括药物治疗、心理治疗及补充/替代性治疗。

1. 失眠的药物治疗

(1) 药物治疗的原则:失眠的药物治疗共有以下7条原则。

　　1) 综合治疗:在病因治疗、睡眠卫生教育、认知行为治疗的基础上适当给予药物治疗。

　　2) 个体化:根据个体失眠的具体表现形式、是否存在共病、既往治疗效果、患者的个体偏好等因素,个体化地选择治疗方案。如仅表现为入睡困难的患者,适宜选择短半衰期的药物,而睡眠维持困难(夜间频繁醒来)或早醒的患者,适宜选择半衰期较长的药物。

　　3) 应用最小有效剂量。

　　4) 按需、间断、适量给药。

　　5) 短期用药:疗程一般不超过 4 周,超过 4 周应每月评估。

　　6) 合理撤药:停药时要逐步停药,防止停药后反弹。

　　7) 特殊人群用药需谨慎:如老人、儿童、孕妇及哺乳期妇女。

　　临床实践中所应用的具有催眠作用的药物种类繁多。药物治疗的关键在于把握获益与风险的平衡,要兼顾药物获取的容易程度、经济负担以及患者主观意愿上的依从性。选择药物种类时需要综合考虑患者的症状特点、既往用药反应、患者的一般状况、药物间的相互作用、药物的不良反应等情况。需要注意,部分药物说明书中并没有失眠的适应证,比如某些镇静类抗精神病药物,但是这些药物具备治疗失眠的临床证据,可以参照现有指南的推荐意见进行个体化的治疗。

　　(2) 常用药物:目前临床治疗失眠的药物,主要包括苯二氮䓬类药物(benzodiazepine drugs,BZD)、非苯二氮䓬类药物(nonbenzodiazepine drugs,non-BZD)、食欲素受体拮抗剂、褪黑素受体激动剂、具有催眠效应的抗抑郁药物,以及我国传统的中药等。

　　1) 苯二氮䓬类药物:苯二氮䓬类药物于 20 世纪 60 年代开始使用,是最常用的失眠治疗药。苯二氮䓬类药物不具有选择性,在治疗失眠的同时会引起肌肉松弛、影响运动和认知功能。苯二氮䓬类药物可以增加睡眠,缩短个体的入睡潜伏期,提高睡眠效率,但同时会改变睡眠的基本结构。首次用药效果较为明显,连续用药后可产生耐受。

　　常见不良反应包括:①神经系统的过度思睡、精神运动损害、记忆障碍等;②呼吸系统的呼吸抑制;③依赖和戒断。药物依赖主要表现为药物耐受性增加、戒断症状和心理依赖。耐受性增加表现为患者需增加用药剂量才可感受到相同的治疗效果。戒断症状临床表现为失眠、胃部不适、震颤、激动、恐惧和肌肉痉挛,患者为避免不适而产生获得药物的强烈愿望,并因此而长期服用或增加服用,进一步加重对药物的依赖。心理依赖是用药者为获得愉快满足体验,而在精神上产生的要持续或周期性服药的欲望。药物依赖的形成与给药方式和个体差异均有关系,使用苯二氮䓬类药物的时间越长、剂量越大,戒断症状的发生就越频繁,严重程度也更明显。

　　目前国内常用于治疗失眠的苯二氮䓬类药物包括阿普唑仑、劳拉西泮、奥沙西泮、地西泮、艾司唑仑、氯硝西泮等。三唑仑属于唯一的短半衰期苯二氮䓬类药物,但是由于其成瘾性和逆行性遗忘发生率高,已被我国列为一类精神药品管理。

　　2) 非苯二氮䓬类药物:包括唑吡坦、佐匹克隆、右佐匹克隆,以及扎来普隆。不同于传统的苯二氮䓬类药物,此类药物对睡眠结构影响很小,无快速眼球运动睡眠反跳现象,同时其不良反应相对较轻。唑吡坦、右佐匹克隆和佐匹克隆属于快速起效的催眠药物,能够诱导睡眠释放,治疗入睡困难和睡眠维持障碍。扎来普隆的半衰期较短,仅适用于治疗入睡困难。虽然非苯二氮䓬类药物具有与苯二氮䓬类药物类似的催眠疗效,但是由于非苯二氮䓬类药物半衰期相对较短,次日残余效应被最大限度地降低,一般不产生日间困倦,产生药物依赖的风险较传统苯二氮䓬类药物低,治疗失眠安全、有效,无严重药物不良反应。

　　唑吡坦主要用于治疗睡眠起始困难及睡眠维持困难的失眠患者:需要指出的是,尽管上市初期推荐起始剂量为 10mg,但美国 FDA 随后将速释剂型的推荐起始剂量降低至 5mg,缓释剂型的推荐起始剂量由 12.5mg 降低至 6.25mg。其镇静作用较强,但抗焦虑、惊厥及松弛肌肉作用较弱,对入睡困难效果显著。主要不良反应包括遗忘、头晕、镇静、头痛、恶心及味觉倒错。唑吡坦停药后可能出现症状反弹,但主要局限于临时使用 1 次的情况。另外,若服药时间距觉醒间隔时间小于 8h,使用 10mg 等较高剂量患者可能表现过度困倦。

　　佐匹克隆具有类似苯二氮䓬类药物的镇静、抗焦虑、肌肉松弛和抗惊厥的作用。半衰期 5~6 个小时,能有效地治疗失眠,并具有较好的安全性和耐受性,亦可改善失眠患者生活质量,药物依赖和滥用的风险明显较苯二氮䓬类药物低。一般临睡前服用 7.5mg,但建议老年和肾功能不全的患者服用 3.75mg。

　　右佐匹克隆为佐匹克隆的右旋异构体,是首个可长期用于改善睡眠起始困难(入睡困难)和睡眠维持障碍的药物。对成人或老年失眠患者具有很好的治疗效果,作用起效快,药效可持续 6 个小时,且具有很好的耐受性,停用后无反跳现象和戒断现象。常见不良反应有头晕、口干、头痛、镇静和味觉异常等。右佐匹克隆要求个体化给药,常规使用剂量为 1~3mg。

　　扎来普隆主要用于治疗睡眠起始困难的失眠。具有入睡快、日间"宿醉作用"、成瘾性、认知损伤和反弹性失眠较少的特点。由于其半衰期较短,不能有效地延长睡眠持续时间,夜间醒后难以入睡时,可以再次应用。主要不良反应为嗜睡、恶心、口干、头晕、头痛及消化不良等。

　　3) 抗抑郁药:部分抗抑郁药具有镇静作用,在失眠伴抑郁、焦虑心境时应用较为有效。三环类抗抑郁药多塞平是首个被美国 FDA 批准用于治疗失眠的处方药物,但由于其不良反应相对较多,目前已较少使用。曲唑酮虽然不是美国 FDA 批准用于失眠的药物,但是在美国是用于失眠治疗的第二大处方量药物。另外小剂量米氮平(3.75~15.00mg/d)能缓解失眠症状,适合睡眠表浅和早醒的失眠患者。

　　4) 褪黑素类药物:褪黑素是松果体分泌的激素,其主要参与机体节律和体温的调节,对中枢神经系统有较强的抑制作用,能矫正人体的生物钟,从而改善睡眠。对睡眠节律障碍性失眠有较好的效果,还有抗氧化和抗衰老作用。①阿戈美拉汀是新型褪黑素受体激动剂的抗抑郁药,具有延长睡眠时间,增加慢波睡眠,提高日间觉醒的作用。但其目前还没有失眠的适应证,建议用于有明显睡眠障碍的抑郁症患者。②雷美替胺(Ramelteon)是一种高选择性的褪黑素 T_1/T_2 受体激动剂。可以通过参与昼夜节律的调节与维持来改善睡眠,2005 年美国 FDA 批准其用来治疗失眠,是目前唯一一种不受管制的催眠药物。雷美替胺(8mg)能明显缩短失眠患者(包括短期和慢性失眠)主观的睡眠潜伏期,延长总睡眠时间,且对正常睡眠结构没有明显的影响,尤为适用于睡眠起始困难的患者。

　　5) 食欲素(orexin)受体拮抗剂:食欲素是存在于大脑特定部位的一种神经递质,可帮助一个人保持清醒,食欲素受体拮抗剂 suvorexant 通过阻断食欲素来促进睡眠。2014 年,美国 FDA 批准 suvorexant 用于失眠成人患者,可以治疗夜间觉醒或早醒的失眠患者,但该药暂未在国内上市。

　　6) 中药:经几千年的临床实践,中医对睡眠及失眠(不寐)有着独到的认识,运用辨证论治方法来治疗失眠,积累了大量对失眠疗效确切且不良反应较少的方剂,例如酸枣仁汤、朱砂安神丸、舒肝解郁胶囊等。但需要注意的是,中草药治疗失眠需要辨证施治,确定患者失眠的证候类型,选择相应的用药,遵医嘱服用。

2. 失眠的心理治疗

示例 4(续)

李某的评估结果提示其存在明显的不合理睡眠信念,结合患者的症状特点,建议患者同时进行心理治疗(失眠认知行为治疗)及药物治疗。

患者:心理治疗可不可以不做,我家经济不好,而且没那么多时间。

医生:慢性失眠是建议进行心理治疗的,不过可以根据您的实际情况选择。首先,您需要先了解一些睡眠卫生的常识。

患者:好的,医生你说。

医生:避免频繁打盹,尤其是在傍晚或睡前。午睡不超过半小时并在下午一点半前完成午睡。避免长时间卧床。床上不进行非睡眠相关活动。保持规律的就寝和起床时间。睡前 4~6 小时内避免接触咖啡、浓茶或烟草等兴奋性物质。睡前避免烟酒和饱腹,特别是不能利用酒精帮助入睡。睡前 3 小时避免从事剧烈的运动。睡前 1 小时内不做容易引起兴奋的脑力劳动或观看容易引起兴奋的书刊和影视节目。睡眠中途醒来不要看钟表。调整卧室环境,使环境保持安静、舒适,保持适宜的光线及温度。

心理治疗的本质是改变患者的信念系统,发挥其自我效能,进而改善失眠症状。要完成这一目标,常常需要专业医师的参与。心理治疗通常包括睡眠卫生教育、刺激控制疗法、睡眠控制疗法、认知治疗和放松疗法。

1) 睡眠卫生教育:大部分失眠患者存在不良睡眠习惯,不良睡眠习惯会破坏正常的睡眠模式,形成对睡眠的错误观念,从而导致失眠。睡眠卫生教育主要是通过睡眠卫生知识的讲授和对睡眠习惯的指导,减少或排除干扰睡眠的各种情况,重塑有助于睡眠的行为习惯。睡眠卫生教育的主要内容参见上述示例。

2) 放松疗法:紧张、焦虑和应激是常见失眠诱发因素,放松治疗可以缓解这些因素带来的不良效应,已经成为治疗失眠最常用的非药物疗法。其主要目的是降低卧床时的警觉性及减少夜间觉醒。主要技巧训练包括渐进性肌肉放松、指导性想象和腹式呼吸训练这三种。放松训练的初期应在专业人员指导下进行,环境要求整洁、安静,患者接受放松训练后应坚持每天练习 2~3 次。掌握一套松弛精神和躯体的方法,可通过以下三个要领进行练习。

第一,慢呼吸。缓慢均匀地进行呼吸,呼吸幅度可稍深一些。

第二,放松。患者边默念"眼皮放松""颈部放松""肩膀放松""手臂放松""手放松"等词,边依次从头、面、上肢、身躯直至下肢,放松各处肌肉,并周而复始,一次又一次,一直到全身松弛为止。

第三,想象。全身松弛后,一次又一次想象吸入的"清气"自鼻腔经气管而下,然后呼出的"浊气"经手脚排出。如此时手脚开始产生热感,则表明已达到了比较满意的松弛要求。

反复按以上 3 点要求练习后,常常可使患者不知不觉进入梦乡。在这一过程中,也可使患者再加入一些想象,例如:海洋、深山、苍松、翠柏等,可更有助于入睡。

3）刺激控制疗法：刺激控制疗法是一种行为干预措施，基于条件反射的原理，指导患者建立正确的睡眠与卧床及卧室环境间的反射联系，恢复卧床作为诱导睡眠信号的功能，消除由于卧床后迟迟不能入睡而产生的床与觉醒、焦虑等不良后果之间的消极联系，使患者易于入睡，重新建立稳定的睡眠觉醒规律。

刺激控制疗法具体内容包括6条指令：①只有在感到瞌睡时才上床；②不在床上进行除睡眠和性生活以外的其他事情，如看电视、进食及玩游戏等；③躺在床上20分钟（仅凭感觉而非看表）仍不能入睡，则应起床离开卧室进行一些放松活动，等到有睡意时再返回卧室睡觉；④若上床后还不能入睡则重复上述步骤，若有必要可整晚重复该步骤；⑤无论夜间睡多久，都应保持规律的起床时间；⑥避免日间小睡。

4）睡眠限制疗法：睡眠限制疗法通过减少卧床清醒的时间，同时禁止日间打盹，增加入睡驱动能力以提高睡眠效率的一种治疗方法。睡眠限制疗法的具体内容：①减少卧床时间以使其尽量接近实际睡眠时间，在睡眠效率维持85%以上至少1周的情况下，可增加15~20分钟的卧床时间；②当睡眠效率低于80%时则减少15~20分钟的卧床时间；③当睡眠效率在80%~85%之间则保持卧床时间不变；④可以有不超过半小时的规律的午睡，避免日间小睡，并保持规律的起床时间。

5）认知治疗：失眠患者常常十分恐惧睡眠，对失眠的可能后果过度关心，在临近睡眠时就开始感到紧张、担忧。这种负性情绪使失眠症状进一步恶化，而失眠的加重又反过来影响患者的情绪，从而形成恶性循环。认知治疗目的就是改变患者对失眠的认知偏差，改变对于睡眠问题的非理性信念和态度。认知疗法的基本内容：①保持合理的睡眠期望，不要把所有的问题都归咎于失眠；②保持自然入睡，避免过度主观的入睡意图（强行要求自己入睡）；③不要过分关注睡眠，不因为一晚没睡好就产生挫败感，培养对失眠影响的耐受性。

6）失眠认知行为治疗（cognitive behavioral therapy for insomnia，CBTI）：由多种疗法组合而成，包括认知疗法、行为干预和教育等不同的成分。CBTI能够有效纠正失眠患者错误的睡眠认知与不恰当行为方式，有利于消除心理生理性上的高觉醒状态，增强入睡驱动力，重建正确的睡眠觉醒认知模式，持续改善失眠患者的临床症状。经典的CBTI治疗周期是6~8周的一对一治疗或者团体治疗，其治疗疗效可延续6~12个月。但是对于短期效应，和苯二氮䓬相比，CBTI起效较慢，但是在4~8周后，对于睡眠潜伏期和总睡眠时间的改善是一致的。CBTI有多种实施方法，例如个人或团体治疗、基于电话或网络的模块或自助书籍。大多数研究都集中在面对面的CBTI上；然而，数据表明其他实施方式也很有效。

3. 补充/替代性治疗 包括锻炼，光照疗法，物理治疗如重复经颅磁刺激、生物反馈治疗、经颅电刺激疗法等，冥想、深呼吸、瑜伽、气功和太极等身心干预方式，以及精油按摩、针灸、芳香疗法等。

（1）锻炼：锻炼可以提高睡眠质量，这是一个常识性的认知。但应注意锻炼的次数和强度。通常推荐每周3~4次的锻炼，每次至少20分钟，轻到中等的锻炼强度，在就寝前3~4小时完成。

（2）重复经颅磁刺激（repetitive transcranial magnetic stimulation，rTMS）：使用固定频率和强度的磁场连续作用于某一脑区，以改变大脑局部皮层的兴奋水平的治疗方法。低频（1~5Hz）脉冲磁场可抑制大脑皮层的过度兴奋状态、增加褪黑素的分泌、改善脑内神经递质的平衡，从而改善睡眠。由于其安全性较高，可以代替镇静催眠类药物用于治疗特殊人群（如妊娠、哺乳妇女)的失眠。

(3) 经颅微电流刺激(cranial electrotherapy stimulation,CES):将皮肤电极置于耳垂或乳突部位,给予患者头部微小电流,通过改善大脑神经递质和应激激素的分泌,调节异常脑电波,达到治疗失眠的目的。CES 不是失眠的标准治疗方法,但当常规方法失败时可提供临床辅助干预。

(4) 经颅直流电刺激(transcranial direct current stimulation,tDCS):是一种利用恒定、低强度(1~2mA)直流电来调节大脑皮质神经元活动的非侵入性物理治疗技术。具有改变皮层兴奋性、改变局部脑血流量、调节皮层兴奋/抑制平衡等功能。但由于 tDCS 的刺激频率、强度、持续时间不固定,作用靶点多样化等因素,其在睡眠障碍中的推广应用仍需进一步的研究。

(5) 生物反馈治疗:其原理为源于行为主义的理论,通过将患者的生理指标以视听信号反馈给本人,使患者体验在训练过程中的生理和心理变化,增强调节自身生理和心理状态的能力,从而达到改善睡眠的作用。在治疗失眠的同时,让患者养成良好的习惯。已成为失眠治疗指南推荐的非药物方法之一。

(6) 光照疗法:可以通过调节松果体对褪黑素的分泌,来调节昼夜节律,从而达到改善睡眠的目的。光照的疗效与光的波长、光照强度、光照持续时间等因素密切相关,实时应注意这些参数的设定。此外,光照疗法对已有视网膜病变以及正在使用光敏感药物治疗的人可能造成危险,不建议使用。

(7) 音乐疗法:利用音乐的频率、节奏和规律性声波振动,与人体组织细胞发生共振,从而直接影响人的脑电波、呼吸节奏等,引起生理上相应的反应从而达到治疗作用。音乐疗法获取容易、操作简单,但影响音乐疗法效果的因素较多,如音乐类型、个体音乐感悟性、聆听方式、文化背景等等,而这些因素的差异常常会导致治疗效果的个体化差异。

(8) 针灸:是我国常见的失眠治疗方法之一,能诱导自然的睡眠状态,不会打破睡眠的生物节律,具有良好临床应用价值。但针刺具有一定的侵害性,部分患者不能耐受,同时还有继发感染的风险,而且针灸治疗需要受过长期专业训练的人员施行才能有效。

(四) 精神科会诊和转诊

大部分的失眠都有一定的原因,常见的有:①神经系统及躯体疾病,如脑血管疾病、脑肿瘤等脑器质性病变会导致睡眠中枢和生物钟功能的紊乱,从而引起失眠。疾病致残、疼痛或不适,以及患病后导致的心理状态的改变,都可能引起失眠。②药物相关,除咖啡因、吗啡等常见的中枢神经刺激物外,降压药、消炎药、避孕药、类固醇类药物、抗癌药物等都可能导致失眠。③社会心理因素,当生活、工作或学业中发生重大变故或遭遇不愉快的情况时,个体往往会出现紧张、焦虑等应激性的心理反应,从而引起失眠。④精神疾病,大部分精神疾病都会存在睡眠障碍,特别是焦虑、抑郁障碍。

当失眠发生时,多数患者会去神经内科、中医科进行就诊;当失眠合并其他疾病时,患者多倾向于先在心血管科、呼吸科等常见慢病门诊就诊。当失眠伴有明显的器质性疾病或与药物使用相关时,治疗原发疾病及调整相关药物应是首要任务,但也应请精神心理专科或睡眠专科的医生进行会诊,同时解决睡眠问题。

而以下情况建议进行精神心理专科或睡眠专科的转诊治疗:①失眠问题突出,但无明显相关的躯体疾病或躯体疾病不需要特殊处理;②严重失眠且对常规干预反应不佳;③失眠且伴有明显的焦虑、抑郁等情绪症状的患者,此时可能需要同时对焦虑、抑郁情绪进行处理;

④一些特殊群体的失眠问题,如儿童、老年人及妊娠或哺乳期妇女;⑤慢性失眠,需要长期服药的患者。

七、小结

失眠是常见的临床问题,是指在合适的睡眠时机和环境下,存在持续的睡眠起始、睡眠时间、睡眠连续性或者睡眠质量障碍,并伴随相关的日间功能受损。慢性失眠的时长标准是3个月,频率标准是与睡眠困难相关的日间功能受损至少每周出现3次。

睡眠的评估分为主观评估和客观评估两大类,主观评估包括睡眠日记、睡眠相关量表及情绪相关量表,有助于了解患者睡眠的特点及功能影响;客观评估常见的有多导睡眠图、体动监测仪等,能较为真实、客观地反映患者睡眠情况,对睡眠障碍与其他疾病的鉴别及睡眠障碍亚型的鉴别十分有帮助。失眠的干预主要有心理治疗、药物治疗,及补充/替代性治疗等方式,应根据患者的具体症状特征选择个体化的干预方案。

(刘 阳 张 岚 孙巧玲 曹 霞 史丽丽 魏 镜 刘倩丽)

第七节　谵妄状态

示例 1

患者,男性,85 岁,因"发热、咳嗽、气促 7 小时",以"肺部感染"收住院。入院后抗感染治疗,先后换用多种抗生素。①头孢地嗪联合奥司他韦;②美罗培南 1.0g,每 8 小时 1 次;氟康唑氯化钠注射液 0.4g,每日 1 次;③头孢哌酮钠舒巴坦钠 2.0g,每 8 小时 1 次;④亚胺培南西司他丁钠 0.5g,每 6 小时 1 次+注射用替加环素 50mg,每 12 小时 1 次(首剂加倍)+注射用伏立康唑 0.2g,每 12 小时 1 次。患者经上述治疗感染控制仍不理想,入院 20 日左右开始出现精神症状,表现为兴奋话多,内容为既往生活经历,常常与现实环境混淆,会叫错家人名字,有幻视,如看见有很多蚂蚁在墙上爬等,以夜间明显。

从患者整个治疗过程看,患者高龄,既往躯体疾病以呼吸系统及神经系统疾病为主。入院后在控制感染过程中反复出现谵妄,考虑抗真菌药是引起谵妄的主要因素,同时肺部感染(肺功能下降)也是重要原因,而高龄、神经系统损害(脑梗死、脑出血后)、营养失衡及电解质紊乱等在病程中的作用也不容忽视,并有可能在疾病的后续阶段上升为主要原因。因此,对此类谵妄需要综合处理。同时,由于谵妄本身有波动性特点,在临床上应做好谵妄本身波动和躯体疾病变化的鉴别,对谵妄症状保持动态关注和警惕。

一、什么是谵妄状态

谵妄是多种原因引起的一过性意识混乱状态,主要特征为意识障碍和认知功能改变。谵妄亦被称为急性意识错乱、精神状态改变和中毒性代谢性脑病。美国《精神障碍诊断与统计手册(第五版)》(DSM-5)中,谵妄的正式定义是突发的严重注意力和意识障碍,并呈波动趋势。

目前谵妄一般分为三种临床亚型:活动过度型谵妄、活动减少型谵妄、混合型谵妄。活动过度型谵妄患者有明显的烦躁不安、易激惹、突发攻击、幻觉和胡言乱语等症状,活动减少型谵妄患者主要症状为嗜睡、沉默不语、安静不动和认知分离,上述症状难以第一时间被临床医生识别。混合型谵妄兼有高活动型和低活动型谵妄的部分临床特点。

二、为什么识别谵妄状态很重要

传统教科书认为,谵妄是一过性反应,但是,越来越多的文献表明,事实并非如此。一项系统综述显示,在住院期间新发谵妄的患者,在出院时和出院 1 个月后仍分别有 45% 和 33% 存在症状。此外,大约 1/3 的谵妄患者在病情恢复后的 2 周仍出现创伤后应激障碍(PTSD)的症状和体征,并且发生 PTSD 的机会与谵妄的严重程度有关。在老年住院患者中,谵妄极其常见,在重症监护患者中,谵妄的患病率接近 82%。

尽管进行了大量研究,但是目前对谵妄的病理生理机制尚不明确。谵妄发病被认为与神经递质、炎症和慢性应激有关。最常发生的神经递质失衡是胆碱能神经递质的缺乏和多巴胺过量。

在所有精神科的诊断中,谵妄是最需要立即引起关注的疾病,因为延误诊断和治疗可能会引发严重的不可逆的病理生理改变。不幸的是,在综合医院中,谵妄总是被忽视和误诊。有报道,国外护士对谵妄的识别率为 26%~83%,而国内却只有 7.78%。

谵妄的损害包括了急性意识改变和注意力受损,此外其他认知领域也可能受到影响,包括记忆力、定向力、复杂语言、视空间和执行能力。大多数谵妄患者预后良好,早期识别和干预可以缩短谵妄的病程。但是,在一些特殊人群,如高龄患者、严重疾病患者,谵妄往往会持续伴随整个病程,并可能成为影响其躯体疾病转归的重要因素,有统计显示,在重症住院患者中,有谵妄的个体死亡率可高达 40%。

三、谵妄状态的识别

谵妄是一种临床综合征,目前主要是根据临床表现来诊断。在上述示例中,患者感染控制不理想,入院 20 日左右开始出现精神症状,表现为兴奋话多,内容为既往生活经历,常常与现实环境混淆,会叫错家人名字,有幻视,如看见有很多蚂蚁在墙上爬等,以夜间明显。患者家属干预效果不理想,而且症状呈现波动性,时轻时重,晨轻暮重。

如果我们仔细观察患者的表现,可以非常容易诊断谵妄。该患者起病,精神状态变化明显,并在一天中有波动。建议仔细与照料者沟通,询问患者平日基础情况并作比较,是否是急性变化(数小时至几天),在一天中是否有波动,是否是晨轻暮重,如果患者上述特点明确,我们还需要观察患者注意力是否不集中;注意观察患者交流和讲述病史过程中是否容易转移注意力,因为谵妄的注意障碍主要表现为定向、聚焦、维持以及变换注意力的能力下降,进而导致患者在对话过程中常停留在先前的问题中而不能随着问题的改变而恰当转移注意力。因此,问及患者问题时,问题往往需要被重复,患者也很容易被无关刺激影响而分神。临床上,如果条件允许,可应用"连续减 7"测试法,观察患者的反应。另外,需要留意患者是否存在思维混乱,注意观察患者是否话不切题、词不达意或突然转移话题;注意询问时间、地点,词汇记忆情况,有无幻觉;另外,医生也可以观察患者是否存在意识状态改变;注意观察有无惊觉、嗜睡状况,并与基线意识状态比较。

谵妄常伴有以下几方面的障碍:①学习或者记忆障碍(尤其是近期记忆)。②定向障碍,特别是时间、地点定向障碍,严重者可出现人物定向障碍。③知觉障碍,如错觉或者幻觉,特别是视幻觉。④睡眠-觉醒障碍,包括日间困顿、夜间激越、入睡困难以及整夜清醒;部分患者会有昼夜颠倒。⑤情绪和行为障碍,如焦虑、抑郁、恐惧、易激惹、愤怒、欣快和情感淡漠,但是上述情绪状态间会有快速的、不可预测的转换,在夜间或者缺乏外界刺激的情况下,这种紊乱的情绪状态往往会表现为呼喊、尖叫、呻吟,咒骂,咕哝或者制造出其他声音。

但是需要注意的是,谵妄的鉴别诊断应考虑痴呆、抑郁及急性精神疾病综合征,这些综合征常合并发病。若患者初诊谵妄,下一步就是确定谵妄的病因,需对患者立即进行适当评估。根据病史、体格检查及神经系统检查的情况选择实验室及影像学检查。常规检查包括全血细胞计数、电解质、血尿素氮和肌酐检测。尿分析、尿培养、肝功能检查,胸部 X 线检查以及心电图也常常有所助益。某些情况下,一些其他检查也有用,包括血液及尿液毒理学检查、血液培养、动脉血气分析(如怀疑高碳酸血症)、脑部影像学检查(头部创伤或新的局灶性神经系统发现)、腰椎穿刺(如有提示脑膜炎或脑炎的发生)以及脑电图(如怀疑惊厥发作)。

四、评估工具的使用

示例 2

男,57 岁,胃癌根治术后 1 天。昨日由 ICU 转入普通病房,出现兴奋躁动,大喊大叫,不配合治疗,踢打医务人员和家人。

当出现一名疑似谵妄的患者时,首先需要对患者进行筛查评估。除了简单快速的临床评估外,目前对于疑似患者的评估主要有以下几种筛查、评估工具。

(一)3 分钟谵妄诊断量表(3-minute diagnostic confusion assessment method, 3D-CAM)

3D-CAM 是 2014 年由 Marcanonio 等基于意识模糊评估量表(confusion assessment method, CAM)设计出一种简单、快速、结构化的谵妄评估工具,被翻译成多国语言,广泛应用于普通病房、康复病房、麻醉复苏室等,信效度良好,具有耗时短、灵敏度高、培训难度小等优点。3D-CAM 评估内容包括谵妄的 4 个特征:①急性发病和精神状态的波动性变化;②注意力集中困难;③思维混乱;④意识状态的改变。诊断谵妄必须满足①和②这 2 条,且至少满足③或④其中的 1 条。为保证结果的准确性,检查者须经培训后才可以使用该量表(表 3-28)。

表 3-28 中文版 3 分钟谵妄诊断量表

说明:不正确包括"不知道"以及无反应/无意义的反应。对于任何"不正确"或"正确"的反应,检查最后一列的选框是否存在所对应的特征			CAM 特征			
引导语:"我要问你一些关于思考和记忆的问题"			1	2	3	4
1. 请问今年是哪一年?	□不正确	□正确				

续表

说明：不正确包括"不知道"以及无反应/无意义的反应。对于任何"不正确"或"正确"的反应，检查最后一列的选框是否存在所对应的特征 引导语："我要问你一些关于思考和记忆的问题"			CAM 特征			
			1	2	3	4
2. 请问今天是星期几？	□不正确	□正确				
3. 请问这里是什么地方？（回答"医院"即为正确）	□不正确	□正确				
4. 我要读一些数字。请你按照我读的相反顺序重复一遍。如我说"5-2"，你说"2-5"。清楚了吗？第一组数"7-5-1"（回答"1-5-7"即为正确）	□不正确	□正确				
5. 第二组数是"8-2-4-3"（回答"3-4-2-8"即为正确）	□不正确	□正确				
6. 你能从星期天开始倒数吗？（回答"周日、周六……周一"即为正确）。最多可以提示 2 次，如：周……的前一天是周几？	□不正确	□正确				
7. 你能从 12 月开始倒数月份吗？（回答"12 月、11 月、10 月……1 月"即为正确）。最多可以提示 2 次，如：×月的前一个月是几月？	□不正确	□正确				
8. 最近这一天你有没有感到迷糊？	□有	□没有				
9. （如果第 3 题是"不正确"，无须询问，直接勾选"有"，否则须询问。）最近这一天你有没有感觉你不在医院？	□有	□没有				
10. 最近这一天你有没有看到实际不存在的东西？	□有	□没有				
11~20 题由观察者评估，询问患者上面 1~10 题后完成						
11. 在评估过程中，患者有无嗜睡、昏睡或昏迷？	□有	□没有				
12. 患者是否表现为对环境中常规事物过度敏感亢奋（警觉性增高）？	□是	□不是				
13. 患者是否思维不清晰或不合逻辑，例如讲述与谈话内容无关的事情（跑题）？	□是	□不是				
14. 患者是否谈话漫无边际，例如他/她有无不合时宜的啰唆以及回答不切题？	□有	□没有				
15. 患者语言是否比平常明显减少？（例如：只回答是/否）	□是	□不是				
16. 在评估过程中，患者是否不能跟上正在谈论的话题？	□是	□不是				
17. 患者是否因为环境刺激出现不适当的走神？	□是	□不是				
18. 在评估过程中，患者是否有意识水平的波动？（例如：开始时做出适当反应，然后迷糊地睡去）	□有	□没有				
19. 在评估过程中，患者是否有注意力水平的波动？（例如：患者对谈话的专注度或注意力测试的表现变化很明显）	□有	□没有				
20. 在评估过程中，患者是否有语言表达/思维的变化？（例如：患者语速时快时慢）	□有	□没有				
21、22 题为可选问题，仅特征 1 没有勾选，同时特征 2 及特征 3 或特征 4 被勾选时完成						

续表

说明:不正确包括"不知道"以及无反应/无意义的反应。对于任何"不正确"或"正确"的反应,检查最后一列的选框是否存在所对应的特征			CAM 特征			
引导语:"我要问你一些关于思考和记忆的问题"			1	2	3	4
21. 询问对患者情况非常了解的家人、朋友或医护人员"是否有迹象表明,与患者的平时情况相比,患者存在急性精神状态的变化(记忆或思维)"?	□是	□不是				
22. 如果可获得本次住院或以前的 3D-CAM 评估结果,请与之比较。根据本次新出现的"阳性"条目,确定患者是否存在急性变化	□是	□不是				

总结:检查在上例中是否出现了 CAM 相应特征

谵妄诊断:特征 1+特征 2+特征 3 或 4。请在判定结果后打"√"。

存在谵妄　不存在谵妄

(二) 4A 测试(4 "A"s test,4AT)

4AT 对警觉性、定向力、注意力、急性改变或波动性病程 4 个谵妄特征进行评估。四项评分总分≥4 分为"可能谵妄合并/不合并认知损害",1~3 分为"可能认知功能损害",0 分为"无谵妄或无严重认知功能损害"(确保第 4 项问题完成的前提下)。4AT 目前有 12 种语言版本(含简体中文版本),经多中心验证,简便易行,不需要特殊培训即可进行。

1. 警觉性(alertness) 观察患者是否出现明显嗜睡(如难以唤醒、明显困倦)和/或易激惹状态(如烦躁、多动)的警觉性异常表现。

正常(在评估过程中患者完全清醒且不过激)	0 分
睡眠状态,言语或轻拍肩膀唤醒后恢复正常所需时间 <10s	0 分
明显异常(明显嗜睡和/或易激惹状态)	4 分

2. 简化心理测试-4(the 4-item Abbreviated Mental Test,AMT-4) 引导语:我要问你 4 个关于记忆的问题:①你今年多少岁? ②你的出生年月日是什么? ③你知道今年是哪一年吗? ④你知道你现在在哪里吗?(回答"医院或大楼名称"即为正确答案)。

没有错误	0 分
1 个错误	1 分
≥2 个错误/无法测试	2 分

3. 注意力(attention) 引导语:我现在询问你一个关于思考的问题。请将每年的月份从 12 月开始倒过来告诉我(可提示患者 12 月的前一个月是 11 月)。

正确的月份数≥7 个	0 分
正确的月份数 <7 个	1 分
无法测试(患者不适、嗜睡、注意力不集中等)	2 分

4. 急性改变或病程波动（acute change or fluctuating course） 观察患者是否有过去 2 周内出现且过去 24 小时内仍然存在的明显变化或波动的精神状态异常，如：警觉性、认知功能、其他心理功能（如妄想、幻觉）。

否	0 分
是	4 分

上述 1、2、3、4 评估结果得分相加，0 分提示无谵妄或严重的认知功能障碍（一旦特征 4 所需的基线信息不完整，仍可能出现谵妄）；1~3 分高度怀疑认知障碍；≥4 分高度怀疑谵妄和/或认知障碍。

（三）谵妄分级量表-98 修订版评分表

谵妄分级量表-98 修订版评分表（Delirium Rating Scale，DRS-R-98）为谵妄评定量表的修订版，用于谵妄严重程度的初次评定和再次评定，共 13 项，总分代表症状的严重程度。即使临床上不予处理，谵妄症状也会有一定程度的波动，因此需要选择合理的评定间隔时间，以便记录下有意义的症状变化。14~16 项为 DRS-R-98 诊断项目，用于诊断或研究中将谵妄同其他障碍进行鉴别，其分值与严重程度分相加可得总分，但在严重程度分仅将 1~13 项相加，不包括 14~16 诊断项目（表 3-29）。

1. 睡眠-觉醒周期紊乱 病史来源包括家庭、看护者、护士及患者自己。注意区别闭目养神与睡眠。0 为没有症状；1 为夜间睡眠的连续性略有中断或白天偶有昏昏沉沉；2 为睡眠-觉醒周期中度紊乱（如在与人对话时入睡；白天时常打盹；夜间数次短暂的觉醒伴有意识障碍或行为改变以及夜间睡眠明显减少）；3 为睡眠-觉醒周期严重紊乱（如睡眠-觉醒周期的昼夜颠倒；无正常睡眠周期，代之以多个短程的睡眠-觉醒片段；严重失眠）。

2. 感知障碍（幻觉） 错觉和幻觉可出现于各种感觉形式。这些感知障碍可以为单调、非复合的"单纯型"，如声响、噪声、颜色、亮点或闪光，也可以为多维度的"复杂型"，如言语声、音乐声、人物、动物或场景。根据患者本人或看护者评定，亦可通过观察推断。0 为没有症状；1 为轻度感知障碍（如非现实感或人格解体；患者无法分清梦境和现实）；2 为存在错觉；3 为存在幻觉。

3. 妄想 妄想的内容各异，多表现为被害妄想。可根据患者自己、家人或看护者的报告进行评定。妄想为没有事实依据，但患者坚信不疑的想法并且不能通过合理解释消除，其内容往往与患者的文化背景和宗教信仰不相符合。0 为没有症状；1 为轻度的猜疑，过度警觉或有先占观念；2 为尚未达到妄想程度的或貌似合理的怪异想法以及超价观念；3 为存在妄想。

4. 情绪不稳定 该项目为评定患者情绪的外在表现，并非描述患者的内心体验。0 为没有症状；1 为情绪有时与环境显得不相协调，数小时内情绪变化明显，情绪变化主要受自己控制；2 为情绪常常与环境不协调，数分钟内情绪变化明显，情绪变化不完全受自己控制，但对他人的提醒能做出相应的反应；3 为情绪严重抑制或波动极快，与环境不协调并对他人的提醒无法做出相应的反应。

5. 言语功能异常 该项目用于评定无法用方言或口吃解释的说话、写字和肢体语言的异常。评估的内容包括言语的流利程度、语法、理解能力、语义内容和命名能力。如有必要可通过让患者完成指令来测验其理解能力。0 为言语正常；1 为轻度损害，包括找词困难、命

表 3-29　谵妄分级量表-98 修订版评分表
（Delirium Rating Scale,DRS-R-98）

患者姓名：

记录日期和时间：

记录者：

严重程度　　　　　　　　　　　　　　量表总分

症状严重程度项目	项目得分				选择信息
1 睡眠-觉醒周期紊乱	0	1	2	3	打盹　仅有夜间睡眠障碍　日夜颠倒
2 感知障碍（幻觉）	0	1	2	3	错觉和幻觉的类型： 听觉　视觉　嗅觉　触觉 错觉和幻觉的形式： 简单　复杂
3 妄想	0	1	2	3	妄想的形式：被害　其他 性质：　　结构松散　系统
4 情绪不稳定	0	1	2	3	类型：愤怒　焦虑　烦躁 　　　情绪高涨　易激惹
5 言语功能异常	0	1	2	3	因插管、缄默或其他无法检查　是　否
6 思维过程异常	0	1	2	3	因插管、缄默或其他无法检查　是　否
7 精神运动性激越	0	1	2	3	因受到限制无法检查　是　否 限制类型：
8 精神运动性迟滞	0	1	2	3	因受到限制无法检查　是　否 限制类型：
9 定向障碍	0	1	2	3	时间： 地点： 人物：
10 注意力缺陷	0	1	2	3	
11 短时记忆缺陷	0	1	2	3	测定的编号： 提示的类型：
12 长时记忆缺陷	0	1	2	3	提示的类型：
13 视觉空间能力受损	0	1	2	3	无法运用双手
诊断项目	项目得分				
14 症状的发生时间	0	1	2	3	症状是否出现在其他精神疾病上　是　否
15 症状严重程度的波动性	0	1	2		症状是否只出现在夜晚　　　　是　否
16 躯体疾病	0	1	2		可导致症状的生理、医学或药物因素

名困难或表达不够流利；2 为中度损害,包括理解困难或难以进行有意义的交流（即语义内容）；3 为重度损害,包括言语无法理解、语词杂拌、缄默或理解能力丧失。

6. 思维过程异常　通过患者的口头表达或书写内容来评价其思维过程的异常,如患者无法说话或写字则跳过此项目。0 为正常的思维过程；1 为容易离题或赘述；2 为有时存在联想散漫,但总体上可以理解；3 为存在明显的联想散漫。

7. 精神运动性激越　通过临床观察来评定该项目,可通过拜访者、家人或医务人员的观察间接评定。应排除静坐不能、抽动和舞蹈病。0 为没有坐立不安或激越;1 为整个精神运动存在轻度的坐立不安或烦躁;2 为中度的精神运动性激越,包括肢体的夸张动作、来回踱步、明显的烦躁以及拔除输液管等行为;3 为严重的精神运动性激越,如攻击行为或需要限制和隔离。

8. 精神运动性迟滞　可通过直接观察或家人、拜访者和医务人员的观察间接评定。需鉴别帕金森症状引起的迟滞和睡眠状态。0 为不存在自主运动的迟缓;1 为运动的频率、自主性和速度轻度降低,临床上可以察觉;2 为运动的频率、自主性和速度明显降低,并影响患者的日常生活;3 为严重的精神运动性迟滞,缺乏自主运动。

9. 定向障碍　无法说话的患者可通过做多选题来评定。时间的误差不超过 2 天,而住院 3 周以上的患者的回答误差范围可延长到 7 天。人物的定向障碍多表现为无法认出家庭成员(包括能认出但无法说出是谁),一般出现在时间或地点定向障碍以后。自我定向障碍是人物定向障碍最严重的形式,临床上较少见。0 为人物、时间和地点定向全;1 为时间定向障碍(如时间误差大于 2 天、月份或年份错误)或地点定向障碍(如无法说出所在机构、城市或国家),但两者不同时存在;2 为时间和地点定向障碍;3 为人物定向障碍。

10. 注意力受损　通过交谈和/或其他特殊的测试(如数字广度试验)来评定患者说话的持续性、易转移性和改变话题的难易程度。对有感觉器官缺陷、气管插管或双手受限的患者可用其他检查方法评估(如书写)。0 为注意力集中并有一定警觉性;1 为注意力较难集中或较易转移注意力,但尚能顺着原先的话题,数字广度试验仅有一个错误,并且回答速度可;2 为中度的注意力损害,难以集中和维持,数字广度试验有数个错误,并需一定的提醒才能完成试验;3 为根本无法集中或维持注意力,回答错误或内容不完全甚至无法遵从指令,易被环境中的其他声音和事物吸引注意。

11. 短时记忆受损　定义为回忆 2~3 分钟前记住的信息(如 3 项听到或看到的事物)。如进行正式评估,在评定之前应详细记录信息的内容,测定的次数和提示的信息均应记录在案。患者在回忆之前不得进行练习并且在此期间应转移其注意力。患者可说出或写出记住的信息。如测定正常,但在交谈过程中发现有一定的短期记忆缺陷也包括在内。0 为短期记忆完整;1 为能回忆 2/3 的信息,在提示后能回忆出另外 1/3 的信息;2 为能回忆 1/3 的信息,在提示后尚能回忆出另外 2/3 的信息;3 为不能回忆。

12. 长时记忆受损　可通过让患者回忆过去的事件(如过去的病史或其他可以核实的个人经历)或与文化相关的常识。如进行正式测定,可给患者记 3 个物体(口头或书面形式呈现,并作详细的记录)在间隔至少 5 分钟后让患者回忆。在此期间患者不得进行练习。允许智力发育迟滞或文化程度低于初中的患者无法回答常识问题。评定长时记忆的损害应从临床检查和正式测定,近期记忆和远期记忆各个方面综合考虑。0 为无明显的长时记忆的损害;1 为能回忆 2/3 的信息和/或回忆其他长时记忆的内容有少许错误;2 为回忆 1/3 的信息和/或回忆其他长时记忆的内容有较多错误;3 为不能回忆和/或回忆其他长时记忆的内容有严重困难。

13. 视觉空间能力缺陷　可用正式或非正式的评估方法。患者在居住区中找路的能力也应考虑在内(如走失)。正式测定可让患者临摹简单的画、拼七巧板或画地图并辨认其中的主要城市等。注意排除因视力障碍所致结果错误。0 为无损害;1 为轻度损害,包括正式测定中画的总体和拼图的多数细节或部分正确,和/或在居住区中找路能力的轻微损害;2 为中度损害,包括正式测定的画面变形和/或拼图的一些细节或部分错误,和/或在较为陌生的环境中容易迷路常需他人指路,在较为熟悉的环境中难以认路;3 为正式测定无法完成;和/或在居住区时常走失或迷路。

14. 症状的发生时间 评估症状首次发作或反复发作时出现的快慢,而非症状持续时间。当患者原先即有精神科疾病时,应及时辨认谵妄症状的出现,如严重抑郁患者因过量服药出现谵妄时,应评定其谵妄症状的出现时间。0 为与平时或长期行为无明显区别;1 为症状逐渐出现,发生时间约数周至 1 个月;2 为在数天至 1 周内,人格或行为有明显变化;3 为在数小时至 1 天内,人格或行为突然发生变化。

15. 症状严重程度的波动性 评估一定时间内单个症状或一组症状的消退或出现的情况。通常应用于认知、情感、幻觉的严重程度、思维障碍和言语障碍。值得注意的是,感知障碍通常是间歇出现的,有时会在其他症状消退时更加严重。0 为无症状的波动;1 为症状严重程度在数小时内出现波动;2 为症状严重程度在数分钟内出现波动。

16. 躯体疾病 评估心理、医学或药物因素对所评定症状的特殊作用。患者可有一定的问题,但该问题未必与所评定的症状有因果联系。0 为无疾病或无正处于活动期的疾病;1 为存在可能影响精神状态的躯体疾病;2 为药物、感染、代谢异常、中枢神经系统异常和其他合并的躯体疾病可特异性地引起行为或精神状态的改变。

除以上量表之外,尚有其他筛查工具,如简短意识模糊评价量表(brief confusion assessment method,bCAM)、记忆谵妄评估量表(memorial delirium assessment scale,MDAS)等。

接下来,我们以 4AT 为谵妄评估工具,对示例 2 的患者进行评估。

示例 2(续)

在家属陪同下于床旁查看患者:束缚于床,闭目,基本安静。能够通过语言刺激唤醒,四肢活动可。进行精神检查,接触可,反应偏慢,语量偏少,对答基本切题。知道现在年份,但月份、日期不准确。错误回答自己的年龄和出生年月日。知道在哪家医院,但不知具体所在科室以及自己的床位号。认识自己的妻子,知道医生和护士的身份,对自己的姓名回答正确。提问 86-7,答 90;从 12 月开始倒数月份至 8 月。近记忆稍差,不记得自己不配合治疗。被问及是否见过让自己恐惧的东西,患者称"好像有,不记得"。否认幻听,表情稍平淡,自称情绪"挺好",否认不安全感。问其对医护有何要求,患者稍显激动,称"给我松开(约束)"。

通过 4AT 对上述患者进行评估,"警觉性"得 0 分,"AMT-4"得 2 分,"注意力"得 1 分,"急性改变或病程波动"得 4 分。总分 7 分。结果为"高度怀疑谵妄和/或认知障碍"。

五、非精神科医生的鉴别思路

示例 3

女,55 岁,子宫全切术后 2 天,在病房突起"兴奋话多、胡言乱语,无法配合治疗"。本次患者因月经不规律、月经量多及痛经就诊,腹部 B 超提示有"子宫腺肌病",2 日前行子宫全切术,手术顺利,术后至 ICU 监护,第二日拔出气管插管,生命体征平稳,呼吸良好,简单对答可,由 ICU 转回普通病房。既往有高血压、糖尿病数年,规律使用降压药物、口服降糖药,血压、血糖平稳。

目前血常规:血红蛋白正常,血白细胞轻度升高,中性粒细胞为主。血生化正常,血气分析正常,体格检查无异常。

精神状况方面:术前与患者接触良好,对答如流且切题。转回普通病房后,夜间睡眠差,表现烦躁,要回家,自己要拔输液管。躁动时,血压升高,心率升高。给予艾司唑仑 1mg 口服,约 1 小时后入睡,间断醒来。今日上午嗜睡,中午简单对答尚可,下午开始明显烦躁,大喊大叫,对家人发脾气,对护士输液操作不配合,甚至踢打护士。

针对该患者,我们首先应对患者是否有谵妄做出判断,推荐将 DSM-5 谵妄诊断标准作为谵妄诊断的金标准。符合以下 5 项可以诊断谵妄:①注意障碍(指向、聚焦、维持和转移注意力的能力减弱)和意识障碍(对环境的定向力减弱);②该障碍在较短的时间内发生(通常为数小时至数天),表现为与基线相比注意和意识状态发生变化,以及在 1d 的病程中严重程度的波动;③伴有认知障碍(如记忆力、定向障碍、语言、视空间能力或知觉障碍);④诊断标准 1 和 3 的障碍不能用其他已患的、已确诊的或逐渐进展的神经认知障碍来更好地解释,也不是出现在觉醒水平严重降低的背景下(如昏迷);⑤病史、体格检查或实验室发现的证据表明,该障碍是其他躯体疾病,物质中毒或戒断(即由于滥用的毒品或药物),接触毒素,或多种病因的直接生理结果。

根据谵妄的诊断标准,我们需要进一步确认躯体因素及积极查找躯体疾病的用药因素,最后综合考虑来确认诊断。在此,我们可以通过谵妄发生的可能病因来进行确认。谵妄常由多种因素引起,包括易感因素和触发因素。

易感因素包括高龄、认知障碍、衰弱、药物/酒精依赖、听力或视力障碍、罹患多种躯体疾病等是常见的易患因素。其中认知障碍的影响最明显,认知障碍程度越重,发生谵妄的风险越高。

触发因素包括脑部疾病、其他系统性疾病、环境因素及药物因素。①脑部疾病:包括脑外伤、脑卒中、硬膜下血肿、脑炎、癫痫等。②其他系统性疾病:包括呼吸系统疾病(低氧或二氧化碳增高)、营养及代谢疾病(贫血、叶酸、维生素 B_1、B_{12} 缺乏、低血糖、脱水、电解质紊乱、酸中毒)、心血管疾病(低血压、心肌梗死)、感染(泌尿系、肺部、关节、瓣膜等部位感染)、便秘或泌尿系统疾患和操作(尿潴留、导尿等)、外伤(如骨折)、手术和麻醉、中毒或戒断(酒精、毒品)、疼痛等。③环境因素:噪声、活动受限、居住环境改变、情感打击等。④药物因素:以下药物会增加谵妄的发生风险。阿片类药物、苯二氮䓬类药物、非苯二氮䓬类催眠药、抗组胺药、二氢吡啶类药物、H_2 受体拮抗剂、部分抗精神病药物、三环类抗抑郁药、抗帕金森病药物等。

如临床最终没有发现明确的一元论病因学因素,但患者存在多重危险因素,如高龄、重大手术打击、多重用药等,也可初步判断谵妄。

需要注意的是,谵妄应与其他精神疾病如急性短暂性精神病性障碍、精神分裂症和双相情感障碍等鉴别。当谵妄的幻觉、妄想等精神病性症状明显时,容易与这类精神障碍混淆。但谵妄时常有意识、定向障碍,并有明显的视错觉和视幻觉,体格检查和实验室检查发现有躯体疾病的证据或可疑证据,均有助于鉴别。如有疑问时,可行脑电图检查,谵妄常见弥漫性慢波,并与认知障碍的严重程度相平行,可资鉴别。

六、谵妄状态的干预

谵妄的临床处理原则主要包括三个方面:积极纠正病因;非药物干预策略防止症状加重,防止更多并发症发生;药物治疗谵妄。

(一)非药物治疗

非药物治疗是谵妄的首选治疗。患者应置身于安静的、陈设简单的病室中,昼夜光线变化鲜明,最好有亲属陪伴,以减少其焦虑和激动。此外,良好的护理是治疗中的重要环节,应加强基础护理,注意全身和口腔的清洁卫生、饮食和睡眠,保证足够的营养和液体摄入量。可给予患者家属如下指导及护理支持。

示例4

管床医生:您好,我是×××的管床医生,目前,患者在你们看来可能有点精神行为异常,但是这一状态不代表患者患了严重的精神疾病,在基础疾病好转后,他(她)的精神状态通常也能恢复。这种表现是暂时的,你们也不用特别担心。我们一起努力帮助患者尽早恢复。

家属:谢谢医生,请问我们能做些什么吗?

管床医生:不客气,谢谢你们的理解和支持。我相信在我们的共同努力下,患者一定很快就会恢复的。你们需要注意以下几方面:

第一,保管好潜在危险物品。

第二,尽量避免过量声光刺激,尽量请患者熟识的亲朋来陪伴患者。

第三,限制患者白天的睡眠,保持昼夜节律,白天尽量让患者看见自然光,夜间使用柔和的人工光线。

第四,让患者看到日历和钟表,带一些患者的个人物品(例如照片)给患者看。

第五,帮助患者维持适当活动水平,可以由人陪同散步或在床上运动。

家属:谢谢医生,我们会按照你们的指导护理患者的。

管床医生:有你们家属的支持,我相信患者很快就会恢复到正常状态的。

除患者家属的护理外,医护人员的护理支持也很重要。医护人员在接触患者时应该首先向患者解释自己的身份以及将要进行的操作;避免在患者床旁讨论病情,以减少患者对环境的不安甚至被害妄想。患者尽量由一组固定的医务人员来负责,以免患者需要不停面对新面孔。

(二)谵妄的药物治疗

1. 抗精神病药物 推荐氟哌啶醇、喹硫平、奥氮平及利培酮,以上药物宜自小剂量开始,根据谵妄改善情况及不良反应逐渐增加剂量;一般治疗1~2周,谵妄消失2天后可逐渐停药。用药期间需监测锥体外系不良反应、心电图QT间期及意识水平的改变,治疗后若谵妄症状仍不改善,建议重新评估谵妄的诱因并予以治疗,或随访判断患者是否存在痴呆。

2. 苯二氮䓬类药物 因可能会诱发谵妄,故除苯二氮䓬类药物戒断或酒精戒断引起的谵妄外,不推荐苯二氮䓬类药物用于治疗谵妄患者的激越行为。

(三) 风险的处置

当患者出现有明显的自伤、自杀、冲动、伤人、毁物等情况时,应及时请精神科会诊,必要时可予以保护性约束。

(四) 特殊人群的干预

以上措施适合大多数的谵妄患者,但针对不同病因的谵妄,处理方法也有所不同。

针对重症监护室患者出现谵妄的情况,可根据患者是否行气管插管而分别进行治疗。当非气管插管的患者出现谵妄时,可选用抗精神病药物治疗,但若治疗效果欠佳,可考虑选用右美托咪定;而对于气管插管接受机械通气治疗的躁动性谵妄患者,标准治疗中加用右美托咪定,谵妄症状可以明显控制,且患者可以更早地脱离机械通气治疗。

针对肿瘤患者的谵妄,由于大多数肿瘤晚期患者会使用阿片类药物镇痛,而该类药物可引起谵妄,对于该类谵妄患者的处理原则推荐减少阿片类药物剂量或者改用不同的阿片类药物。出现轻、中度谵妄的患者应避免使用氟哌啶醇、利培酮,可考虑选用奥氮平、喹硫平、阿立哌唑,由于大多数肿瘤患者属于衰竭状态,因此药物剂量应适当减少。

针对痴呆患者的谵妄,痴呆患者发生肺炎、心力衰竭、肺栓塞、深静脉血栓、脑卒中等并发症风险较高,若痴呆患者出现谵妄,使用抗精神药物会增加以上疾病的风险。因此,需要权衡利弊,综合考虑使用抗精神病药物的必要性。

七、小结

谵妄是多种因素导致的神经精神综合征,临床表现复杂多样,对患者的预后有显著的不良影响,因常存在跨科问题,处置难度大,往往需要多学科合作,综合评估患者整体状况,依据轻重缓急制订合适的诊治方案。目前谵妄的发病机制不明,诊断缺乏特异性生物学指标,针对谵妄的药理学预防及药物治疗尚有诸多的不确定性。现有的经验性诊断模式还是目前国内的主流,尤其是在精神科领域。针对谵妄的多个专家共识均推荐 DSM-5 谵妄诊断标准作为谵妄诊断的金标准,因此加强医护教育及谵妄评估量表使用培训,同时结合规范化的诊断流程,有助于提高谵妄诊断率。谵妄评估推荐 CAM、4AT、谵妄分级量表(delirium rating scale,DRS);对未经精神科培训的医护人员,推荐采用 4AT 量表进行评估,对经过相关培训的人员推荐使用 CAM、CAM-ICU 和 DRS-R-98;对谵妄患者,需进行相应辅助检查,以明确病因或触发因素。据谵妄的类型、导致谵妄的潜在病因及并存的躯体疾病不同,充分考虑个体化治疗原则,识别病因并解决可改变的潜在危险因素是治疗谵妄的基础;针对谵妄危险因素的综合性非药物干预可有效预防谵妄的发生,对原发躯体疾病的治疗、综合的非药物治疗策略是药物治疗的基础和前提;多学科合作非常必要。谵妄患者常合并多种严重的基础疾病,病情变化快,容易并发多器官功能障碍,药物不良反应明显增加,所以在是否需要药物治疗以及选择何种药物治疗方面,要尽可能权衡治疗的益处与潜在的不良反应带来的副作用,充分评估患者综合情况来判定。

(蒋莉君 张 岚 郭伟龙 曹 霞 史丽丽 魏 镜 刘倩丽)

第八节 认知损害和痴呆

示例1

黄大妈今年68岁,最近3年出现以下症状:记忆力下降明显,东西放下即忘,拿完东西乱放,总是在找东西。重复别人的话,开家门时用错钥匙,把洗衣粉放在冰箱里。对自己家人情感淡漠,沉默,家务劳动的主动性差,卫生状况差,总穿一件衣服,只吃靠近自己的菜。不敢过马路,走路怕摔跤。黄大妈女儿担心黄大妈安全,不能自我照料,因此最近大半年与黄大妈居住在一起,便于照顾。

那么黄大妈近3年来的症状是痴呆吗?她该得到怎样的治疗呢?

示例1(续)

仔细追问黄大妈女儿,女儿诉5年前已经感觉黄大妈记忆力有点减退,但是当时考虑母亲才退休不久,可能工作放下了,事情变少了,没有经常使用大脑,记忆力减退属于正常老年变化,因此对记忆力减退未予重视。后来未加以随访。近3年来,感觉患者记忆力减退明显。

一、什么是认知损害

认知功能涉及记忆、注意、语言、执行、推理、计算和定向力等多个领域。认知损害指上述领域中的一项或多项功能受损。痴呆患者认知功能受损大多是一个缓慢进展的过程,尤其是脑变性痴呆,在出现显著临床症状以前,即可能出现病理改变。近年来,随着研究进展,研究者们不再把这个疾病划分为轻、中、重三个不同的等级,更倾向于认为它是一个认知障碍连续谱,按疾病进展分别为主观功能下降、轻度行为损害和/或轻度认知功能损害(MCI)、轻度以及重度神经认知损害。

主观认知功能下降(subjective cognitive decline,SCD)是指患者自我感知到认知功能损害,但缺乏神经心理学评估的客观证据。SCD与一系列阿尔茨海默病(AD)模式的生物标志物和影像学改变密切相关,包括淀粉样变、神经变性、海马体积缩小和AD样灰质萎缩,以及内侧颞叶的皮质变薄等,比健康者转化为MCI或AD的发生率高且更迅速,因此,SCD被认为是临床前AD最早的临床表现。这些认知功能损害最常表现为记忆力下降,但随着研究不断深入,不少研究者发现SCD患者也会出现其他认知功能损害,如注意力不集中、视空间缺陷、语言障碍等,故认为SCD概念中的认知功能应包含多个认知功能领域。

轻度行为损害(mild behavioral impairment,MBI)最初用于描述额颞叶痴呆(frontotemporal dementia,FTD),现已发展到用于描述所有病因导致痴呆的临床前阶段。美国阿尔茨海默病协会设立的国际阿尔茨海默病研究与治疗促进会(Alzheimer's association international society to advance Alzheimer's research and treatment,ISTAART)神经精神症状研究兴趣小组于2016年正式提出MBI概念,并对MBI提出了操作性诊断标准,是指非痴呆的中老年人出现的神经精神症状(neuropsychiatric symptom,NPS),包括以下 5 个维度症状:①动机、兴趣和驱动力降低(冷漠);②情绪或情感性失调(情绪和焦虑症状);③冲动失控(激越、攻击等);④社会不适应(社会认知能力受损);⑤思维和感知异常(精神病性症状)。更重要的是 ISTAART 的 MBI 诊断标准明确指出了 MBI 和 MCI 之间的关系,MBI 可以发生在 MCI 之前、与 MCI 平行或在 MCI 之后。因此,MBI 可反映痴呆前风险状态的神经行为轴,作为以 SCD 和 MCI 为代表的神经认知轴的补充。

MCI 的概念由 Perterson 教授在 1997 年提出,是指记忆力或其他认知功能进行性减退,但不影响日常生活能力,且未达到痴呆诊断标准的一种介于正常老化和痴呆之间的临床状态。与上述 SCD 不同,MCI 是主观感受到认知功能下降,并且存在一个或多个认知功能领域下降的客观证据。这些认知功能下降并不是由正常老化导致的,它可能是由于神经系统潜在疾病、创伤、感染、长期使用特定物质或者是病因不明的疾病导致。2003 年,国际阿尔茨海默病工作组对 MCI 诊断标准进行了修订,该标准将 MCI 分为 4 个亚型,即单认知遗忘型、多认知域遗忘型、单认知域非遗忘型和多认知域非遗忘型,MCI 可以是 AD 和其他痴呆的前期表现。美国精神病学会《精神障碍诊断与统计手册(第五版)》(DSM-5)和世界卫生组织国际疾病分类第十一次修订本(the eleventh revision of the international classification of diseases,ICD-11)中均有轻度神经认知障碍(mild neurocognitive disorders,MND)的概念和分类,但其核心定义有所不同。研究表明,MCI 是痴呆的高危因素,在 65 岁以上的人群中患病率为 2%~10%;85 岁以上的人群中患病率为 5%~25%,每年有 10%~15% 的概率转化为痴呆。

重度或轻度神经认知障碍的定义在 DSM-5 中被首次提出,指在一个或多个认知领域内与先前表现的水平相比存在显著认知减退,可由个体、家属或临床工作者发现,或通过神经心理测验等临床评估证实。重度或轻度神经认知损害明显影响了个体日常生活的独立性,并且不能用其他精神疾病解释。DSM-5 用"重度或轻度神经认知障碍"替换了"痴呆"。

综上所述,SCD、MBI、MCI、轻度或重度神经认知损害是认知障碍逐渐进展演变的连续谱,同时,国际阿尔茨海默病协会下属促进阿尔茨海默病研究和治疗协会(ISTAART-AA)指出 MBI 可与 MCI 共同诊断。这也就意味着 MBI 可以发生在 SCD 之后、MCI 之前,也可以与 MCI 同时出现,还可以发生在 MCI 之后,痴呆之前。

ICD-11 保留了痴呆的概念并对痴呆诊断做出了描述,并且提出了要求,即记忆和其他认知功能减退足以影响社会功能、没有意识障碍、排除谵妄和其他精神障碍。痴呆是由于神经退行性变、脑血管病变、感染、外伤、肿瘤、营养代谢障碍等多种原因引起的一种获得性的大脑综合征,其特征是认知功能在两个或两个以上的领域(如记忆、执行功能、注意力、语言、社会认知和判断、知识运用能力、视觉操作或视觉空间能力等)受损,并可伴随有人格改变、精神行为症状。认知障碍严重干扰了患者在日常生活活动中的独立性,不能归因于正常老化。根据病因,可以分为变性病性痴呆和非变性病性痴呆;根据病损部位和临床表现不同,痴呆有皮质性痴呆(cortical dementia)和皮质下痴呆(subcortical dementia)之分;痴呆经适当的治疗,如果病损和症状能全部或大部分恢复,称为可逆性痴呆(reversible dementia),否则称为不可逆性痴呆(irreversible dementia)。

二、为什么识别认知损害很重要

世界卫生组织(2019)报告估计全球有超过 5 000 万各类痴呆患者,其中约 60% 的患者生活在中低收入国家,到 2050 年预计这一数字将达到 1.52 亿,每年新增病例约 1 000 万。估计全球 60 岁以上的人群在某一时间段内患有痴呆症的比例为 5%~8%。我国痴呆的总体患病率为 6.19%,与大多数国家相近(5.5%~7%),比撒哈拉以南的非洲地区(5.47%)和中欧(5.18%)高,比拉丁美洲(8.41%)和东南亚(7.64%)低。国内近年的研究表明,65 岁以上人群痴呆的患病率为 5.14%~13%,患病率农村高于城市,可能与农村地区较低的受教育水平有关,且存在地区差异。60 岁及以上人群的患病率北方为 5.5%,中部为 5.2%,南方为 4.8%,西部为 7.2%;65 岁以上人群痴呆的患病率在中国香港为 7.2%,中国台湾为 6.0%。

痴呆的发病率随着年龄的增加而增加,年龄每增加 6.3 岁发病率约增加 1 倍(60~64 岁人群的年发病率为 0.39%,90 岁及以上人群的年发病率为 10.48%)。在一些发展中国家中,65 岁及以上人群的年发病率为 1.83%~3.04%。此外,女性、受教育水平较低人群的发病率高于男性和受教育水平较高人群。各研究结果的差异与研究方法及诊断标准有关。

痴呆患者人数众多,疾病负担重,就诊率低、识别率低、治疗率低、家庭照料负担重等现状是痴呆防治工作所面临的重要问题。尽管获得保健服务的机会有所改善,但老年痴呆症的诊断和管理不足仍然很常见,特别是在农村地区。

三、认知损害和痴呆的识别

以黄大妈为例,患者 5 年前起病,渐渐加重,到近 3 年症状逐渐出现,使患者生活质量严重下降,给家庭带来沉重的照料负担,家属才意识到要就诊,但症状已经比较严重了,将不利于疾病的转归。因此,此疾病非常需要早期识别并预防疾病的发生。老年性痴呆早期的十大症状如下所示。

1. 记忆丧失 早期主要症状,主要为近记忆减退,比如记不住刚刚发生的事情或者刚刚说过的话,有的时候会反复问同一个问题。缓慢进展,不易发现。一旦有近记忆力减退,应予以足够的重视。

2. 家务障碍 倾向于简单重复,或突然忘记为什么要做手头正在做的事。患者有时候可能会难以胜任日常的家务,以前会做的家务现在不会了或者现在都做不好了,经常忘了关火或者把水烧干。

3. 定时和定位障碍 不清楚当前的时间和位置。比如上午或者下午的时间经常搞错,有的患者家属说患者明明说了是上午外出到某地,结果患者很久都没有到达某地,造成家属干着急。患者有时也会搞错日期。患者在房间里也会走错地方,比如,有患者在家里找厕所,结果跑到厨房的位置。

4. 人格改变 没有明确原因的沮丧、烦恼、恐惧或急躁。有的患者情绪不稳定,常常容易焦虑、抑郁、容易发脾气。有的患者变得自私、多疑、不关心别人,也不讲卫生。

5. 问题解决障碍 过去很容易回答的问题现在却难以回答,过去很容易解决的问题,现在无法解决。比如,家里水管坏了,在家干着急却不知道打电话找水管工。

6. 图像和空间障碍 失去空间立体感,对镜中的镜像很迷惑。患者有时候看到镜子中的自己表示迷惑。有的患者会把东西错放地方,或者特别不合适的地方,比如把手表放在了碗里。

7. 语言障碍　语言困难,表现在词汇量少,经常会说错话,张冠李戴,不能够准确地表达自己的想法,有时候也不能够完全理解别人的想法。很多患者早期只是偶然出现语言错误,所以不易被察觉。

8. 判断力障碍　缺乏自主判断。别人说什么就是什么,比如轻易给很多钱。有的患者轻易相信一些外界的消息,比如轻易转账给诈骗团伙。

9. 社交障碍　对于和他人打交道缺乏兴趣,拒绝群体活动。有的患者甚至比较淡漠,什么都觉得跟自己没有关系,家人怎么劝说,也不管用。

10. 放错东西　不记得东西放哪里,常以为丢了或被偷了。有的患者经常随手就忘记,总跟儿女说东西被保姆或小偷偷走而反复报警。

四、评估工具的使用

示例 2

患者,女性,60 岁。近 3 年逐渐出现记忆力下降,不记得最近发生的事情,丢三落四,有时将家里的物品放错位置。在陌生的地方容易迷路,偶尔忘记以前同事和新认识朋友的名字。之前能够轻松背诵一首古诗,现在也变得比较吃力。但个人日常生活尚能自理。就诊于当地医院,完善相关检查,韦克斯勒记忆量表分数为 61 分,记忆力轻度受损;总体衰退量表 3 级,轻度认知功能减退;临床痴呆评定量表为 0.5 分。诊断为轻度认知功能损害。

上述示例中认知损害的诊断除了依靠患者及家属提供的病史外,还需通过神经心理测验来系统评估患者的认知功能。结果显示患者主要表现为记忆力受损,其他认知功能大多完好,个人日常生活尚能自理。神经心理测验在认知损害和痴呆诊断的定量化方面有重要价值。临床上用于认知损害和痴呆筛查的量表有很多,现就相关量表作简单介绍。

(一) 简易精神状态检查(Mini-Mental State Examination,MMSE)

由 Folstein 等编制的用于评估认知功能的简易工具,该量表耗时短,操作简便,已在国内外得到推广普及。该量表总分为 30 分,依据患者受教育程度不同制定划界分(表 3-30)。张振馨等(1999 年)通过研究将痴呆的划界分定为文盲组≤19 分,小学组≤22 分,初中及以上组≤26 分。彭丹涛等(2005 年)通过研究将痴呆筛查的划界分定为文盲组≤24 分、文化组(初小及以上)≤26 分。痴呆早中期的划界分为文盲组≤17 分、文化组(初小及以上)≤19 分。

(二) 蒙特利尔认知评估(Montreal Cognitive Assessment,MoCA)

由 Nasreddine 等于 2005 年编制的用于快速筛查轻度认知功能损害的评定工具,但对文盲和低教育程度的老人的适用性较差。为了适用于低教育程度老人的认知评估,Nasreddine 于 2014 年发表了蒙特利尔认知评估基础量表(Montreal cognitive assessment-basic,MoCA-B)。MoCA-B 主要评估受试者的执行功能、语言、定向、计算、抽象思维、记忆、视知觉、注意和集中。总分 30 分,郭起浩教授根据患者的教育程度不同制定了区分 MCI、轻度 AD 和中重度 AD 的划界分(表 3-31)。

表 3-30 简易精神状态量表(MMSE)

评估项目	条目	记录	得分(0分或1分)
定向	1. 今年是哪一年?		
	2. 现在是什么季节?		
	3. 现在是几月?		
	4. 今天是几号?		
	5. 今天是星期几?		
	6. 现在我们在哪个省市?		
	7. 你家在什么区(县)?		
	8. 你家在什么街道(乡镇)?		
	9. 这儿是什么地方?		
	10. 现在在第几层楼?		
即刻记忆	现在我要说三样东西,在我说完后,请你重复一遍,请你记住这三样东西,因为几分钟后会再问你。最多重复5次,以第一次的回答记分。		
	11. 皮球		
	12. 国旗		
	13. 树木		
心算	请你用100减7,然后再减7,连续减5次。(若错了,但下一个答案正确,只记一次错误)		
	14. 93		
	15. 86		
	16. 79		
	17. 72		
	18. 65		
词语回忆	刚才我让你记住的三样东西是什么?		
	19. 皮球		
	20. 国旗		
	21. 树木		
语言能力	22. 请问这是什么? 出示手表。		
	23. 请问这是什么? 出示笔。		
	24. 我现在说一句话,请重复一遍。"四十四只石狮子"。		
	25. 请你念这句话"闭上你的眼睛",并按上面意思去做。		
	我给你一张纸,请你按我说的去做,现在开始		
	26. 用右手拿着这张纸		
	27. 用两只手将它对折起来		
	28. 放在你的腿上		
	29. 请你写一个完整的、有意义的句子。		
结构模仿	30. (出示图案)请你照着图案画下来!		

表 3-31　MoCA-B 中文版区分正常组、MCI 组、轻度 AD 组、中重度 AD 组的划界分

单位:分

组别	低教育组 (受教育年限≤6 年)	中学组 (受教育年限 7~12 年)	大学组 (受教育年限 >12 年)
正常组	20~30	23~30	25~30
MCI 组	14~19	16~22	17~24
轻度 AD 组	11~13	12~15	14~16
中重度 AD 组	≤10	≤11	≤13

资料来源:郭起浩. 神经心理评估[M]. 上海:上海科学技术出版社,2020.

(三) 改良长谷川痴呆量表

由日本学者长谷川于 1974 年编制,主要用于筛选老年人群中可能有痴呆的对象,以便进一步检查和确诊。该方法使用简便,在我国应用较广。量表共包括 11 道题,其中有关定向 3 题,记忆 3 题,常识 2 题,计算 1 题,数字铭记 1 题和物体命名回忆 1 题。采用正向积分法,各题的得分为 2~4 分不等。总分 32.5 分,分数 ≥30 分为智能正常;20~29.5 分为轻度智能低下;10~19.5 分为中度智能低下;<10 分为重度智能低下。<15 分可诊断为痴呆(表 3-32)。

表 3-32　改良长谷川痴呆量表

评估项目	条目	评分			
		错误	正确		
定向力	1. 今天是几月? 几日? 星期几?	0	1	2	3
	2. 你现在在什么地方?	0	2.5		
	3. 你多大年纪?	0	2		
记忆力	4. 你在这里住了多久?	0	2.5		
	5. 你在什么地方出生?	0	2		
	6. 中华人民共和国何时成立(年、月、日)?	0	1.5	2.5	3.5
日常知识	7. 一年有多少天?	0	2.5		
	8. 国家主席是谁? 总理是谁?	0	1.5	3	
计算力	9. 100 减 7 等于多少? 再减 7 等于多少?	0	2	4	
近记忆	10. 倒数数字,如 682→286,3 529→9 253	0	2	4	
	11. 5 个物体任意拿走一个,问少了什么。(钢笔、钥匙、手表、烟、火柴)	0	0.5	1.5	2.5	3.5

(四) 临床痴呆评定量表(Clinical Dementia Rating Scale, CDR)

包括记忆、定向、判断和解决问题的能力、工作和社交能力、家庭生活和爱好、独立生活能力 6 个项目的评估,采用 5 级评分。正常 CDR=0,可疑痴呆 CDR=0.5,轻度痴呆 CDR=1,中度痴呆 CDR=2,重度痴呆 CDR=3。评分标准主要为 CDR-SB(CDR sum of boxes)得分指标。CDR-SB 得分指标将 6 个项目的得分简单相加,CDR-SB=0 表示受试者正常,0.5~4.0 为可疑

认知受损,4.5~9.0 为轻度痴呆,9.5~15.5 为中度痴呆,16.0~18.0 为重度痴呆。

(五) 韦克斯勒记忆量表(Wechsler Memory Scale,WMS)

是 Wechsler 在 1945 年开发的,1987 年出版了修订版(WMS-R),1997 年出了第三版(WMS-Ⅲ),2009 年发表第四版(WMS-Ⅳ)。WMS 包括经历、定向、心理控制、视觉再生、联系学习、逻辑记忆和记忆广度 7 个分测验。国内应用的韦氏记忆测验中文版(WMS-RC)是龚耀先教授于 1980 年根据 WMS 第一版修订的,增加了图片记忆、再认和触觉记忆 3 个分测验,共 10 个分测验。WMS-RC 的分析方法是将每个分测验的原始分换算成量表分,通过查阅相应的表得到记忆商(MQ),每个年龄组平均成绩定为 100,标准差为 15。2015 年北京回龙观医院王健等学者对 WMS-Ⅳ 进行了翻译和修订,形成了韦氏记忆量表中文版(成人版),该量表包括 5 个基本分量表(逻辑记忆、词语配对、图形重置、视觉再现和空间叠加),逻辑记忆、词语配对、图形重置、视觉再现 4 个分量表均包括即时任务和延迟任务,两者间隔 20~30 分钟进行施测,须在一次测查中完成。由基本分量表分换算为听觉记忆、视觉记忆、视觉工作记忆、即时记忆和延迟记忆 5 个指数分,并由全部分量表的分数合成总 MQ。

(六) 老年认知功能减退知情者问卷(informant questionnaire on cognitive decline in the elderly,IQCODE)

是目前最常使用的知情者问卷之一,由 Jorm 和 Jacomb 于 1989 年制定,共 26 项,在 1994 年删除了 10 项信度或效度较差的条目,形成了 16 项版本的 IQCODE。问卷中的问题涉及的认知功能包括近期记忆力和远期记忆力、空间和时间定向力、计算力、学习能力及执行能力。将患者的认知功能水平改变程度分为 5 个等级:1 为"好多了",2 为"好一点",3 为"没变化",4 为"差一点",5 为"差多了"。评分方法有 2 种:一种是求得所有项目的平均分,得分为 1~5 分,有研究划分了相应的划界分,得分 <3.19 可除外 MCI 的可能,得分 >3.31 则提示轻度痴呆的可能,这两个分值之间的范围可诊断为 MCI。

(七) 功能活动问卷(functional activities questionnaire,FAQ)

由 Pfeffer 于 1982 年编制,用于评估轻度 AD。FAQ 原版有 11 个项目,满分 33 分。中文版由张明园教授修订,有 10 个项目,满分 30 分。评分采用 0~3 分的四级评分法。0 表示没有任何困难,能独立完成,不需要他人指导或帮助;1 表示有些困难,需要他人指导或帮助;2 表示需要帮助才能完成,部分依赖;3 表示本人无法完成,或几乎完全由他人代替完成。如老人一向不从事这项活动,记为 9,不计入总分。分数越高表明患者的功能障碍程度越重,正常标准为 <5 分,≥5 分为异常,表明患者在家庭和社区中不可能独立。

除了上述介绍的评估工具,其他量表如记忆测验、智力测验、语言测验、执行功能测验等可供临床选用。这些量表对早期痴呆患者的筛查和诊断具有重要的参考价值。

五、非精神科医生的鉴别思路

痴呆可在很多疾病中出现,尤其是中枢神经系统疾病,痴呆既可以是这些疾病的前期改变和主要临床表现,也可以是这些疾病的严重结局。可造成痴呆的疾病有:中枢神经系统疾病(AD、亨廷顿病、克-雅病、帕金森病、路易体痴呆等原发性疾病;血管性痴呆;脑肿瘤、慢性脑脓肿等颅内占位性病变;脑炎、脑膜炎、神经梅毒等颅内感染性疾病;脑外伤等);躯体疾病(甲状腺功能减退、肝豆状核变性等代谢障碍和内分泌障碍;重要器官如肝、肾、肺功能衰竭;维生素缺乏症等);中毒(酒精、重金属、一氧化碳、有机磷等)。当患者出现痴呆症状时,应积极寻找病因,并与以下疾病进行鉴别。

1. 老年人的正常老化 随着年龄的增长,老年人会出现记忆力下降等表现,神经心理测验通常表明其即刻记忆正常或稍减退,这与痴呆的记忆障碍程度明显不同。同时,正常老年人通常无人格障碍,自知力和社会活动正常,而痴呆患者则会出现明显的认知功能障碍、人格改变和社会功能受损。

2. 老年抑郁症 抑郁症患者可表现为思维迟缓、记忆力减退、注意力无法集中、对答缓慢、音调低沉、动作减少,显得迟钝呆板,可给人以"痴呆"的假象。老年抑郁症患者的情感症状可能不典型,就诊时可能以认知损害为特征,容易被误诊。但抑郁症的起病有明显的界线,病前智能和人格完好,临床症状以抑郁情绪为主,且抗抑郁药物有效,抑郁症状改善后认知功能较前有好转。痴呆则以认知损害为主要表现,症状进行性加重,通过详细完整的病史和评估能够把握到核心鉴别点的不同。

3. 老年焦虑障碍 焦虑会使老年人的认知功能损害,而痴呆患者也容易出现焦虑表现,如发脾气、情绪不稳、无目的地运动过多或运动性不安,这可能导致对疾病的误判。因此,在临床诊疗过程中,需仔细询问患者病史,明确临床症状出现的先后顺序和严重程度,同时,需结合 MMSE、MoCA 等痴呆量表和汉密尔顿焦虑量表辅助诊断。

4. 谵妄 痴呆和谵妄都有记忆障碍及其他认知功能损害。但谵妄起病急骤,数小时或 1~2 天内出现症状,且呈现昼轻夜重的波动性。而痴呆是慢性起病逐渐加重,病情变化的时间是按月或年来计算。谵妄患者有意识障碍,视幻觉和片段的妄想较痴呆更为常见,这有助于两者的鉴别。

六、认知损害和痴呆的临床处理

示例 3

患者,女性,62 岁,逐渐出现记忆力下降 1 年。不记得最近发生的事情,经常丢失物品,不记得重要物品的摆放位置,在家里经常找东西。日常生活尚能完成。就诊于当地医院,诊断轻度认知功能损害,予以银杏叶片、维生素 B_{12} 和叶酸治疗。

对于认知损害和痴呆,最重要的是做到早发现、早诊断、早治疗,这对延缓痴呆的发展具有重要的临床意义。早发现,即不能忽视老人出现的记忆力下降、行为异常和人格改变等问题。早诊断,即当老人出现上述问题时,应给予重视,及时就诊,明确上述情况是由于人体的正常老化,还是处于痴呆的临床前期阶段。早治疗,即当患者确诊后,需给予干预措施,延缓疾病的进程。根据认知损害和痴呆的类型不同,须给予不同的干预措施。治疗原则有病因治疗、对症治疗和心理支持治疗。

(一) 病因治疗

引起痴呆的疾病种类繁多,因此痴呆的病因诊断应根据病史、体格检查和神经系统检查,实验室检查和各种辅助诊断技术,进行全面考虑和分析。

1. 阿尔茨海默病 主要以药物治疗(详见"(二)对症治疗"部分)和心理支持治疗为主。

<hr>

示例 3(续)

(随访 1 年后)

此后家属自行停药 1 年余,记忆力明显下降,前一天做过的事情,第二天就记不起来。不知道自己的出生年月。不认识家人,叫不出儿女的名字。在家里找不到自己的房间,无法独立完成穿衣、洗澡等日常活动,需要家人协助。简易精神状态量表评分为 13 分,诊断阿尔茨海默病,予以美金刚治疗。同时,医生也和患者家属交代了日常生活中需要注意的事项,如经常带患者出门活动,做一些简单的运动,家里的物品摆放最好不要换位置,定期门诊复查等。

<hr>

2. 血管性痴呆 该疾病的发生有明确的脑血管疾病基础,发病的危险因素有高血压、糖尿病、高脂血症、房颤、肥胖等。预防血管性痴呆,主要需要预防脑血管疾病的发生,积极预防高血压、糖尿病和高脂血症等。对于脑卒中急性期患者,应根据卒中的类型采取适当的抗凝、扩血管、止血、降颅内压等治疗。符合外科手术指征者应及时进行手术治疗。应尽早进行功能康复训练,对于认知功能损害,可予以药物治疗(详见"(二)对症治疗"部分)。

3. 脑肿瘤、脑肿胀等占位性病变引起的认知损害和痴呆 首先就诊于神经外科处理原发疾病,以手术治疗为主。当原发疾病处理后,患者仍有明显的认知损害和痴呆,则予以促认知药物对症治疗。

4. 颅内感染性疾病所致认知损害和痴呆 积极治疗感染,进行对症治疗和支持治疗。出现严重脑水肿、癫痫发作、呼吸衰竭等威胁患者生命的症状时,须采取相应的干预措施。病毒性脑炎可使用阿昔洛韦,结核性脑膜炎需联合、全程、规律抗结核治疗,同时予以对症支持治疗。

5. 中毒所致认知损害和痴呆 长期大量饮酒者,会出现酒精性记忆障碍。当患者出现急性酒精中毒时,首先采取催吐、洗胃、加强代谢等一般性措施,同时予以纳洛酮治疗。当患者的急性酒精中毒症状明显缓解后,需对患者的酒依赖进行治疗,包括药物治疗(酒增敏药,如安塔布司片;抗酒渴求药,如纳曲酮、乙酰高牛磺酸钙)和社会心理治疗。而对于一氧化碳、有机磷等中毒所引起的认知损害和痴呆,首先处理原发疾病,待中毒症状改善后予以改善认知药物和相应的抗精神病药物治疗。

(二)对症治疗

针对患者出现的认知损害,予以促认知药物治疗,用来改善痴呆患者的认知功能或延缓认知功能的衰退。包括乙酰胆碱酯酶抑制剂和非竞争性 N-甲基-D-天门冬氨酸(NMDA)受体拮抗剂。针对患者的精神病性症状和情绪问题,予以抗精神病药物、抗焦虑抑郁药物对症治疗。应采用最小剂量,定期评估其疗效与不良反应,适时调整、减少或撤除抗精神病药物和抗焦虑抑郁药物。

<hr>

示例 3(续)

(随访 3 年后)

患者记忆力较前下降更加明显,并出现行为紊乱,吵闹,吃饭的时候把碗摔了,说自己的东西被人偷走了,骂家人,称有人监视自己,要害自己。家属难以管理,遂就诊于当地医院,医生考虑患者在阿尔茨海默病的基础上出现了精神病性症状,如被监视感、被害妄想、冲动毁物行为,予以喹硫平12.5mg,1周后加至25mg,患者的精神行为症状好转,1个月后减至12.5mg,2个月后停用,之后未见明显的吵闹行为。

1. 药物治疗　主要包括改善认知药物和抗精神病药物。

(1)改善认知药物:迄今为止,已有不少改善认知功能的药物问世。目前临床上使用的药物主要有以下几种。

1)多奈哌齐(donepezil):为乙酰胆碱酯酶抑制剂,可选择性抑制中枢神经系统中乙酰胆碱的降解,增加神经细胞突触间隙乙酰胆碱的浓度,改善痴呆患者的记忆和智能状态。常用剂量为5~10mg/d,起始剂量5mg/d,1个月后可增加至10mg/d。该药不良反应较轻,主要有腹泻、恶心和睡眠障碍,无须停药,在1~2天内可缓解。

2)美金刚(memantine):是低亲和力、非竞争性N-甲基-D-天门冬氨酸(NMDA)受体拮抗剂,被推荐用于治疗中、重度AD。常用剂量10~20mg/d,服用时应按每周递增5mg的方法逐渐达到维持剂量,具体如下:治疗第1周服用5mg/d,第2周服用10mg/d,第3周服用15mg/d,第4周服用20mg/d。常见的不良反应有头晕、头痛和疲倦。少见的不良反应有焦虑、肌张力增高、呕吐、膀胱炎和性欲增加。

3)重酒石酸卡巴拉汀(rivastigmine hydrogen tartrate):是一种氨基甲酸类药物,在脑内可选择性抑制乙酰胆碱酯酶,通过延缓功能完整的胆碱能神经元对已释放的乙酰胆碱的降解,从而促进胆碱能神经传导。适用于轻、中度AD的治疗。推荐口服剂量为1.5mg/次,每日2次,如患者服用2周后耐受性良好,可将剂量增至3mg/次,每日2次。可根据患者的耐受性逐渐增加剂量,最高剂量为6mg/次,每日2次。常见的不良反应有恶心、呕吐、腹痛、食欲缺乏、消化不良、头晕、头痛。这些副作用通常不处理即可自行消失。

4)加兰他敏(galantamine):为胆碱酯酶抑制剂。经美国FDA批准的适应证为轻、中度的AD,还有痴呆所致的记忆障碍,以及其他原因所致的记忆障碍、轻度认知功能损害。初始剂量以10mg/d为宜,用药1个月后增加至15~20mg/d,持续4周。若患者耐受性好,可增加至30mg/d。常见的不良反应有恶心、呕吐、腹泻、食欲减退、体重减轻、头痛、头晕、疲乏和抑郁。不推荐用于儿童、孕妇和哺乳期妇女。

5)石杉碱甲(huperzine-a):是我国医药工作者从石杉科石杉属植物千层塔中分离出的一种生物碱,是一种高效的胆碱酯酶抑制剂,对胆碱酯酶具有可逆的选择性抑制作用,从而提高乙酰胆碱的水平,促进记忆的恢复和增强记忆能力。一次0.1~0.2mg,一日2次,一日剂量最多不超过0.45mg,疗程为1~2个月。常见的不良反应有头晕、耳鸣、恶心、多汗、腹痛和肌束颤动等。对石杉碱甲过敏者、严重心动过缓、低血压、心绞痛、哮喘和肠梗阻患者禁止使用,孕妇应慎用。

6)吡拉西坦(piracetam):为脑代谢改善药,属于γ氨基丁酸的环化衍生物,能促进乙酰胆碱合成并增强神经兴奋的传导,具有促进脑内代谢的作用。每次800~1 600mg,每日服用3次,4~8周为一个疗程。常见消化道副作用有恶心、腹部不适、腹胀、腹痛等。

(2)抗精神病药物:患者出现精神病性症状或行为紊乱时,应给予必要的对症治疗,可短时间、小剂量使用抗精神病药物(奥氮平、喹硫平)控制幻觉、妄想、行为紊乱等精神行为症状,一旦症状消失或者缓解,即应尝试减少或停止使用抗精神病药物,以防出现严重的不良反应或进一步的认知功能损害。出现抑郁症状时可适当使用抗抑郁药,如选择性5-羟色胺再摄取抑制剂(SSRI)。应慎用可以加重认知损害的抗惊厥剂和苯二氮䓬类药物。应注意药物的不良反应特别是药物相互作用,症状改善后,宜及时停药。

(三) 心理支持治疗

对轻症患者应加强心理支持与行为指导,鼓励患者适当参加活动;对重症患者应加强生活上的照顾和护理,注意患者的饮食和营养。社会心理治疗的目的是尽可能保持患者的认知和社会生活功能,确保患者的安全,以减缓其精神衰退。应告知家属有关疾病的知识,包括临床表现、治疗方法、疗效、预后及转归等,同时要让家属或照料者熟悉基本的护理原则,主要包括:①对患者的提问,应给予简单明了的回答;②提供有利于患者定向和记忆的提示,如使用日历、标出常用物品的名称、指出卧室和厕所的方位等;③由于患者适应新环境的能力差,应尽量避免迁居,避免让患者单独外出,防止走失和发生意外;④当出现兴奋、吵闹,被偷窃、被害等妄想,应找他(她)信任的人加以耐心解释,不要与之争论,必要时给予药物治疗;⑤鼓励患者适当活动;⑥定期和医生联系,及时得到医生的指导。

(四) 精神科会诊和转诊

目前认知损害和痴呆患者就诊以神经内科为主。当痴呆患者出现轻微的焦虑抑郁、精神病性症状时,可请精神科医生会诊制定治疗方案。当患者出现明显的幻觉、妄想等精神病性症状,冲动激惹时,可转至精神科住院治疗。

七、小结

认知功能损害指记忆、注意、语言、执行、推理、计算和定向力的一项或多项功能受损。按疾病进展可以分为主观功能下降、轻度行为损害和/或MCI、轻度以及重度神经认知损害。

认知损害的识别很重要。早期识别的线索包括:记忆下降、做家务障碍、时间和地点定位障碍、人格改变、解决问题困难、图像和空间障碍、语言表达障碍、判断力下降、社交障碍等。

认知损害和痴呆的诊断除了依靠患者及家属提供的病史,还需通过神经心理测验来系统评估患者的认知功能。神经心理测验在认知损害和痴呆诊断的定量化方面有重要价值。目前临床上用于认知损害和痴呆筛查的量表有很多,如:简易精神状态量表、蒙特利尔认知评估、改良长谷川痴呆量表、临床痴呆评定量表、韦氏记忆测验、老年认知功能减退知情者问卷、功能活动问卷等。

对于患者出现的认知损害,予以促认知药物治疗,包括乙酰胆碱酯酶抑制剂(多奈哌齐等)和非竞争性N-甲基-D-天门冬氨酸(NMDA)受体拮抗剂(美金刚等)。若患者出现精神病性症状,予以抗精神病药物(奥氮平、喹硫平)对症治疗;若患者出现情绪问题,可予以抗焦虑抑郁药物(选择性5-羟色胺再摄取抑制剂)对症治疗。应采用最小剂量,定期评估其疗效与不良反应,适时调整、减少或撤除抗精神病药物和抗焦虑抑郁药物。

(蒋莉君　张　岚　王纪智　张　丽　史丽丽　魏　镜　刘倩丽)

第九节　应激反应

示例1

男,44岁,因"反复发作性腹痛6个月"来诊。该患者在6个月前无明显原因出现右下腹疼痛,最初为轻微疼痛,休息后缓解。后该症状反复出现,且逐步加重,严重时影响夜间睡眠,持续整天。有时又连续2~3天不痛。患者为此反复住院4次,先后考虑"急性阑尾炎""慢性肠炎""自身免疫性相关肠道疾病"等诊断,并接受抗炎、免疫等相关治疗,症状时轻时重,一直未痊愈。患者为此感到苦恼,很担心自己的病治不好,一进入医院就觉得烦躁,注意力集中在自己的身体上,对身体的各种感觉非常敏感,感到灰心丧气,甚至一度想放弃治疗。

一、什么是应激障碍和适应障碍

应激障碍是指由突然且异乎寻常的强烈的创伤事件所引起的一过性精神障碍,作为对严重躯体或精神应激的反应发生于无其他明显精神障碍的个体,常在几小时或几天内消退。应激源可以是势不可当的创伤体验,包括对个体本人或其所爱之人安全或躯体完整性的严重威胁(如自然灾害、事故、战争、受罪犯的侵犯、被强奸),也可以是个体社会地位或社会关系网络发生急骤的威胁性改变,如同时丧失多位亲友或家中失火。如果同时存在躯体状况衰竭或器质性因素(如老年人),发生应激障碍的危险性随之增加。

并非所有应激的人都会出现应激障碍,这就表明个体易感性和应对能力对急性应激反应发生及表现的严重程度有一定作用。应激障碍的症状有很大变异性,但典型表现是最初出现"茫然"状态,表现为意识范围局限、注意狭窄、不能领会外在刺激、定向错误。紧接着是对周围环境进一步退缩(可达到分离性木僵的程度),或者是激越性活动过多(逃跑反应或神游)。常存在自主神经症状(心动过速、出汗、面赤)。应激反应症状一般在受到应激性刺激或事件的影响后几分钟内出现,并在2~3天内消失(常在几小时内),对于发作可有部分或完全的遗忘。

适应障碍(adjustment disorder)是在明显的生活环境改变或应激性生活事件的影响下,出现的反应性情绪障碍伴有适应不良行为或生理功能障碍,通常影响正常的社会功能和生活。疾病的发生与应激源、个体的易感性有关,起病通常在发生环境改变或应激事件1个月内,症状的程度较轻,一般不超过6个月。

二、为什么识别应激反应很重要

如前所述,受应对方式等个体因素影响,经历不同的创伤事件,急性应激障碍发生率会有差异。整体来说,急性应激障碍的发生率从6%到59%不等,女性高于男性,除了创伤事件类型外,所使用的评估方法、人群差异等因素也是导致结果差异的原因。Kangas等人研究发现癌症患者急性应激障碍的发生率达到28%。Ginzburg等对心肌梗死患者的研究发现,18%的患者被诊断为急性应激障碍。另有研究显示,轻型颅脑外伤急性应激障碍发生率为14%,脑卒中患者急性应激障碍发生率高达46.7%。Harvey和Bryant发现在交通事故中,

16%的受测者完全符合急性应激障碍诊断标准。Kuhn 等人对经历交通事故者的研究结果表明,10%的受测者表现为急性应激障碍。Lubin 等人考察了战争期间医务人员的应激反应,发现受测者中 5.3%的医生和 8.5%的实习医生表现出急性应激障碍症状。国外一项 Meta 分析显示,创伤事件导致急性应激障碍的总发生率为 20.4%,其中威胁生命的疾病急性应激障碍发生率为 20.7%。

急性应激障碍在严重时会影响个体的社会功能,如工作效率、社会交流。患者可能会出现较高的焦虑抑郁水平、冲动行为甚至自杀倾向,长远可能发展为创伤后应激障碍,为日后长期的心理健康埋下隐患。

适应障碍的发生率在 5%~20%,男女患病之比为 1:2。可发生于任何年龄,但青少年最常见,成年人中单身女性的患病风险最高。

适应障碍可导致个体出现适应不良的行为,如退缩、不愿与人交往,从而影响日常生活。有些患者表现出对酒或药物的滥用。躯体症状在儿童和老年患者中常见,如头痛、胃痛和其他不适。青少年可伴随出现品行障碍,表现出侵犯他人、违反社会规范的一些行为,如说谎、打架、逃学、离家出走等。

三、应激障碍和适应障碍的识别

示例 2

女,59 岁,因"言行紊乱 1 天"来诊。患者 1 天前听说儿子车祸死亡,出现行为异常。最初表现为不言不语、表情呆滞,持续数小时后突然情绪爆发,说要去找儿子,说儿子正在家里等自己等,说话声音高亢,行为无目的性,一会儿说要去买菜,一会儿又说要去收拾衣服等。有时又突然无原因地大笑,令人费解。1 天未进食、喝水,仍显得精力旺盛,不听周围人劝解。有时会认错人,把陌生人看成自己的儿子,并上前去牵对方。

主要的临床表现可以有以下几种形式:

(1)木僵状态:临床主要表现为以精神运动抑制性为主,目光呆滞,表情茫然,情感迟钝,呆若木鸡,不言不语,呼之不应,对外界刺激毫无反应,呈木僵状态或亚木僵状态。此型历时短暂,多数持续几分钟、数小时或数天,但不超过 1 周,大多有不同程度的意识障碍,有的可转入兴奋状态。

(2)意识模糊状态:主要表现为定向障碍,对周围环境不能清楚感知,注意力狭窄。患者在受精神刺激的情感体验中,紧张、恐惧,难以进行交谈,有自发言语,但缺乏条理,语言凌乱或不连贯,动作杂乱、无目的性,偶有冲动。有的患者可出现片段的心因性幻觉。约数小时后意识恢复,事后可有部分或全部遗忘。

(3)兴奋状态:临床表现为精神运动性兴奋为主,伴有强烈情感反应,情绪激越,情感爆发,有时有冲动伤人、毁物行为。此行历时短暂,一般在 1 周内缓解。

(4)应激性精神病:有的患者因强烈和持续一定时间的心理创伤直接引起精神病性障碍,称为"急性应激性精神病",也称为"反应性精神病"。其表现以妄想或严重情感障碍为主,症状内容与应激源密切相关,较易被人理解。本障碍急性或亚急性起病,历时短暂。经适当治疗,预后良好,恢复后精神正常,一般无人格缺陷。

(5) 强烈的病理情绪反应:患者在强烈的精神刺激作用下,出现情绪低落、抑郁、愤怒、悔恨、沮丧、绝望、自责自罪,严重时有自杀行为;并有失眠、噩梦多、疲乏,难以集中注意力,对生活缺乏兴趣,对未来失去信心,但无精神运动抑制现象。症状缺乏抑郁症典型的晨重夜轻变化,情感和行为多能为旁人所理解,与外界接触尚好,称为急性心因性抑郁状态。少数患者在强烈的精神刺激作用下,出现情绪兴奋、欣快,言语增多并有夸大特点,内容与精神因素有关,易被人理解,有时亦可出现伤人、毁物行为,多数伴失眠,称为心因性躁狂状态。

(6) 适应障碍:基于对可识别的社会心理应激源或多个应激源(例如,离婚、患病、残疾、社会-经济问题、在家庭或工作中发生冲突)的适应不良性反应,通常在应激源后的1个月内出现的。临床表现以抑郁、焦虑等情绪障碍为主,亦可出现适应不良的行为和生理功能障碍。在成年人中常见以抑郁症状为主,表现为情绪低落、对生活丧失信心,可伴有睡眠障碍、食欲减退和体重减轻。以焦虑症状为主者,表现为紧张不安、担心、难以应对环境,可伴有心慌、震颤等躯体症状,在儿童表现为对分离的恐惧,如不愿离家去上学。

识别应激和适应反应的同时,需要对患者进行风险评估,包括冲动伤人的风险和自杀自伤的风险。具体评估方法参见第二章。

四、评估工具的使用

示例3

刘某,男,17岁,因"头痛头晕、眠差、视物模糊3天"入院。患者与同学发生冲突,后被同学报复,用铁棍打伤后,出现头痛头晕、视物旋转、夜眠差,入睡困难,伴左眼视物模糊。入院诊断:①脑震荡;②全身软组织多处挫伤;③左眼视物模糊查因。入院后予以消炎、脱水降颅压、护脑、补液等对症处理。头部MRI未见异常。住院期间患者总是不受控制地去回忆自己曾被殴打的场面,出现情绪控制不了、胸闷、手脚发麻、发抖,有时大哭大闹,表达"不想活了,我要报复他,搞死他",有时叫家属不要靠近,自己能够平复情绪。父母欲与其谈论该事件时保持沉默,或者走开。在病室多玩手机,不听家人劝导,易发脾气。严重时不配合治疗,有冲动行为,拔留置针,用脚踢桌子或床铺,诉很烦躁。经常很晚才睡,有时整晚不睡觉,白天偶尔打个盹。病前无发热,进食可,睡眠差,二便正常。既往史、个人史、家族史无特殊。病前性格外向,在班上任班干部。精神心理科会诊后考虑"急性应激反应"。

思考:

患者为急性起病,病前有负性应激事件(被攻击),症状出现和应激事件具有时间相关性、事件上的紧密联系性,出现再体验症状。患者反复不自主回忆侵入性的负性事件,回忆时有强烈的痛苦和显著的生理反应,回避谈论该事件。患者具有持续的负性情绪(害怕、恐惧、愤怒),对很多活动失去兴趣。患者的其他症状还有睡眠障碍、激惹的行为和愤怒爆发等。病程不足1个月。这些症状令患者有明显的痛苦,损害其社交功能,且不能归因于药物、酒精或其他躯体疾病。根据症状、病程、严重程度、排除标准等,考虑为急性应激反应。在国际疾病分类(international classification of diseases, ICD-11)的诊断标准中,将其归类于"影响健康状态的因素和需要健康服务的非疾病现象",而不再是疾病。《精神障碍诊断与统计手册(第五版)》(DSM-5)亦认为症状少于 3 天的急性应激反应也不作为疾病。

准确、详细地评估心理危机状况有利于及时识别、干预高危人群。本部分根据重大创伤事件后可能出现的心理状况,介绍心理危机工作中常用的应激评估工具,供操作者参考。本次所介绍的评估工具均为自评量表,简单易行,使用方便,利于现场操作。使用自评问卷时,建议工作人员在填写前把指导语等读给调查对象听,然后由调查对象做出独立的不受他人干扰的评定。如果调查对象的文化程度太低或不能理解,可由工作人员逐条念,让调查对象做出评定。操作完成后工作人员须检查有无漏项。

重大创伤事件后的心理状况,除应激外,还可能包括焦虑、抑郁、失眠等。其相关评估工具在相应章节中有介绍,建议实际操作中灵活使用。

(一) 生活事件量表(life event scale,LES)

用于 16 岁以上正常人、各种神经症、心身疾病、躯体疾病患者等。评估正性、负性生活事件对受访者的影响。包含 48 条我国常见的生活事件,包含家庭生活方面(28 条),工作学习方面(13 条),社交及其他方面(7 条),另有 2 条空白条目,供受访者填写已经经历但表中未列出的事件。受访者通常记录一定时间范围(通常一年以内)发生的事件,有些发生在特定时间范围之外的事件,如果影响深远,也需记录。精神影响程度包括无影响、轻度、重度、重度、极重。影响持续时间包括三个月内、半年内、一年内、一年以上,分别记为 1、2、3、4 分。生活事件刺激量的计算方法:①某事件刺激量=该事件影响程度分×该事件持续时间分×该事件发生次数;②正性事件刺激量=全部好事刺激量之和;③负性事件刺激量=全部坏事刺激量之和;④生活事件总刺激量=正性事件刺激量+负性事件刺激量。LES 总分越高,提示个体承受精神压力越大。95% 正常人一年内 LES 总分不超过 20 分,99% 不超过 32 分。负性事件分数越高对心身健康的影响越大(表 3-33)。

表 3-33 生活事件量表(LES)

指导语:下面是每个人都有可能遇到的一些日常生活事件,究竟是好事还是坏事,可根据个人情况自行判断。这些事件可能对个人有精神上的影响(体验为紧张、压力、兴奋或苦恼等),影响的轻重程度是各不相同的,影响持续的时间也不一样。请您根据自己的情况,实事求是地回答下列问题,填报不记姓名,完全保密,请在最合适的答案上打钩。

生活事件名称 举例:房屋拆迁	事件发生时间				性质		精神影响程度					影响持续时间				备注
	未发生	一年前	一年内	长期性	好事	坏事	无影响	轻度	中度	重度	极重	三个月内	半年内	一年内	一年以上	
							0分	1分	2分	3分	4分	1分	2分	3分	4分	
家庭有关问题																
1. 恋爱或订婚																
2. 恋爱失败、破裂																
3. 结婚																

续表

生活事件名称 举例:房屋拆迁	事件发生时间				性质		精神影响程度					影响持续时间				备注
	未发生	一年前	一年内	长期性	好事	坏事	无影响	轻度	中度	重度	极重	三个月内	半年内	一年内	一年以上	
							0分	1分	2分	3分	4分	1分	2分	3分	4分	
4. 自己(爱人)怀孕																
5. 自己(爱人)流产																
6. 家庭增添新成员																
7. 与爱人父母不和																
8. 夫妻感情不好																
9. 夫妻分居(因不和)																
10. 夫妻两地分居(工作需要)																
11. 性生活不满意或独身																
12. 配偶一方有外遇																
13. 夫妻重归于好																
14. 超指标生育																
15. 本人(爱人)进行绝育手术																
16. 配偶死亡																
17. 离婚																
18. 子女升学(就业)失败																
19. 子女管教困难																
20. 子女长期离家																
21. 父母不和																
22. 家庭经济困难																
23. 欠债500元以上																
24. 经济情况显著改善																
25. 家庭成员重病、重伤																
26. 家庭成员死亡																
27. 本人重病或重伤																
28. 住房紧张																
工作学习中的问题																
29. 待业、无业																
30. 开始就业																
31. 高考失败																
32. 扣罚资金或罚款																

续表

生活事件名称 举例:房屋拆迁	事件发生时间				性质		精神影响程度					影响持续时间				备注
	未发生	一年前	一年内	长期性	好事	坏事	无影响	轻度	中度	重度	极重	三个月内	半年内	一年内	一年以上	
							0分	1分	2分	3分	4分	1分	2分	3分	4分	
33. 突出的个人成就																
34. 晋升、提级																
35. 对现职工作不满意																
36. 工作、学习中压力大(如成绩不好)																
37. 与上级关系紧张																
38. 与同事、邻居不和																
39. 第一次远走他乡异国																
40. 生活规律重大变动(饮食睡眠规律改变)																
41. 本人退休离休或安排具体工作																
社交与其他问题																
42. 好友重病或重伤																
43. 好友死亡																
44. 被人误会、错怪、诬告、议论																
45. 介入民事法律纠纷																
46. 被拘留、受审																
47. 失窃。财产损失																
48. 意外惊吓、发生事故、自然灾害																
如果您还经历过其他的生活事件,请依次填写																
49.																
50.																

结果:

正性事件值: 家庭有关问题:

负性事件值: 工作学习中的问题:

总值: 社交及其他问题:

(二)事件影响量表修订版(impact of event scale-revised, IES-R)

事件影响量表修订版是一个对特殊生活事件的灾难性体验进行测量和评估的自评问卷。时间范围是近 1 周的情况。主要作为 PTSD 的筛查,筛查阳性可做进一步诊断。也可以用于测量心理治疗或药物治疗后的疗效评估。IES-R 共有 22 项条目,分为再体验(闯入)

症状(条目 1,2,3,6,9,14,16,20),高唤醒症状(条目 4,10,15,18,19,21),回避症状(条目 5, 7,8,11,12,13,17,22),三个分量表。每项条目按照严重程度分 0~4 级 5 级评分:0 分,无影响/无症状;1 分,轻度影响;2 分,中度影响;3 分,重度影响;4 分,严重影响。有学者建议总分≥35 分为广义 PTSD 划界分,提示可能有 PTSD,建议进一步专科医生评估(表 3-34)。

表 3-34　事件影响量表修订版(IES-R)

下面是人们在经历过有压力的生活事件刺激之后所体验到的一些困扰,请您仔细阅读每个题目,选择最能够形容每一种困扰对您影响的程度。

请按照自己在最近 7 天之内的体验,说明这件事情对你有多大影响,分 0~4 的 5 级评分:0 为从来没有;1 为很少出现;2 为有时出现;3 为常常出现;4 为总是出现。

题目	从来没有	很少出现	有时出现	常常出现	总是出现
1. 任何与那件事相关的事物都会引发当时的感受					
2. 我很难安稳地一觉睡到天亮					
3. 别的东西也会让我想起那件事					
4. 我感觉我易受刺激、易发怒					
5. 每当想起那件事或其他事情使我记起它的时候,我会尽量避免使自己心烦意乱					
6. 即使我不愿意去想那件事时,也会想起它					
7. 我感觉,那件事好像不是真的,或者从未发生过					
8. 我设法远离一切能使我记起那件事的事物					
9. 有关那件事的画面会在我的脑海中突然出现					
10. 我感觉自己神经过敏,易被惊吓					
11. 我努力不去想那件事					
12. 我觉察到我对那件事仍有很多感受,但我没有去处理它们					
13. 我对那件事的感觉有点麻木					
14. 我发现我的行为和感觉,好像又回到了那个事件发生的时候那样					
15. 我难以入睡					
16. 我因那件事而有强烈的情感波动					
17. 我想要忘掉那件事					
18. 我感觉自己难以集中注意力					
19. 令我想起那件事的事物会引起我身体上的反应,如:出汗、呼吸困难、眩晕和心跳					
20. 我曾经梦到过那件事					
21. 我感觉自己很警觉或很戒备					
22. 我尽量不提那件事					

(三) 特质应对方式问卷(trait coping style questionnaire,TCSQ)

TCSQ 可用于评估适应障碍患者的应对方式,包含 20 个条目,每个条目分为 1~5 个等级。包括消极应对(negative coping,NC)和积极应对(positive coping,PC),分别计分。消极应对包含 2、4、6、7、10、12、13、16、17、19 条目,累积得分,分数越高,提示消极应对特征越明显;积极应对包含 1、3、5、8、9、11、14、15、18、20 条目,累积得分,分数越高,提示积极应对特征越明显(表 3-35)。

表 3-35　特质应对方式问卷(TCSQ)

指导语:当您平日里遇到各种苦难或不愉快时(也就是遇到各种生活事件时),您往往是如何对待的?

项目	5	4	3	2	1
	肯定是				肯定不是
1. 能尽快地将不愉快忘掉					
2. 易陷入对事件的回忆和幻想之中而不能摆脱					
3. 当作事情根本未发生过					
4. 易迁怒于别人而经常发脾气					
5. 通常向好的方面想,想开些					
6. 不愉快的事很容易引起情绪波动					
7. 喜欢将情绪压在心底不让其表现出来,但又忘不掉					
8. 通常与类似的人比较,就觉得不算什么					
9. 能较快将消极因素化为积极因素,例如参加活动					
10. 遇到烦恼的事很容易想悄悄地哭一场					
11. 旁人很容易使你重新高兴起来					
12. 如果与人发生冲突,宁可长期不理对方					
13. 对重大困难往往举棋不定,想不出方法					
14. 对困难和痛苦能很快适应					
15. 相信困难和挫折可以锻炼人					
16. 在很长的时间里回忆所遇到的不愉快的事					
17. 遇到难题往往责怪自己无能而怨恨自己					
18. 认为天底下没有什么大不了的事					
19. 遇苦恼的事喜欢一人独处					
20. 通常以幽默的方式化解尴尬局面					

示例 3(续)

精神科医师会诊期间,为了评估此次应激事件对患者的影响程度,使用事件影响量表修订版(IES-R)进行评估,得分为 40 分,提示患者有较多的应激症状,需要对患者进行定期随访及干预,警惕患者发展成 PTSD。

为了解患者既往遇到的生活事件及其对患者的影响,使用生活事件量表(LES)进行评估,发现近半年内除此次被攻击对患者有极重度影响外(患者将其填写在该量表 48 条目中),父母不和、学习压力亦对其有中度影响。这些信息将在后期对患者的心理干预中逐条处理。

五、非精神科医生的鉴别思路

（一）精神障碍

1. 脑器质性精神障碍　在急性期会呈现谵妄状态，患者表现出不协调性的精神运动性兴奋，意识范围狭窄或意识清晰度下降，可伴有：①幻觉，多为色彩鲜明，恐怖性的幻视，如看到蛇、虫子等；②被害妄想，如患者自觉周围环境不安全，怀疑很多人跟踪、监视及迫害他；③在此基础上产生的极度恐惧，焦虑、紧张害怕，喊叫，逃跑，冲动攻击等行为。脑器质性精神障碍包括颅脑外伤、中枢神经系统感染、药物或物质中毒。详细的病史采集、体格检查包括神经系统检查、实验室检查可以加以识别。药物或物质中毒，病史中可查及明确的用药史；中枢神经系统感染，病前常有发热、头痛、咳嗽、流涕、腹泻等，出现不同程度的认知障碍（记忆力、计算力、理解力减退）、意识障碍（嗜睡、昏睡、昏迷、梦样状态、定向障碍等）、癫痫发作、精神症状（包括精神运动性抑制和兴奋），神经系统体征、脑脊液、脑电图、MRI 平扫与增强可提供依据。

2. 躯体疾病所致精神障碍　可能会诱发急性焦虑状态，呈现自主神经功能紊乱，需要与应激反应时显著的生理反应进行区分。心血管系统躯体疾病包括心肌梗死、心律失常等，实验室检查（包括心电图、心脏彩超、心肌酶学等）可提供依据。内分泌系统躯体疾病包括甲状腺功能异常、低血糖、嗜铬细胞瘤等，及时完成甲状腺功能、血糖、二甲氨基苯甲醛试验，可提供诊断依据。嗜铬细胞瘤的实验室检查则包含动态血压及儿茶酚胺的监测，肾上腺 B 超、CT 或 MRI 等的检测。血液系统躯体疾病包括贫血及维生素 B_{12} 缺乏。呼吸系统躯体疾病包括哮喘、肺栓塞、肺炎等。传染病如狂犬病，前驱期亦会表现出焦虑、恐惧、大汗等症状。急性应激反应亦会表现出伴有强烈焦虑、恐惧的精神运动性兴奋或伴有迟钝、麻木、运动减少、意识清晰度下降的精神运动性抑制，但急性应激反应会有明确的、严重的应激事件为诱因，症状发生与应激事件有时间相关性，多在事件发生后数分钟到数小时发病。

（二）惊恐发作

惊恐发作又称急性焦虑发作，患者表现为无明显诱因突发的紧张、恐惧感，患者有濒死感、失控感、大祸临头感，患者常感"马上就会死去""挺不过这一关"；静坐不能，包括坐立不安，肌肉紧张；自主神经功能紊乱症状，包括心动过速，胸闷、气促，呼吸困难，过度换气，头晕头痛，四肢麻木，口唇麻木。也可伴解体症状，如觉得身体的一部分不存在，"感觉自己的手脚不在身上了"（人格解体），"感觉和周围的环境隔开，其他人在讲话和活动，我感觉像看戏一样，和他们很远，融不进去，像隔着一层纱一样"（现实解体）。惊恐发作症状持续一般不超过半小时。患者由于极度的惊恐会拨打急救电话或立刻到医院急诊就诊，症状常在到达急诊室之前已经缓解。相应的实验室检查多无明显异常或不足以解释患者症状，与患者的症状表现程度不匹配。

（三）心境障碍

心境障碍主要症状表现为协调性的精神运动性兴奋（即躁狂发作）或协调性的精神运动性抑制（抑郁发作）。躁狂发作常表现为情感高涨，思维奔逸，活动增多，夸大观念或夸大妄想，睡眠需求减少，持续时间至少一周；抑郁发作常表现为情绪低落、思维迟缓，活动减少，睡眠障碍，运动性迟滞或激越，食欲、性欲下降，精力丧失，持续时间至少两周。应激相关障碍常与抑郁发作共病诊断。部分患者心境障碍的起病也与应激性事件相关。

（四）分离障碍

分离障碍通常也发生在应激性事件后，与一定的社会心理因素有关，患者病前个性常以自我为中心，暗示性强，症状常反复出现，临床表现多变，有表演色彩，有继发性获益的可能。ICD-11 包括分离性神经症状障碍，分离性遗忘，人格解体/现实解体障碍、恍惚障碍、附身性恍惚障碍、复杂分离性侵入障碍、分离性身份障碍等。

六、应激和适应反应的干预

应激和适应障碍患者多会因睡眠障碍、自主神经功能紊乱如头痛、头晕等前往神经内科就诊，因胸闷、心慌等前往心内科就诊，要注意识别。以下是一些常用干预技术的示例。

示例 4：稳定化干预

医生：你已经吃了两个多星期的药了。感觉怎么样了？

患者：晚上能够睡着了，心情也好一些了，没有那么烦躁了。就是还是不能想到那件事，想起来就很慌，感觉出不来气，胸口闷，手心在出汗。

医生：听你这么描述，实际上有这些心理反应的时候，你是在安全的情况下，是吗？

患者：是的，哪怕我知道当下是安全的，一想起那件事情，控制不住地害怕。我也觉得自己好像紧张过头了。

医生：有这样的心理反应是正常的，在治疗的情况下，这些反应会越来越少。我们今天想来练习"安全岛"技术，目的是想让你放松，不会时刻处在紧绷状态。

患者：好的医生。

医生：我们先进行 10 分钟的放松训练，选择一把舒服的椅子，去掉一切束缚你的东西，包括鞋子、手表、眼镜等。你可以坐在椅子上，回家练习时也可以坐在沙发上，或者躺在床上，感觉放松和舒服，闭上双眼。现在请将你的右手放在腹部肚脐，左手放在胸部，吸气时默念"一秒钟，两秒钟，三秒钟，四秒钟"。仔细感觉放在腹部的手会跟着上升，想象温暖且放松的气体正慢慢进入你的体内，然后慢慢吐气，吐气的速度越慢越好。仔细感觉放在腹部的手也跟着下降，想象所有的紧张也跟着释放出来。让我们把注意力集中在呼吸的过程上，循环往复，保持每一次呼吸的节奏一致，体会腹部的一起一落……

现在，请在内心深处找一个让自己绝对舒适的地方，它可以在你的想象中，也可以在世界的某一个角落。不管它在哪里，只有你一个人可以进入，在那里你会安全而又舒适，也可以随时离开。可以带上自己喜欢的、可以陪伴你的东西。你可以给这个安全岛设置一个结界，你可以决定哪些东西允许被带入，但真实的人不能被带到这里来。现在，你只想找一个安全的、舒服的地方…

觉察一下自己的感受。温度有没有很适宜，如果感觉有点冷，可以调高一下温度，直到你自己舒服为止。如果感到有些热，想象一阵微风吹向你，让你感到清凉。看看这个属于你的地方能不能感到舒适和惬意，还要不要做些调整，还有什么东西可以带进来，让你觉得舒适……

仔细体会一下，在这个安全的地方，你可以站着，也可以坐着，也可以躺着，你可以在散步，也可以在慢跑……你在这里彻底地放松……你听见了什么，看到了什么，闻到了什么，身上皮肤感受到什么，你的呼吸怎么样……仔细体会你现在的感受，这样你就知道，在这个地方我的感受是什么……

如果在这个小岛上感觉安全，请你用自己的身体设计一个姿势或动作，比如用手握拳或者把手打开，或者是只有你能理解的姿势动作。当你做这个姿势或动作时，就可以随时回到安全岛上来。请你做出这个姿势或动作,体会一下在这个安全岛上感受多美妙……

收回这个姿势或动作,平静一下,慢慢睁开眼睛,回到这个房间来,环顾一下四周,欢迎回到现实世界中。

以上就是安全岛技术的过程,初次觉得练习不好也没关系,平时可以多加练习,当我们感到情绪不好的时候就可以使用。

应激相关的反应或疾病,如急性应激反应、PTSD 或适应障碍,在治疗早期主要侧重于提供支持,需要注意以下问题。

(1) 在干预过程中,保证患者安全,保证环境安全,保证充足的食物、水源、安静安全的居住环境,与外界能保持联系,如通信设备通畅。

(2) 必须从患者角度出发,明确引发应激障碍的核心问题。给患者尽可能提供全面、充分的理解和支持。不评价患者遭遇,无论该负性事件是天灾人祸还是个人过失引发,无论患者当前感受是可以理解还是不合常情,均不予评价。

(3) 对于患者因面对负性生活事件时而产生的负性情绪,要提供机会,通过沟通、同情、鼓励、支持,鼓励患者进行情绪的宣泄和表达,使患者感受到自己被人关心。

(4) 此时患者思维常处于抑制状态,觉得无路可走,很难判断最佳选择。可引导患者从亲朋好友中寻求支持和帮助,尝试用积极、具有建设性的方式,改变对应激源的看法,减少应激反应的严重程度。

(5) 制定康复计划帮助患者建立康复的计划表和时间表,需要患者充分参与,患者自己制定计划,有利于计划的实施。

(6) 明确地得到患者承诺,核实实施计划的情况,给予中肯、恰当的强化、支持和鼓励。

(7) 告知家属患者可能会出现的临床表现,提供心理和社会支持,争取得到家属的理解。

示例5:支持性干预

吴某,女,25岁。1个月前在内分泌科门诊确诊为糖尿病,因服药物控制效果不佳,目前在内分泌科住院治疗。住院期间,医护反映其治疗依从性差,难以配合空腹及三餐后的血糖监测。对食物控制难以遵从医生建议,发现其早上偷偷吃汤粉。患者情绪不稳定,与医生谈话时表示对未来失去希望,不知道以后怎么办,在病房哭泣。看到自己血糖高时,则认为住院没有效果,指责医生没有给其用好药。

思考:请精神心理科医生会诊,考虑患者存在适应性问题。目前有抑郁焦虑情绪,追问病史,发现上述情绪是在患者确诊糖尿病后逐渐出现并加重。躯体疾病的治疗也受其影响。

会诊医生:听你的管床医生说,你最近因为这个病而很烦恼。

患者:是的,医生,我还这么年轻,就得这个病。我知道这个病,饮食上有进行相当程度的控制。但是我一想到我一辈子都不能吃好吃的,就很崩溃。以后怎么办,得这个病会受到歧视。我还没有结婚,以后谈恋爱男方家知道这个病,肯定会歧视我。还要一天扎那么多次手指,太疼了,每次他们来测血糖,我都很烦躁,如果血糖还比较高,我就更烦躁了。

会诊医生:听你的描述,确实不容易。我们每个人听到这个消息都需要一段时间慢慢接受。经常出现的情绪是焦虑抑郁,比较烦躁,很郁闷,心情不好,觉得做什么事情都没意思,没有希望。有的人听到会愤怒,会觉得"我怎么这么倒霉,怎么这个病掉到我头上"。

患者:是的医生,那我以后怎么办?

会诊医生:糖尿病能够得到控制,其实你的住院目的和我们医生的目的是一致的,都是希望把血糖调到正常水平。咱们共同的敌人是疾病,我们医得打好配合。你可能要辛苦一点,确实咱生活模式要调整一下,二十多年的生活饮食习惯,在这么短的时间来个大调整,能坚持下来都非常了不起。因为住院期间需要密切观察血糖变化,所以我们扎手指测血糖的次数较多。但是这不是以后生活的常态,血糖稳定了,测的次数不会这么多。这个疾病是常见病,谈恋爱、结婚、生娃都没问题,及时监测,及时观察就可以了。如果因为生病被别人歧视,那只能说明那个歧视的人品格不行。生病不是你的错,如果可以,谁愿意生病? 好就好在这个病可治,不是绝症。

患者:谢谢医生,听你这么说,我放心很多。

(一)精神科会诊或转诊建议

对于非精神科医师,在临床中识别出急性应激反应或 PTSD 患者,这些患者如果存在控制欠佳的精神心理因素,心理因素极端而持续,显著干扰临床医生治疗,患者有失眠、噩梦、兴奋、激惹、冲动、攻击、幻觉、妄想等精神病性症状,以及自伤自杀的风险时,应及时请精神心理科医师会诊,或待躯体疾病好转后进行相应的转诊,以便对患者进行后续治疗。

(二)指南建议

对于创伤后应激障碍的干预,Martin A 等对 PTSD 的治疗指南进行系统综述,纳入2004—2020 年发布的 14 个指南,其中 5 个指南为 5 年内发表。多数指南都将心理治疗和药物治疗作为 PTSD 的一线治疗。所有指南都推荐将认知行为治疗(cognitive behavior treatment,CBT)作为一线心理治疗,其中 13 项指南都推荐选择性 5-羟色胺再摄取抑制剂(SSRI)作为一线药物治疗(如果需要药物治疗)。

1. 心理治疗 2017 年美国心理协会(American psychological association,APA)制定的PTSD 治疗临床实践指南,为成人 PTSD 的心理和药物治疗提供建议:①专家组强烈推荐对成年 PTSD 患者使用以下心理疗法,CBT、认知加工治疗(cognitive processing treatment,CPT)、认知治疗(cognitive treatment,CT)和延迟暴露疗法(prolonged exposure,PE)。②专家组建议使用简易折衷心理治疗(BEP)、眼动脱敏与再加工(eye movement desensitization and reprocessing,EMDR)以及叙事暴露疗法(narrative exposure treatment,NET)。③没有足够的证据来推荐或反对提供寻求安全(seek safety,SS)或放松的方法。④对于药物,专家组建议提供以下药物,氟西汀、帕罗西汀、舍曲林和文拉法辛。

2018 年英国国家卫生和临床技术优化研究所(National Institute for Health and Care Excellence,NICE)指南建议采用的成人 PTSD 心理干预方式包括以下几种。①创伤聚焦CBT:建议 8~12 次,并建议在需要时提供更多的治疗,包括经历过多次创伤的患者。根据 Meta 分析和经济分析,与心理干预相比,心理教育具有高度的临床和成本效益,但其证据基础非常有限和不确定。建议心理教育作为针对个体的创伤聚焦 CBT 的一部分进行。②EMDR 治疗:证据表明,EMDR 对军事战斗相关创伤患者无效,这与观察到益处的所有其他创伤类型形成鲜明对比。在此基础上,建议 EMDR 限于非战斗性创伤使用。并建议在非战斗相关创伤后 1~3 个月内考虑使用 EMDR 干预。③计算机辅助创伤聚焦 CBT:对于喜欢这种方式,而不是以面对心理咨询师或治疗师的创伤聚焦 CBT 或 EMDR 的成人 PTSD 患者,可视为一种选择。并建议仅限于那些没有严重 PTSD 症状（特别是分离症状），且不会对自己或他人造成伤害的人。④针对特定症状的 CBT 干预：有证据表明，针对特定症状（如睡眠障碍或愤怒）时，使用非创伤聚焦 CBT（CBT 治疗内容不涉及创伤）是有益的。非创伤聚焦 CBT 的潜在益处很重要，但不应将症状特异性干预视为创伤一线治疗的替代方案。相反，当人们还没有准备好直接面对创伤记忆时，它们可以成为一种选择，并可以促进对创伤的理解和专注于创伤的干预。它们也可用于针对创伤聚焦干预后的残余症状。

2. 药物治疗　成人 PTSD 药物干预有证据表明 SSRI 和文拉法辛治疗 PTSD 是有效的。如果个体愿意接受药物治疗，可以考虑使用 SSRI 或文拉法辛，但不应将其作为 PTSD 的一线治疗。经济模型还显示，SSRI 的成本效益低于 EMDR、以创伤聚焦 CBT 或自助支持。没有证据表明特定 SSRI（舍曲林、氟西汀和帕罗西汀）之间的疗效存在显著差异。

有证据表明，抗精神病药物，无论是单独使用，还是与常规药物一起使用，都能有效治疗 PTSD 症状，但其证据要比 SSRI 或心理治疗更有限。建议抗精神病药物不应被视为 PTSD 的一线治疗，而应被视为心理治疗的辅助手段。如果被诊断为 PTSD 的成人，其症状对其他药物或心理治疗没有反应，并且有难以进行心理治疗的致残症状和行为，使用抗精神病药物可能有助于症状管理。临床上常用非典型抗精神病药物来改善伴随的精神病性症状，如奥氮平、喹硫平、利培酮等，尽管 2017APA 指南认为"没有足够的证据来推荐或反对使用利培酮和托吡酯"。心境稳定剂，如碳酸锂，丙戊酸盐等，可以用于控制患者的攻击性和激惹行为。对于苯二氮䓬类药物，须谨慎使用于没有物质滥用史，且并发惊恐障碍的患者。

示例 6：药物治疗

患者，男，36 岁，已婚，矿工，在一家大型矿业公司上班。在 2 年前经历一场矿难事故，事故中有 12 名矿工丧生，110 名矿工包括患者被困井下 48 小时后被救出。事后患者在白天会不由自主地想起矿难发生时，苏醒后很多同事躺在地上的场景。矿难后的某天，在与邻居打牌时，患者突然感觉回到了矿难当天，抓起牌便往门口跑，被别人叫住，才发现自己是安全的。不愿意经过出事的矿井口，会绕道而行。听到有人议论矿难这些事情，便会立刻避开。对未来没有规划，没有希望，觉得"活一天算一天"，"说不定哪天就没有了"。注意力很难集中。对自己的安全很在意，如与家人去饭店吃饭时，通常坐在靠近逃生出口的位置。经常有"心惊肉跳"感，对别人突然的大声，嘈杂的环境会有此惊跳反应。家人反映其脾气变差，容易打骂小孩，和妻子吵架。吸烟 2 包/d，较事故前增加，饮酒量亦增大。本次来就诊是因为夜眠差，有时会梦到矿难发生场景，从而惊醒，醒后会出现心跳加快、出汗等。浅眠，稍有动静便会惊醒，醒后再难入睡。

诊断为 PTSD，予以帕罗西汀 10~20mg 早饭后服用，曲唑酮 50~100mg 睡前服用。

对于适应障碍患者，治疗时以心理治疗为主，目标是消除应激源，解决心理冲突，提供情绪宣泄的途径。此类患者常因生活经历不足，社会适应性差，在遭受应激事件时，应对方式单一。对患者进行个体指导、家庭治疗，以及提供社会支持。药物治疗通常在患者有明显的情绪波动时进行。小剂量、短疗程的抗焦虑、抗抑郁的药物，如 SSRI、SNRI 类药物均可。

示例 7：住院综合治疗

孙某，女，18 岁，大一新生。因情绪波动明显 4 个月，加重 1 个月入院。患者在 9 月大学入学军训时，会突然没请假就跑回家，称在学校生活很烦，生活落差大，所以跑回家；过几天情绪好后继续回去上学。专业课程比较难，自己想转专业，家人不支持，心里烦闷；跟同学关系也处理不好；经常晚上手机聊天对校外认识的朋友进行倾诉，导致晚上睡觉晚。10 月时再次出现无故离校，称得不到家人支持，想逃离学校，更想逃离家。跑到认识的朋友家里住几天，能和朋友外出游玩等，状态好些后继续上学。患者情绪波动大，好的时候能上学，处理生活中的事情；遇到解决不了的事情会心里苦恼，有"一闪而过的绝望感"。周末也很少回家（以前经常回家），常"心里闷闷的"，或"很烦、悲观"等，尚能坚持上学。至 12 月底时未参加专业考试，在宿舍待 4~5 天未外出，躺在床上睡觉，也不和宿舍的人交流，感觉那几天很悲观绝望，记忆力也不如从前；持续 4~5 天父母接回家后情绪较前好转。在家时表现睡觉晚，晚上玩手机，聊天至凌晨才入睡，自诉是在和别人聊天，有时半夜跟朋友打电话；须睡到次日中午才起，少外出，以前喜欢玩的事情现在也无兴趣。门诊以"适应障碍"收入病房。患者睡眠颠倒，饮食、大小便正常。

该患者入院后，予以药物治疗，使用舍曲林 50~150mg 早饭后服用。为其制定住院期间的生活计划表，限制其夜间手机使用时间，逐渐提前其入睡时间。安排患者在病房中参加其他训练安排，如放松训练、文体训练等。对患者和监护人（主要是父母）进行健康宣教，告知所患疾病、临床表现、治疗方案，对患者监护人进行指导，以应对患者出现的症状。在征得患者同意的情况下，予以安排一周一次的心理咨询，并在出院后继续规律做咨询。

七、小结

应激障碍是指由于突然而来且异乎寻常的强烈的创伤事件所引起的一过性精神障碍。急性应激反应可以表现为木僵、意识模糊及兴奋状态。适应障碍临床表现则以抑郁、焦虑等情绪障碍为主，亦可出现适应不良的行为和生理功能障碍。

应激相关的反应或疾病，如急性应激反应、创伤后应激障碍或适应障碍，在治疗早期主要侧重于提供支持。稳定化干预技术、支持性干预技术等的使用，以及药物的干预，都有助于患者的恢复。

（董再全 张岚 张丽 曹霞 史丽丽 魏镜 刘倩丽）

第十节 患者心理危机和干预

示例 1

男性，45 岁，已婚，个体经营，育有两子，因"感左侧肢体麻木 5 小时"急诊入院神经内科，头部 CT 提示基底节区高密度影，直径 0.1cm，考虑脑卒中。

患者 2 年前曾因"吐词不清"在神经内科住院治疗，发现脑血管瘤，行颅内血管栓塞术后，住院治疗

1周,症状逐渐缓解。半年后复查脑血管造影未见异常。患者平时非常注意生活习惯,无烟酒嗜好,作息规律,规律体检,无其他躯体疾病。

患者入院时意识清楚,表情呆滞,双手紧握,身体紧张,对医护人员的询问多以点头、摇头回答,看到妻子焦急地回答医生的问题,患者有大量眼泪流出。查体配合,四肢肌力、肌张力正常,左上肢有麻木感,病理征阴性。

神经内科经过综合评估后,考虑患者当前的紧张状态与脑卒中无直接关系,请精神科会诊。

一、什么是心理危机

1964年,心理危机干预的鼻祖G.Caplan在对心理危机进行系统的理论研究之后,首次提出了心理危机(psychological crisis)的概念,即当一个人面临困境,而他/她先前的处理危机的方式和惯常的支持系统不足以应对眼前的处境,或者必须面对的困难情境超过了自身的应对能力时,这个人就会产生心理困扰,表现出各种情绪、行为问题,这种暂时性的心理失衡状态就是心理危机。Caplan认为,心理危机的产生不但与应激事件本身有关,还取决于患者对困难情境的评估和处理应激的有效资源。美国危机干预专家Gilliland提出,在患者层面上,危机是一种对事件和情境的认知或体验,即认为所面临的困难事件或情境超过了现有资源和应对机制,如果不能及时调整,危机有可能引起严重的情绪、行为和认知障碍,甚至导致自身或他人受到伤害性或致命性影响。

Everly等人提出的危机干预是指向受到危机侵扰的人员提供紧急心理救助,以帮助其恢复适应水平,预防或减轻心理创伤潜在的负面影响。在心理学领域,危机干预则是指给处于危机之中的个人或群体提供有效帮助和支持的一种技术,通过调动他们自身的潜能,重新建立和恢复其危机前的心理平衡状态。简单来说,就是及时地帮助处于危机中的人们恢复心理平衡。

如前述示例患者表现出的呆滞、紧张状态属于急性应激反应的一种信号。

示例2

女性,31岁,已婚未育,会计,因"间断心慌、胸闷伴濒死感1小时"由丈夫送入急诊就医。主诉:父亲1年前直肠癌晚期去世,从出现便血症状到去世仅经历3个多月时间,之后母亲搬来与患者同住,同住期间母亲常出现干咳,未就医,2个月前出现明显腰痛,到医院检查的过程中,发现肺部多个结节,后确诊肺癌伴骨转移,未手术,进行化疗两个疗程,疼痛无明显改善,白细胞下降,1周前母亲突发咯血昏迷,送至医院抢救无效死亡。母亲去世后患者常感心慌、胸闷、气紧,严重时有濒死感,持续数分钟至数小时,症状减轻但不能完全缓解,睡眠差,多梦,情绪低落,常回忆父母生前发生的事件,独自流泪。近一周勉强工作,感到思维变慢。

示例2患者表现出丧亲反应,存在悲伤、抑郁情绪、认知功能减退和一系列躯体症状。

─────── 示例 3 ───────

女性,48 岁,丧偶,初中教师,四川成都都江堰人。因"高血压病,3 级,高危"在心血管内科住院治疗。
住院第 3 天,患者突感病床晃动,转头看到桌子和桌上的水杯、手机轻微晃动,患者惊呼"地震了!"
同时立即下床,向消防通道跑去,从 10 楼步行下到 1 楼,其间听到病友喊"没有晃了!""不用跑!"
但患者无法停止下楼的动作,直到冲出住院大楼,蹲在地上大哭,主管医生 5 分钟到现场后,反复安
抚劝慰,近 1 个小时后患者仍泣不成声,难以开口说话。

示例 3 相对特殊,患者对于低级别地震带来的晃动感表现出明显过激的反应,追述患者
的个人经历,了解到患者的配偶在汶川地震中丧生,唯一的孩子也因地震成了残疾人,患者
对于地震引发的晃动感表现出警觉性增高,并由此激活了创伤性体验。

二、为什么识别心理危机很重要

心理危机一旦发生,若不能早期识别干预,容易给患者和/或群体带来长期的负面影响,
包括持续的情绪障碍、个性改变、各种问题行为(如成瘾、冲动、自伤、自杀等),严重损害当事
人的社会功能。各种类型的精神疾病中,直接或间接与危机相关的疾病很多,包括急性应激
障碍、创伤后应激障碍、适应障碍、抑郁障碍、各种类型焦虑障碍、强迫性障碍、各类物质使用
障碍等,一些受遗传因素影响更大的疾病,如精神分裂症、偏执性精神障碍、双相情感障碍
等,急性症状的发生或加重也容易受到危机的影响。不同的危机事件在不同社会环境、不同
群体中产生的影响不同,带来的精神疾病患病率也不同。

识别心理危机非常重要。患者或群体的危机事件通常是突发的、紧急的、强烈的、非预
期的,一旦发生,绝大多数事件经历者都会经历危机后的应激反应各阶段,如不能有效识别
或干预,可能导致严重后果。有研究发现,75% 的自杀患者在自杀前 6 个月曾在内科或外科
就诊,但 50% 的自杀患者从未接触过精神科医生或心理医生。另有研究发现,约 3/4 的患者
在他们第一次出现情感危机时,宁愿在内科就医也不愿去精神专科就医。大约一半有自杀
意念的患者在综合医疗机构接受治疗,这都意味着医务人员需要重视患者可能存在的心理
危机状态,及时进行评估和干预。

三、心理危机的识别

患者面对心理危机时会产生一系列应激反应,一般经历 4 个阶段,应激反应持续时间因
人而异,通常视危机的性质、强度和患者差异,在半年内逐渐缓解。患者的应激反应表现在
生理、情绪、认知和行为等多个维度:生理方面,可能出现腹泻、食欲下降、胸闷、气紧、头痛、
疲乏、入睡困难、多梦、梦魇、肌肉紧张等;情绪方面,出现紧张、恐惧、怀疑、不信任、愤怒、悲
伤、忧郁、绝望、无助、自责等,常伴警觉性增高、无法放松、持续担忧、害怕死去等;认知方面,
常出现注意力不集中、健忘、效能降低、犹豫不决、注意力不能从危机事件上转移、缺乏自信、
无法做决定等;行为方面,常表现出回避社交、自责或责怪他人、攻击自己或他人等,严重时
可能有自伤、自杀或伤人行为。

患者/群体经历危机事件的 4 个阶段如下。

（一）冲击期（休克期）

发生在危机事件后不久或当时，感到震惊、恐慌、不知所措。患者常表现出否认、拒绝接受事实，严重者可能发展为急性应激障碍。

示例 4

男性，45 岁，退役军人。儿子 20 岁，入伍 2 年，转志愿兵 1 年，一次执行公务时意外身亡。接到部队告知信息的电话后，突然表现出言行幼稚，喊妻子"姐姐"，在客厅小便，对于家人的呼唤不予理睬，反应迟钝，常傻笑自语。急诊送至医院后经过仔细查体和实验室检查，排除躯体疾病可能，诊断：急性应激障碍，给予镇静、抗焦虑药物治疗，1 周时间言行恢复正常，逐渐接受儿子身亡的事实。

（二）防御期（抑郁期）

患者逐渐意识到危机事件发生的事实，希望调节心理平衡，控制焦虑、抑郁、愤怒等情绪，恢复认识功能。这一阶段常有各种抑郁、焦虑情绪和躯体症状出现。行为模式上常表现出回避社交、生活被动等，认知功能也有不同程度的改变。

示例 5

女性，44 岁，军属，教师，是示例 4 的妻子。和丈夫一同接到部队告知儿子意外身亡的信息，看到丈夫行为异常，拨打 120 将丈夫送入医院治疗，自行前往部队处理后事。1 周后返回医院，丈夫已逐渐恢复，患者反映夜眠差，入睡困难，易醒，脑中常自动浮现出儿子生前最后一次返家的种种情景，感到伤心、绝望、自责，常控制不住地落泪。不愿意提及相关事宜。回避人多的场合。常丢三落四、注意力不集中，感到生活无望。诊断：创伤后应激障碍，给予抗抑郁药物及心理治疗，情绪逐渐改善。

（三）解决期

表现为接受危机事件的发生，开始积极采取各种方法接受现实，寻求各种资源设法解决问题。这一阶段焦虑、抑郁情绪改善，自信增加，社会功能逐渐恢复。

示例 4 和示例 5 的患者在儿子意外身亡后，经过 2~3 个月的积极调整，逐渐恢复规律作息，开始分别回归工作。尽管仍有触景生情，夫妻俩彼此能够相互提醒和鼓励，并开始参加一些朋友聚会，感受到朋友善意的安抚和帮助。示例 2 仍继续药物治疗和门诊随访。

（四）成长期

患者/群体在经历危机事件后变得更成熟，获得应对危机的技巧。

示例 4 和示例 5 在半年多的积极调整和朋友亲戚们的帮助下，生活逐渐进入新的平衡。尽管有朋友建议并表示帮忙联系生殖中心，夫妻俩已经决定暂不考虑再生育。他们打算把更多的精力投注在职业上，在教育和助人中获得各自的满足感和幸福感。这时候，夫妻俩已经能够接受周围人对他们身体状况的问候，也能面对 20 岁左右的青年人并与他们自然交流。对于生老病死，他们似乎也有了更坦然接纳的态度。

以上各阶段,均有可能出现严重的危机相关的情绪、行为、躯体和认知改变,甚至发展为各种类型的精神疾病或身心疾病。

针对心理危机的风险评估主要涉及几个部分:①对危机本身的性质、强度、对患者的影响程度等方面的评估;②对患者当前情绪、睡眠、认知、行为等方面的评估,包括是否存在自伤、自杀、冲动行为等;③对患者人格特质、应对方式等心理状态的评估。临床医生可以充分利用联络会诊,邀请精神专科医生加入对患者心理危机的评估与处置中来。

四、评估工具的使用

评估是危机干预过程之中自始至终不可缺少的部分,所有程序必须在危机干预者的评估之下进行。由于很多时候危机干预者对危机状况的评估是自发的、主观的并且与当前环境相互作用,危机评估的技术不可能采用 DSM-5 诊断标准或通常使用的临床评估工具来进行。Kleespies 和 Richmond 编制了一份精神状态检查问题清单,该清单涵盖了从定向、记忆到空间组织的各项内容,但很多时候在危机发生的情况下,既没有充裕的时间也没有合适的空间进行这样系统的评估。

危机干预中的评估包括:①危机的严重程度;②来访者目前的情绪、行为和认知状况,以及来访者在这三个方面的能动性和非能动性水平;③应对机制、替代方案、支持系统,以及其他来访者可获得的资源;④来访者的致命性水平(对自身和他人的危险程度);⑤工作者在处理危机和帮助来访者恢复平衡和能动性状态的工作进展。为了实现上述目的,保证危机干预的顺利进行,危机干预工作者应该尽快在与来访者的初次接触中对危机干预的严重程度进行评估,此时干预者通常没有时间进行完整的诊断,或深入了解来访者的个人史,评估的重点在于快速有效地获得有关特定危机环境的信息,使用的工具应当是简明易懂的,即使是仅有基础知识的干预者也能够应用自如的,值得推荐的工具有分类评估表(compiled from triage assessment form,TAF),该量表还有一些经过修改以适用于不同部门的改编版本,例如分类评估清单之法律强化量表和分类评估系统之学生环境适应量表,以下仅介绍分类评估表。

分类评估表(TAF)分为情感严重程度量表、行为严重程度量表和认知严重程度量表 3 个子量表,研究者已经在警察受训者、退役军人危机干预警察小组、学校辅导员、社区机构者、危机干预人员的督导、大学教授等团体中进行了各种版本的分类评估表测试,测试结果表明学校辅导员、志愿者等其他团体的评定与专业人员大致相当。所有团体对轻度损害和严重损害范围的评估都比较一致。接下来我们将演示对一具体示例使用分类评估表进行评估的过程。

示例 6

某高中学生杨某和李某以及来访者蔡某到一饭店吃饭喝酒。在猜拳过程中,杨某和李某因小事发生争吵引起肢体冲突,杨某拿起放在旁边桌子上的水果刀捅伤李某,李某被送往医院,经抢救无效死亡。在一旁目睹事发经过的蔡某受到惊吓,学校安排干预者对其进行干预。

填写 TAF 如下:

识别并简要描述本次危机状况:<u>来访者来访当天目睹同学被刀捅伤,不治身亡。</u>

情感维度:(识别并简要描述目前的情感状况,如果不止一种情绪体验,可以根据等级分别描述,1最主要的,2次要的,3较次要的)

愤怒/敌意:　/

焦虑/恐惧:来访者恐惧情绪尤其鲜明,紧张不安,负面情绪非常严重,根据查阅情感维度评分标准,为明显损害,计8分。

悲伤/忧郁:　/

挫败感:　/

行为维度:(识别并简要描述目前的行为方式,如果不止一种行为方式,可以根据等级分别描述,1最主要的,2次要的,3较次要的)

接近:　/

回避:来访者不愿意跟老师、同学、家长见面,不想跟他们谈事发经过,查阅行为维度评分标准,符合中度损害标准,计6分。

无能动性:　/

认知维度:(在下列领域识别并简要描述是否存在侵犯、威胁或者丧失。如果不止一种认知方式,可以根据等级分别描述,1最主要的,2次要的,3较次要的)

生理(食物、水、安全、居所等):来访者感到自身的安全也会受到威胁,对周围的环境比较警觉,查阅认知维度评分标准,符合轻度,在威胁条目上计5分。

侵犯:　　　/　　　　威胁:　　　5　　　　丧失:　　　/

心理(自我概念、情绪幸福感、自我完善、自我同一性等):思维局限于危机事件中,并且困于其中,难以体验到幸福感。查阅认知维度评分标准,符合中度,在侵犯条目上计6分。

侵犯:　　　6　　　　威胁:　　　/　　　　丧失:　　　/

社会关系(正性互动和支持、家庭、朋友、同事、教堂、俱乐部等):不愿与家人、同学、老师谈论危机事件,问题解决能力受到影响,符合中度损害,在侵犯条目上计7分。

侵犯:　　　7　　　　威胁:　　　/　　　　丧失:　　　/

道德/精神(人格完整性、价值观、信仰系统、精神和谐):来访者对危机事件的感知和解释与实际情况明显不符合,认为整个世界都是危险的,符合中度损害,计7分。

侵犯:　　　7　　　　威胁:　　　/　　　　丧失:　　　/

分类评估(X=初始评估,O=终期评估)

情感

愤怒:　　　/　　　　恐惧:　　　8　　　　悲伤:　　　/

行为

接近:　　　/　　　　回避:　　　6　　　　无能动性:　　　/

认知

侵犯:　　　20　　　　威胁:　　　5　　　　丧失:　　　/

初始总分(X):39

终期总分(O):暂未评分

由上述示例可见,TAF 使用简单,它可以评估来访者的情感、行为和认知各方面(或维度)的状态;就其典型的反应模式,区分每一个维度;并且用数值表示这些模式,以便评估来访者当下的功能水平。量表中还提供了危机干预者在行为连续谱中给出数值的操作性机制,量化评定为危机干预工作者在大多数危机情景下所选择的干预种类和程度提供了有效、可操作的指导。量表不仅提示了干预工作者来访者做得怎么样,还提供了来访者在试图解决危机时做得怎么样,便于干预者观察来访者在整个危机过程中各方面的反应变化。

五、心理危机干预

示例 7

××的伴侣 18 个月前死于艾滋病。上周,××失去了银行信贷经理的工作,迫切需要重新寻找工作。近几个月来××的工作表现欠佳,常常缺勤,他有点偏执地认为银行同事知道他去年 5 月被检测出 HIV 阳性。××平时是一个热情、外向、精力充沛、友善和积极的人,工作能力很强。现在,他说自己没有自信、郁闷、紧张而且焦虑。他存在各种躯体不适主诉,但到目前为止,没有任何主诉被证明是艾滋病引起的。他不但失去了伴侣,目前还经历着失业,并且未来还有可能会失去家人、朋友的支持……

示例 8

患者,男,50 岁,已婚,是两个孩子的父亲。半年前在进行装修工作时不慎从高处跌落,导致严重的头部外伤,伤后先后进行了血肿清除手术、开颅骨瓣减压术以及颅骨修补术,目前遗留颅骨外观的畸形。患者外伤前开朗乐观,勤快能干,近 2 个月反复头痛,精力差,任何事情都不想做。患者诉不想出门、不想见人,称自己的头部变形了,别人看到这样的自己就像看到怪物。自觉未来没有希望,治疗花费了大量的金钱,身体也恢复不了,拖累了妻子和孩子,当初摔下来的时候就应该摔死算了……

心理危机干预(psychological crisis intervention)是指对处于心理危机状态的个人采取明确的有效措施,使之最终战胜危机,恢复心理平衡,重新适应生活。心理危机不是一种疾病,而是一种情感危机的反应。危机干预就是在危机的反应时期进行工作,其目标是帮助患者舒缓和稳定情绪,使其反应正常化、找到支持系统以及积极应对的方法。

(一)心理危机干预的基本原则

心理危机干预是短期的、问题取向的,其目标是尽可能快且直接地改变患者的危机状态,避免患者自伤及伤人,同时协助患者恢复心理平衡,应遵循以下基本原则。

1. 保障安全 心理危机干预的首要目标是保证被干预者的安全。

2. 聚焦问题 心理危机干预聚焦于患者的情绪冲突和情绪调节问题。患者的人格问题和其他深层问题不是危机干预的主要目标。

3. 激活资源 心理危机干预的主要途径是发掘和激活患者的内在资源,以应对生命中突如其来的危机和困境。

4. 团队合作　心理危机干预要注意避免单枪匹马,要有一个干预的团队一起工作,团队由精神科医生、心理治疗师、心理咨询师、社会工作者等相关人员组成,共同协作,解决问题,并提供及时的支持。

（二）心理危机干预的时机

经过五十多年的演变,危机干预已经被证实确实能有效地减轻人类的痛苦,但危机干预工作也有相应的危险。(广义的)危机干预一般在危机事件发生后,患者有危机反应的情况下进行。危机发生后应尽早开展危机干预,如果危机持续发生,可以在几周内进行,但一般认为在危机过后 6 周进行,其效果就微乎其微了。1981 年 Faberow 和 Gordon 建立了一个模型,对于理解危机干预的"时机选择"有参考价值,该模型介绍了对灾难反应的 4 个阶段。

阶段 1:英雄主义阶段,这个阶段在灾难发生后即出现,甚至可能开始于对事件本身所造成影响的预测阶段。这一阶段的主要目标是保护生命和财产。

阶段 2:蜜月阶段,这个阶段的特征是乐观主义和感恩。意识到获救幸存下来是值得感谢的,常见祝贺行为。

阶段 3:幻想破灭阶段,患者意识到灾害事件已经真的发生。患者可能会表露出愤怒、沮丧,甚至对他人进行指责,他们会产生许多疑惑,常常提出的问题是"灾难为什么会发生?"此时,哀伤阶段才真正开始,患者才开始关注个人和他人的成长和发展。这个阶段可能持续数周、数月至数年。危机干预的目标就是将这个幻想破灭阶段转变成最后一个阶段。

阶段 4:重建阶段,在这个最后阶段,成功地达到重建"正常的"常规功能的目的。尽管有关灾难的记忆不会抹去,但生活仍要继续,个人和他人的成长也在继续。

如本节最初提到的地震示例,危机干预应该在地震发生后尽早开展。在干预的过程中应该充分考虑灾难反应的阶段特点,例如地震发生之初,患者可能还没有真正认识到灾难给他们带来多大的伤害,有部分患者还沉浸在自己还活着的庆幸之中,以及忙着和家人取得联系和获得生活必需品的过程,或是忙着拯救受灾群体并希望能救出更多人,在此阶段保证生命和财产的安全是危机干预的首要任务。心理干预的最佳时期应该是患者开始意识到灾难给他们带来重大的、无法挽回的损失,内心开始失去平衡时,一般在灾难发生后 24~72 小时之间。干预者应该注意不能盲目介入心理危机干预,在介入之前应该认真准备,争取将患者从幻想破灭阶段转入心理重建阶段。

（三）心理危机干预的目标

1. 反应正常化,了解当事人的经历,让其有机会表达并了解自己的压力和危机反应,接纳这些反应,疏解压力,疏导情绪,降低他们的焦虑和恐慌。

2. 增强安全感和归属感。

3. 获得支持,建立和强化社会支持网络。

4. 找到危机应对方法,发展或强化适应性的应变能力及问题解决能力,以尽快恢复身心和人际平衡。

5. 预防创伤后应激障碍等问题的发生。

6. 筛选出心理创伤较为严重的当事人,将其转介,使其接受进一步的心理或药物治疗。

(四)心理危机干预的对象

干预对象至少包括与危机事件有关的四类人员:①亲历事件的幸存者;②事件遇难者或幸存者的亲属;③事件的现场目击者(包括现场救援人员);④事件的其他相关人员,如非现场救援人员,公共突发事件所在地的邻近区域人员等。干预重点应从第一级人群开始,逐步扩展到第四级人群。一般性宣传教育要覆盖到四类人群。

(五)心理危机干预的基本策略及实施

默认的首要任务:持续评估来访者、周围人员以及干预工作者所处环境的安全性。实施和执行能够确保危机中所有人安全的程序,包括危机干预工作者。

1. 初次接触 与来访者进行积极的初次接触,建立心理连接,进行自我介绍,并且要让来访者感到没有威胁,感受到干预者在尝试帮助其解决问题。

示例 9

来访者:(下午 5 点钟高峰时段,正站在市中心高楼顶上,摇晃着两个白酒瓶)大过年的,该死的老板还让不让人活了?! 那些挨千刀的,想让我死! 让大家都看看他们的伎俩!

干预人员:(空手,打开掌心,放在来访者能够看到的位置,慢慢从远处靠近)朋友,看上去你真的对这些人很生气,他们害你在这种高峰时段站在市中心的高楼顶上。我叫××,是××市心理危机干预中心的工作人员。我不知道你的名字,你可以告诉我吗?

---

2. 问题探索 确定问题,考虑危机对来访者情感、行为以及认知等方面的影响。探索在当下环境中,危机对来访者自身、人际和系统的影响。

示例 9(续)

干预人员:好的,我看你对老板有意见,现在我想仔细听听到底是怎么回事。我可能问你一些问题,这样我可以更清楚地了解状况。这样,我在想我们能不能离开这个又冷又不安全的地方,到那边的屋子里慢慢聊,好吗?

来访者:(仍然情绪不稳定,挥舞着酒瓶,大汗淋漓)不好! 要是我听你的,等会儿警察就会把我捆起来。我不在这里的时候你们注意过我吗? 现在电视台的记者都来了,大过年我工钱拿不到,我手下的工人也不会饶过我,现在已经走投无路了!

干预人员:好的,我刚刚听到你说那些老板欠了你的工钱。但是我们迟早得离开这个地方啊。你看,现在零下 2 度,你一定又冷又累,很想离开这个天寒地冻的地方,我们还是早点离开。没有人会捆绑你,只有我们两个人,就像我们这样谈话。

[转移到安全的地方之后]

干预人员:我理解你的老板欠了你的工钱,给你造成了很大的麻烦,所以请你跟我说说详细的情况。

---

3. 提供支持 发现曾经起过作用的支持系统,探索当前可以利用的支持系统以及需要怎样的支持系统。特别重要的是,需要考虑危机干预工作者作为主要支持系统要起到多大的作用,并告知来访者干预工作者将如何提供支持。

示例 9（续）

干预人员：很难想象拿不到工钱你该怎么跟下面的工人交差，接下来这段时间该怎么办？你的家人呢？

来访者：我的妻子带着孩子回老家了，我要不到工钱，工人天天上门追着我，我家也不敢回，只能在外面随便找个地方休息。一年到头辛苦打工，不就为了挣点钱回家过年吗？现在什么都没有，还欠着工人的工资，我也没脸回老家了！

干预人员：我现在脑子里想到的都是"无助"和"绝望"，我可以理解这就是你现在这么做的原因。我真的很想帮你走出困境，而且我现在也有一些想法可以跟你说说，我希望你听听我的想法。

来访者：（慢慢地走到楼梯这边，放下手中的酒瓶）好吧，我听听你的，我想我也需要一些帮助。

---

4. 寻找替代方案　寻找可以减轻危机、弱化矛盾的即时短期方案。用现实高效的方式检查来访者目前可以获得的可选方案，包括寻找环境支持、提供应对策略、采取积极态度考虑问题，以及寻找侧重于实现短期目标的解决方案。

示例 9（续）

来访者：我以前身上还是有点钱的，有车有房，不愁温饱，空闲时间可以跟妻子孩子一起出去玩玩。想起来一切真的很美好，但是现在一切都乱套了，我不知道还能不能熬出头！哦，不，我要不到钱，手下的人也不再信任我，孩子妻子也见不着，什么都没有了！

干预人员：××，听上去你现在正在独自斗争。我倒有一个主意，现在省里对保障农民工按时拿到工资回家过年的事情十分重视，还成立了相应的办公室专门负责这件事，我可以带你去那里，他们会负责帮你处理你的困难。对了，你上次踏踏实实吃饭和睡觉是什么时候？要不要先去睡会儿，恢复些精神？

---

5. 制订计划　制订积极的、可以实现的短期目标，并转化成实践性强的，来访者可以理解和执行的具体步骤。

示例 9（续）

干预人员：相关部门的工作人员已经为你登记了信息，正在处理你的事情，但是这需要一些时间，至少一周，这段时间你有什么打算？有没有想过先回老家？

来访者：老兄，我一穷二白的，可不想回去，多没有面子，村里人都会笑话我的！

干预人员：我知道你有自尊心，那你先回家休息一下，收拾收拾行李，跟工作人员保持联系，想想怎么跟下面的工人沟通，约他们好好谈一谈，你努力做了这么多事，他们会理解你的难处的。

来访者：好吧，你这样的说法应该也是没错的。

---

6. 获得承诺　从来访者那里获得对计划的口头或书面承诺，承诺必须是来访者能理解的、承认的，以及可以实施的。

─────────── 示例 9(续) ───────────

干预人员:所以告诉我,我们现在要做什么?

来访者:我先回家休整一下,然后约工人出来好好谈谈,之后回家收拾行李,等着办公室的工作人员给我处理我的事情。

7. 随访 危机干预工作者应进行即时的和短期的随访,以确保计划正在进行以及来访者和其他相关人员的安全。

─────────── 示例 9(续) ───────────

干预人员:(第二天上门随访)××,你好。今天看上去气色不错,神清气爽还很利落。我跟协调员说过了,他们会对你进行评估。不过我不是你的社工,所以之后去找相关部门我就不跟你一起去了。你有我的名片,需要的时候随时打电话给我。

注意:在整个危机过程中必须首先且要持续考虑的是评估来访者当前在以下方面所处的危机状况,应对能力、能动性、所需的支持系统、需要的物理资源、对自己及他人的危险程度。基于危机干预工作者的上述系统干预策略,判断来访者需要何种类型的干预行为。

(六) 心理危机干预的常用方法

1. 心理急救(psychological first aid,PFA) PFA 指对遭受创伤需要干预的人提供人道性质的支持,是一种创伤后即刻干预的方法,目的是评估和缓解创伤后即刻压力、稳定心理和行为功能、易化心理和行为适应力、根据需要提供进一步医疗服务。PFA 包含 8 个核心的要素:接触幸存者并承诺协助;保证幸存者的安全与舒适;如有需要,协助幸存者稳定情绪;收集并整理相关信息;提供实用的援助;协助幸存者与家人、朋友和其他社会支持系统建立联系;促进幸存者有效应对危机,缓解适应不良;协助幸存者与协同服务机构建立联系,以便目前或将来所需时使用。目前,PFA 被广泛应用于公共卫生、精神卫生、医疗及应急响应体系中,且被国际人道主义组织如世界卫生组织、国际红十字会等推荐使用。

2. 紧急事件应激晤谈(critical incident stress debriefing,CISD) CISD 是由美国"危机事件压力管理"机构开发的危机团体干预方法,是一种包括心理疏泄的结构式回顾方法,常以小组方式进行,讨论对灾难的应激体验,目的是减轻精神创伤事件的影响,帮助患者在经历事件后尽早恢复日常功能。CISD 的标准版有 7 个步骤:①介绍阶段,晤谈小组干预师介绍自己,并解释晤谈的目的及过程;②事实阶段,让小组参与者陈述个人在事件发生期间的角色与任务,逐一描述其在事件中的第一感受;③思考阶段,逐一探讨每个人在事件中的第一感受;④反应阶段,讨论患者的情绪反应和感受;⑤症状阶段,讨论和识别在事件过程中及事件后的认知、躯体、行为及情绪的症状;⑥教育阶段,晤谈小组干预师使用认知方法的标准化过程,告知参加者他们的悲痛反应是正常的,并提供方法来处理他们的反应,以及预期将来的反应;⑦再进入阶段,鼓励提问,澄清观点,总结晤谈过程。CISD 通常在事件发生后48 小时~10 天内进行,持续 3~4 小时;也有专家建议,重大灾难发生后可以在 3~4 周进行。CISD 最初用于灾难救援人员,如消防员、警察等,而非灾难幸存者或其亲属。目前 CISD 的应用范围包括小规模的危机事件干预和大规模的灾难事故危机干预,是一种全面的、整合的、系统性的危机干预形式。

3. 聚焦创伤的认知行为治疗(trauma-focused cognitive behavioral therapy,TF-CBT)
VA/DOD 的 PTSD 临床实践指南指出,如果幸存者出现临床上明显的痛苦,或是社会、执业或其他领域的功能损害持续或加重超过 2 天,或符合 ASD 的诊断,则强烈推荐使用包含 4~5 个阶段的简易 TF-CBT 进行干预。相对于简单的教育和心理支持,TF-CBT 被认为更能有效预防 PTSD 的发生和减少抑郁症状。

简易 TF-CBT 包括几个方面。①心理教育:干预者向受访者介绍创伤反应的知识,强调受访者对创伤经历所表现出的悲伤、麻木、愤怒、自责等情绪反应是正常的,给予受访者希望。②放松训练:包括呼吸再训练,渐进式肌肉放松训练等,目的是缓解受访者的生理高警觉状态。③焦虑管理:受访者通过自我对话练习来进行焦虑情景的管理,减少与应激有关的高唤醒症状。④想象暴露:受访者在安全的环境下,反复回忆并描述创伤事件,并将自己所有的想法、感受报告给干预者,直至主观困扰下降。⑤现场暴露:干预者按照受访者恐惧与害怕程度,逐级对受访者进行非威胁性的真实情景暴露,目的是增强受访者对主观体验的掌控感,减少回避行为,重建认知,识别并修正受访者的不良认知。TF-CBT 作为危机干预急性期的重要干预手段,在美国,澳大利亚等国相关指南中都有明确提及,临床上也有明确的循证医学证据。

4. 眼动脱敏再加工(eye movement desensitization and reprocessing,EMDR) EMDR 是以暴露为基础的一种治疗技术,它通过建立更具适应性的应对机制来减少痛苦记忆和长期影响。它包括 8 个阶段:采集病史阶段,准备阶段,评估阶段,脱敏阶段,植入阶段,身体扫描阶段,结束阶段,再评估阶段。虽然有 Meta 分析指出 EMDR 对 PTSD 的治疗似乎并不比其他暴露治疗更有效,然而美国精神病学协会 2004 年在创伤后应激障碍实践指南中推荐使用 EMDR 治疗急慢性 PTSD 症状,而且多数研究都证实了 EMDR 的有效性和安全性。

六、需要精神科处置的特殊心理危机状况

目前,业界专家一致认为心理危机干预工作应该以团队协作的形式开展,一支专业的危机干预团队应该包括精神科医师、精神科护士、心理学专业人员以及社会工作者等不同背景的干预人员,干预团队接受统一领导,成员之间协同合作。危机干预团队中精神科医师之外的人员除了具备一些非专科服务技能(如心理急救),也需要具备一些初步识别各类精神障碍的知识,将需要精神科专业处置的患者及时转介,以保证这类患者得到及时恰当的治疗。

若出现以下情况时,建议转诊精神科:①可能存在应激相关障碍,包括急性应激障碍、创伤后应激障碍、适应障碍;②可能存在抑郁障碍、焦虑障碍、强迫性障碍;③经历危机过程中合并各类物质使用障碍;④原先罹患精神分裂症、偏执性精神障碍、双相情感障碍等重性精神障碍,经历危机后症状加重或恶化;⑤原先使用抗精神药物、抗抑郁药物、心境稳定剂、助眠类药物等,需要继续服药或调整药物。

七、小结

1. 心理危机是当一个人面临困境,而其先前的处理危机的方式和惯常的支持系统不足以应对眼前的处境,或者必须面对的困难情境超过了应对能力时产生心理困扰,表现出各种

情绪、行为问题的心理失衡状态。

2. 心理危机一旦发生,若不能早期识别干预,容易给患者或群体带来长期的负面影响,包括持续的情绪障碍、个性改变、各种问题行为(如成瘾、冲动、自伤、自杀等),严重损害当事人的社会功能,医务人员需要重视患者可能存在的心理危机状态,及时进行评估和干预。

3. 患者面对心理危机时会产生一系列应激反应,表现在生理、情绪、认知和行为等多个维度;一般经历 4 个阶段,包括:冲击期(休克期)、防御期(抑郁期)、解决期、成长期。

4. 高效的危机干预工作依赖于迅速了解当前可获得的资料,提取有用的信息,因此良好的评估工具十分重要。本节介绍的分类评估表使用简单、可操作性强,可以评估来访者的情感、行为和认知各方面状态,便于评估来访者当下的功能水平。

5. 心理危机干预遵循保障安全、聚焦问题、激活资源、团队合作的原则。

6. (广义的)危机干预一般在危机事件发生后,患者产生危机反应的情况下进行。危机干预应在危机发生后尽早开展,如果危机持续,可以在几周内进行,但一般认为在危机过后6 周进行,其效果就微乎其微。

7. 心理危机干预的目标是:反应正常化、增强安全感和归属感、获得支持,建立和强化社会支持网络、找到危机应对方法,发展或强化适应性的应变能力及问题解决能力、预防创伤后应激障碍等问题的发生、筛选出心理创伤较为严重的当事人,将其转介。

8. 危机干预对象至少包括与危机事件有关的四类人员,干预重点应从第一级人群开始,逐步扩展到第四级人群。

9. 心理危机干预的基本策略包括:初次接触、问题探索、提供支持、寻找替代方案、制定计划、获得承诺、随访。

10. 心理危机干预的常用方法有:心理急救、紧急事件应激晤谈、聚焦创伤的认知行为治疗、简易 TF-CBT、眼动脱敏再加工(EMDR)。

(刘 阳　张 岚　黄 颖　张 丽　史丽丽　魏 镜　刘倩丽)

参考文献

[1] 李凌江,马辛. 中国抑郁障碍防治指南[M]. 2 版. 北京:中华医学电子音像出版社,2015.

[2] 于欣,方贻儒. 中国双相障碍防治指南[M]. 2 版. 北京:中华医学电子音像出版社,2015.

[3] 中华医学会精神医学分会老年精神医学组. 老年期抑郁障碍诊疗专家共识[J]. 中华精神科杂志,2017,50(5):329-334.

[4] Global Burden of Disease Study 2013 Collaborators. Global, regional, and national incidence, prevalence, and years lived with disability for 301 acute and chronic diseases and injuries in 188 countries. 1990—2013:a systematic analysis for the Global Burden of Disease Study 2013 [J]. Lancet,2015,386(9995):743-800.

[5] WANG Y H,SHI Z T,LUO Q Y. Association of depressive symptoms and suicidal Ideation among university students in China:A systematic review and meta-analysis [J]. Medicine (Baltimore),2017,96(13):e6476.

[6] INDU P S,ANILKUMAR T V,PLSHARODY R,et al. Prevalence of depression and past suicide attempt in primary care [J]. Asian J Psychiatr,2017,27:48-52.

［7］吴文源.焦虑障碍防治指南［M］.北京:人民卫生出版社,2010.

［8］陆林.沈渔邨精神病学［M］.6版.北京:人民卫生出版社,2018.

［9］张明园,何燕玲.精神科评定量表手册［M］.长沙:湖南科学技术出版社,2015.

［10］HUANG Y,WANG Y,WANG H,et al. Prevalence of mental disorders in China:a cross-sectional epidemiological study［J］.The Lancet Psychiatry,2019.

［11］WANG Y,MURRAY A,TOUSSAINT A,et al. Why is the recognition rate of psychological distress under-estimated in general hospitals? A cross-sectional observational study in China［J］.Medicine,2019,98(27):e16274.

［12］GUO W J,WANG H Y,DENG W,et al. Effects of anxiety and depression and early detection and management of emotional distress on length of stay in hospital in non-psychiatric inpatients in China:a hospital-based cohort study［J］. The Lancet Poster,2019,394:S83.

［13］杨德森,刘协和,许又新.湘雅精神医学［M］.北京:科学出版社,2015.

［14］郝伟,于欣.精神病学［M］.7版.北京:人民卫生出版社,2013.

［15］郝伟,陆林.精神病学［M］.8版.北京:人民卫生出版社,2018.

［16］中华医学会精神医学分会精神分裂症协作组.激越患者精神科处置专家共识［J］.中华精神科杂志,2017,50(6):401-410.

［17］苗国栋.激越:识别与处置［J］.临床精神医学杂志,2016,26(6):429-430.

［18］张素贞,宓为峰,刘琦,等.新入院精神分裂症患者兴奋激越症状的相关因素［J］.中国心理卫生杂志,2016,30(012):881-885.

［19］翟倩,丰雷.精神科激越症状的诊治进展［J］.浙江医学,2022,44(04):436-440.

［20］张素贞,宓为峰,张鸿燕.精神疾病激越症状的临床评估和处理［J］.中国心理卫生杂志,2016,30(04):287-291.

［21］SAN L,MARKSTEINER J,ZWANZGER P,et al. State of acute agitation at psychiatric emergencies in Europe:the STAGE study［J］. Clin Pract Epidemiol Ment Health,2016,12(2):75-86.

［22］NIDAL M,RAYMOND C,VERONICA T. Managing acute agitation and psychotic symptoms in the emergency department［J］. Adolescent Psychiatry,2019,9(2):118-128.

［23］中华医学会内科学分会."医学难以解释的症状"临床实践中国专家共识［J］.中华内科杂志,2017,56(02):150-156.

［24］陈梦云,袁勇贵.躯体症状障碍的诊断与治疗进展［J］.实用老年医学,2019,33(10):939-943.

［25］美国精神医学学会.精神障碍诊断与统计手册［M］.5版.张道龙,译.北京:北京大学出版社,2015.

［26］陈然,张岚.躯体症状障碍B标准量表(中文版)在西部综合医院门诊患者中的信度和效度研究［J］.中华精神科杂志,2020,53(05):419-425.

［27］HALLER H,CRAMER H,LAUCHE R,et al. Somatoform disorders and medically unexplained symptoms in primary care［J］. Dtsch Arztebl Int,2015,112(16):279-287.

［28］WANG J,GUO W,MO L,et al. Prevalence and strong association of high somatic symptom severity with depression and anxiety in a Chinese inpatient population［J］. Asia Pac Psychiatry,2017,9(4).

［29］CAO J,WEI J,FRITZSCHE K,et al. Prevalence of DSM-5 somatic symptom disorder in

Chinese outpatients from general hospital care [J]. Gen Hosp Psychiatry, 2020, 62:63-71.

[30] 刘贤臣, 唐茂芹. 匹兹堡睡眠质量指数的信度和效度研究[J]. 中华精神科杂志, 1996, 29 (2):5.

[31] 中华医学会神经病学分会, 中华医学会神经病学分会睡眠障碍学组. 中国成人失眠诊断 与治疗指南(2017版)[J]. 中华神经科杂志, 2018, 51(5):324-35.

[32] CHUNG K F, KAN K K, YEUNG W F. Assessing insomnia in adolescents: comparison of insomnia severity index, athens insomnia scale and sleep quality index [J]. Sleep Medicine, 2011, 12(5):463-470.

[33] 汤铂, 王小亭, 陈文劲, 等. 重症患者谵妄管理专家共识[J]. 中华内科杂志, 2019, 58(2): 108-118.

[34] 蔡青, 白姣姣, 唐军.《综合医院谵妄诊治中国专家共识(2021)》老年谵妄非药物护理部 分解读[J]. 实用老年医学, 2023, 37(3):321-324.

[35] LEES R, CORBET S, JOHNSTON C, et al. Test accuracy of short screening tests for diagnosis of delirium or cognitive impairment in an acute stroke unit setting [J]. Stroke, 2013, 44(11): 3078-3083.

[36] 高浪丽, 谢冬梅, 董碧蓉, 等. 中文版3D-CAM谵妄量表在老年患者中使用的信度和效 度研究[J]. 中华老年医学杂志, 2018, 37(10):1073-1077.

[37] 郭起浩. 神经心理评估[M]. 3版. 上海:上海科学技术出版社, 2020.

[38] 李凌江, 陆林. 精神病学[M]. 3版. 北京:人民卫生出版社, 2015.

[39] TAYLOR D, PATON C, KAPUR S. Maudsley精神科处方指南[M]. 12版. 司天梅, 译. 北 京:人民卫生出版社, 2017.

[40] 张作记. 行为医学量表手册[M]. 北京:中华医学电子音像出版社, 2005.

[41] 李凌江, 于欣. 创伤后应激障碍防治指南[M]. 北京:人民卫生出版社, 2010.

[42] 李凌江. 行为医学[M]. 长沙:湖南科学技术出版社, 2016.

[43] 邓明昱. 急性应激障碍的临床研究新进展(DSM-5新标准)[J]. 中国健康心理学杂志, 2016, 24(012):1761-1769.

[44] 钟衔江, 伊琦忠. 急性应激障碍研究进展[J]. 国际精神病学杂志, 2014, 41(2):106-108.

[45] 董立焕, 王倩, 裴荷珠, 等. 脑卒中患者急性应激障碍及影响因素研究[J]. 护理学杂志, 2019, 34(16):80-83.

[46] LI Z, JIANG Y, LI H, et al. China's response to the rising stroke burden [J]. BMJ (Clinical research ed.), 2019, 364.

[47] MARTIN A, NAUTON M, KOSARI S, et al. Treatment guidelines for PTSD: a systematic review [J]. Journal Clinical Medicine, 2021, 10(18):4175.

[48] American Psychological Association Guideline Development Panel for the Treatment of PTSD in Adults, COURTOIS C A, SONIS J H, et al. A clinical practice guideline for the treatment of posttraumatic stress disorder (PTSD) in adults [J]. American Psychologist, 2019, 74(5): 596-607.

[49] National Institute for Health and Care Excellence(NICE). Post-Traumatic Stress Disorder [M]. London: National Institute for Health and Care Excellence (NICE), 2018.

[50] 詹姆, 吉利兰. 危机干预策略[M]. 7版. 肖水源, 周亮, 译. 北京:中国轻工业出版社, 2017.

[51] 边玉芳,钟惊雷.青少年心理危机干预[M].上海:华东师范大学出版社,2010.

[52] 樊富珉.团体辅导与危机心理干预[M].北京:机械工业出版社,2021.

[53] NORTH C S,PFEFFERBAUM B. Mental health response to community disasters:a systematic review [J]. JAMA,2013,310(5):507-518.